本书由山西省"1331工程"重点创新团队建设计划资助

《健康人文》丛书（第三辑）

总主编 段志光 刘 星

中医文化读本

主　编　薛芳芸

副主编　杜彩凤

编　委　周　蓉　梁　飞　张　萌　王珊珊

　　　　许　馨　王　璐　焦丽璞

U0345085

人民卫生出版社

图书在版编目（CIP）数据

中医文化读本 / 薛芳芸主编 . —北京：人民卫生
出版社，2019
（健康人文丛书 . 第三辑）
ISBN 978-7-117-29595-6

I . ①中…　Ⅱ . ①薛…　Ⅲ . ①中国医药学 - 文化学
Ⅳ . ①R2-05

中国版本图书馆 CIP 数据核字（2019）第 297119 号

| 人卫智网 | www.ipmph.com | 医学教育、学术、考试、健康，
购书智慧智能综合服务平台 |
| 人卫官网 | www.pmph.com | 人卫官方资讯发布平台 |

中医文化读本

主　　编：薛芳芸
出版发行：人民卫生出版社（中继线 010-59780011）
地　　址：北京市朝阳区潘家园南里 19 号
邮　　编：100021
E - mail：pmph @ pmph.com
购书热线：010-59787592　010-59787584　010-65264830
印　　刷：三河市博文印刷有限公司
经　　销：新华书店
开　　本：710×1000　1/16　　印张：15
字　　数：253 千字
版　　次：2019 年 12 月第 1 版　2019 年 12 月第 1 版第 1 次印刷
标准书号：ISBN 978-7-117-29595-6
定　　价：49.00 元
打击盗版举报电话：010-59787491　E-mail：WQ @ pmph.com
质量问题联系电话：010-59787234　E-mail：zhiliang @ pmph.com

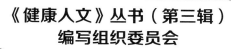

《健康人文》丛书（第三辑）
编写组织委员会

总 主 编　段志光　刘　星

副总主编　苑　静　冀来喜　闫敬来

委　　员（以姓氏笔画为序）

　　　　　王　军　冯前进　刘润兰　李　俊

　　　　　李明磊　张俐敏　张斌仁　武峻艳

　　　　　施怀生　薛芳芸

秘 书 长　王　军（兼）

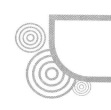

总　序

　　党的十九大报告指出，"文化是一个国家、一个民族发展中更基本、更深沉、更持久的力量"。中医药是中华优秀传统文化的重要组成部分，中医药文化自信是中华民族文化自信的重要组成部分。《中共中央国务院关于促进中医药传承创新发展的意见》提出，传承创新发展中医药对弘扬中华优秀传统文化、增强民族自信和文化自信具有重要意义。在健康中国建设与中医药事业发展的新时代，传承中医药文化，坚定中医药文化自信是坚持文化自信的必然要求，必将丰富文化自信的内涵，因而具有重要的理论意义。同时中医药文化自信教育有助于提升大学生的民族自豪感，提高大学生的思想道德素质，是落实"立德树人"根本任务，人才培养首要任务的重要抓手，因而具有重大的现实意义。

　　山西中医药大学坚持学深悟透习近平新时代中国特色社会主义思想和党的十九大精神，深入学习贯彻习近平总书记关于高等教育和中医药发展的重要论述，贯彻落实全国教育大会、全国中医药大会等会议精神，紧紧围绕立德树人根本任务，以中医药文化自信教育为人才培养首要任务，以提高师生医护员工中医药文化自信为出发点和落脚点，出台《山西中医药大学关于开展中医药文化自信教育的通知》，启动中医药文化自信教育，积极探索构建科学规范、系统完善的中医药文化自信教育体系。

　　在开展中医药文化自信教育的进程中，我们深切地感受到中医药文化自信教育不仅是高校的职能、教师的责任和学生的本分，也是传承精华、守正创新，推动中医药事业和产业高质量发展，推动中医药走向世界的根本动力；同时发现中医药文化自信教育教材的缺失与匮乏，于是提出编写一套创新教材的想法，并将丛书定位于既是面向在校生的创新教材，也是面向社会各界人士的科普读物。

　　本套丛书按照启蒙先导、通俗易懂、重点突出、由博返约的编写主旨，注重丛书的系统性与独立性、选材的典型性与普及性、形式的多样性与趣味性、内容的科学性与针对性的统一。

丛书以提高读者中医药健康文化素养为目标,立足优秀中国传统文化视角,围绕中医药文化内涵,突出中医药学科特点,以中医药学基本理论为主线,以经典案例故事为载体,内容既包括中医药学的哲理医理,又广泛涉及哲学、艺术、历史、美学等领域,力求做到健康人文与中医药学、传统与现代、传承与发展的有机结合,引导读者在领略中医药文化魅力的基础上,坚定文化自信,弘扬中医之美。

丛书由山西省"1331 工程"重点创新团队(中医学医教协同"5+3"人才培养研究创新团队)建设计划(晋教科〔2017〕12 号)资助。

由于编写者经验和水平有限,纰漏之处,在所难免,还请各位读者不吝批评指正。

段志光　刘　星

2019 年 10 月于山西中医药大学

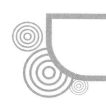

前　　言

　　中医文化是中华民族优秀传统文化的重要组成部分,是中医学发生、发展过程中的精神财富和物质形态,是中华民族几千年来认知生命、维护健康、防治疾病的思想和方法体系,是中医药服务的内在精神和思想基础,凝聚着中国人民和中华民族的博大智慧。

　　一株小草改变世界,一枚银针联通中西,一缕药香跨越古今。中医药为中华民族的繁衍昌盛做出卓越贡献,也对世界文明的进步产生积极影响。中医从萌芽、形成、发展到壮大,每一步的前行都与中国历史的荣辱、科技的进步、文化的盛衰密不可分。中医这一子文化与母体传统文化之间紧密相依、相互渗透、相互吸收、彼此包容。学好中医的前提是要对中医药文化价值有充分的肯定,对中医药文化生命力有绝对的坚信,从情感、理念上自觉接受中医药文化,让中医药文化内化于心、外现于行,促使中医药文化传承与发展、转化与创新。

　　目前中医药发展迎来了天时、地利、人和的大好机遇,党和国家的高度重视为振兴中医药提供了坚实保障,成为护航中医药事业发展的有力支撑;持续稳定的经济发展为振兴中医药事业提供了坚实的基础和有力的后盾;中国国际地位的提升和"一带一路"倡议的落地增强了中医药文化的世界影响力;现代科学技术的快速发展为中医药的创造性转化和创新性发展插上了腾飞的翅膀。

　　然而在中西医文化不同价值观念的碰撞下,部分大学生产生了迷惘,出现了对中医药文化的认同困境。比如大学生选择学医时在西医中医之间摇摆不定,选择就医时首选西医,以现代医学作为唯一的标准来规量中医,怀疑中医是否科学等,导致人生目标不明确,学习中医的态度不够坚决。

　　为了加强当代大学生的传统文化底蕴,提高中医药文化认同感,坚定中医药文化自信,充分发挥中医药院校培养合格人才的主阵地作用,做好基础课程和专业核心课程的衔接,山西中医药大学在校领导统筹设计下,组织编写了《中医文化读本》《中医故事读本》《中医思维读本》《中医美学读本》《中医艺术读本》《中医发展读本》。

《中医文化读本》融科学性、人文性、传承性、趣味性、实用性为一体,突出中医药文化的人文特色,尊重中医药人才培养规律,注重本科教学,启蒙先导,通俗易懂。我们把此书作为中医药院校的课外补充读物,以期对学生进行中医药文化科普知识宣传教育,从而夯实学生传统文化底蕴,提高他们对中医药文化的兴趣,使学生感悟中医药文化魅力,加强中医药文化自觉,引导大学生走出认知困境,坚定中医药文化自信,为中医药事业发展输送合格人才。

《中医文化读本》包括上篇、中篇和下篇三部分,共十七章。上篇"中医文化常识",介绍了中医思想文化、中医制度文化、中医行为文化、中医器物文化、中医文化的传播、中西方医学文化差异等章,对中医文化的基本常识、传播与发展、中西医的优势与劣势作概括介绍。中篇为"中国传统文化与中医",包括《周易》与中医文化、汉字与中医文化、儒家与中医文化、道家与中医文化、道教佛教与中医文化以及影响中医文化的其他因素等章,阐述了中国传统文化与中医文化的关系,揭示了中医学发生发展的社会文化背景。下篇为"中医药健康文化素养",包括中医药基本理念、中医药健康生活方式、中医药公众适宜方法、中医药文化基本常识、中医药信息理解能力等章,以问答、问卷等形式介绍了中医药健康文化素养。全书主线明确,内容丰富,重点突出。

《中医文化读本》采用校领导统筹策划、主编负责、按章节分工编写的方法。注重编委知识结构的交叉与相融,确保编写队伍的水平。绪论、第一章由薛芳芸编写,第二、三章由周蓉编写,第四章由许馨编写,第五章由王珊珊编写,第六章由张萌、杜彩凤编写,第七至十章由薛芳芸编写,第十一章由梁飞编写,第十二章由周蓉、薛芳芸、焦丽璞编写,第十三至十七章由杜彩凤、王璐编写。

本书在编写过程中,结合中医药高等院校的实际情况,以传统文化和中医理论的经典著作为依据,参考了多种版本的中医药高等院校规划教材,广泛吸取其精华,在传承的基础上力求有所创新,确保知识的系统性、概念的准确性、内容的丰富性、观点的正确性、论据的充分性,为学生提供高质量的教学读本。

尽管编写组成员已竭尽全力,倾心耕耘,但仍属于探索学习阶段,难免存在这样或那样的问题,需要在教学实践中逐步修订,还望同仁不吝赐教与斧正。

薛芳芸

2019 年 10 月

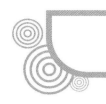

目　录

上篇　中医文化常识

绪论 ·· 3

　第一节　中华文化·· 3
　　一、文化的定义 ·· 3
　　二、中华文化的含义 ·· 3
　　三、中华文化的基本精神 ···································· 4
　　四、中华文化的基本特征 ···································· 7
　第二节　中医文化与中国传统文化····························· 7
　　一、中医文化的定义 ·· 7
　　二、中医文化的主要内容 ···································· 8
　　三、中医文化与中国传统文化的关系 ···················· 8

第一章　中医思想文化 ······································ 11

　第一节　天人合一的生命观································· 11
　　一、天人同源 ·· 11
　　二、天人同构 ·· 12
　　三、天人同律 ·· 12
　第二节　失和则病的疾病观································· 13
　　一、六淫致病 ·· 13
　　二、情志致病 ·· 13
　　三、饮食劳逸致病 ·· 14
　　四、阴阳失调致病 ·· 14

第三节　未病先防的预防观 ················· 16
　　一、未病先防 ···························· 16
　　二、既病防变 ···························· 16
　　三、病愈防复 ···························· 17
第四节　阴阳和合的治疗观 ················· 17
　　一、治病求本,标本兼治 ·················· 17
　　二、扶正纠偏,调和阴阳 ·················· 18
第五节　以人为本的医德观 ················· 19
　　一、医乃仁术,济人为本 ·················· 19
　　二、医患和谐,一视同仁 ·················· 20
　　三、同道之间,互相尊重 ·················· 20
　　四、淡泊名利,清正廉洁 ·················· 21
　　五、言行举止,恪守节操 ·················· 21

第二章　中医制度文化 ····················· 23

第一节　医政制度 ························· 23
　　一、医官制度 ···························· 23
　　二、医事考核 ···························· 26
第二节　医学教育 ························· 26
　　一、私学模式 ···························· 27
　　二、官学模式 ···························· 28

第三章　中医行为文化 ····················· 30

第一节　医疗行为 ························· 30
　　一、四诊合参 ···························· 30
　　二、本草药用 ···························· 31
第二节　著述行为 ························· 34
　　一、保存医学成果 ························ 34
　　二、阐述医学理论 ························ 35
　　三、规范临证实践 ························ 36

第四章　中医器物文化 ································ 38

第一节　诊疗器具 ································ 38
一、针砭用具 ································ 38
二、施灸用具 ································ 39
三、痧罐用具 ································ 40
四、炮制用具 ································ 41

第二节　教习器具 ································ 42
一、中医古籍 ································ 42
二、针灸铜人 ································ 42

第三节　标识器物 ································ 43
一、串铃 ································ 43
二、招幌 ································ 44
三、葫芦 ································ 44
四、青囊 ································ 45

第四节　医药场所 ································ 45
一、老字号药堂 ································ 45
二、医疗机构 ································ 47

第五章　中医文化的传播与国际化展望 ················ 50

第一节　中医文化传播的历史概况 ·············· 50
一、传播历史与价值取向 ················ 50
二、传播语言与传播体制 ················ 51

第二节　中医文化传播的现实状况 ·············· 51
一、现代文化语境对中医药文化传播造成一定的影响 ······ 51
二、现代中医药文化传播进入新媒体时代 ········ 52

第三节　中医文化传播的国际化展望 ·············· 53
一、中医文化对外传播的全球化背景 ········ 53
二、中医文化对外传播的全球化措施 ········ 55

第六章 中西方医学文化差异 ······57

第一节 中西医健康观的差异 ······57
一、中西医对人类身体的认知差异 ······57
二、中西医对人类精神的认知差异 ······58
三、中西医对人类与环境的认知差异 ······58

第二节 中西医疾病观的差异 ······59
一、中西医对病因认识的差异 ······59
二、中西医对病机认识的差异 ······61

第三节 中西医诊疗观的差异 ······62
一、中西医疾病诊断的差异 ······62
二、中西医疾病治疗的差异 ······63

第四节 中西医学融合展望 ······64
一、中西医核心理念上的融合 ······64
二、中西医疾病诊疗方法的融合 ······65

中篇 中国传统文化与中医

第七章 《周易》与中医文化 ······71

第一节 《周易》概说 ······71
一、《周易》的含义 ······71
二、《周易》的编纂时代和作者 ······72
三、《周易》的构成 ······72
四、《易经》的图象文化 ······75

第二节 《周易》的主要观点 ······78
一、宇宙生成观 ······79
二、天人合一观 ······80
三、往复变易观 ······80
四、守位顺时观 ······81
五、保合太和观 ······81

第三节 《周易》对中医文化的影响 ·········· 81
一、《周易》阴阳思想与中医阴阳学说 ·········· 81
二、《周易》往复变易观与中医运动气化学说 ·········· 83
三、《周易》中和观与中医平衡观 ·········· 84
四、《周易》时位观与中医时空医学思想 ·········· 84
五、《周易》预防观与中医治未病思想 ·········· 85

第八章 汉字与中医文化 ·········· 87

第一节 汉字的起源 ·········· 87
一、结绳记事 ·········· 87
二、伏羲八卦 ·········· 88
三、仓颉造字 ·········· 88
第二节 汉字的形体和构造 ·········· 88
一、汉字的主要形体 ·········· 89
二、汉字的构造 ·········· 89
第三节 汉字与中医文化 ·········· 91
一、汉字对医药史实的反映 ·········· 92
二、汉字对生理病理观的反映 ·········· 93
三、汉字对疾病的认识 ·········· 93
四、汉字对脏腑组织形态的描绘与命名 ·········· 94
第四节 趣谈中医药学中的语言文化现象 ·········· 94
一、寓意深刻的成语典故 ·········· 95
二、妙趣横生的药名诗词 ·········· 96
三、充满智慧的药名谜语 ·········· 97
四、形象深刻的比喻 ·········· 98

第九章 儒家与中医文化 ·········· 99

第一节 儒家的主要代表 ·········· 99
一、孔子与儒家学派的初创 ·········· 99
二、孟子对先秦儒学的继承 ·········· 101

三、董仲舒与"独尊儒术" ·· 102

四、宋明理学的集大成者朱熹 ·· 102

第二节　儒家的核心思想 ··· 103

一、仁礼学说 ·· 103

二、中庸思想 ·· 104

三、正名思想 ·· 105

四、孝悌思想 ·· 105

五、天人相应思想 ·· 106

第三节　儒家对中医文化的影响 ·· 106

一、仁爱思想与中医学的伦理道德观 ···································· 106

二、正名思想与中医学脏腑功能描述 ···································· 107

三、中庸思想与中医学的阴阳平衡观 ···································· 107

四、天人合一思想与中医学的整体观念 ································· 108

五、孝道等观念对中医学的制约 ·· 108

第十章　道家与中医文化 ······································· 110

第一节　道家的主要代表 ··· 110

一、老子 ··· 110

二、庄子 ··· 111

第二节　道家思想的核心内容 ··· 113

一、道生万物与道法自然 ·· 113

二、致虚守静与无为而治 ·· 114

三、贵无轻有与崇阴贵柔 ·· 115

四、重生贵命与淡泊名利 ·· 116

第三节　道家思想对中医文化的影响 ·································· 116

一、对中医思维方法的影响 ··· 116

二、对中医精气学说的影响 ··· 118

三、对中医阴阳平衡观的影响 ·· 118

四、对中医养生理念的影响 ··· 119

第十一章 道教佛教与中医文化 ……………………… 121

第一节 道教与中医文化 ……………………………… 121
一、道教的产生与发展历史 ……………………… 121
二、道教文化的主要内容 ………………………… 122
三、道教与中医文化 ……………………………… 125
第二节 佛教与中医文化 ……………………………… 127
一、佛教的产生与发展历史 ……………………… 127
二、佛教文化的主要内容 ………………………… 129
三、佛教与中医文化 ……………………………… 131

第十二章 影响中医文化的其他因素 ……………… 135

第一节 兵家与中医文化 ……………………………… 135
一、兵学与中医学的发展融合 …………………… 135
二、医学经典著作中的兵学内涵 ………………… 139
第二节 饮食与中医文化 ……………………………… 143
一、饮食文化的发展与中医学的起源 …………… 143
二、饮食生活与医药起源 ………………………… 144
三、饮食文化与《黄帝内经》 …………………… 146
四、食疗与中医学 ………………………………… 149
第三节 古代文学与中医文化 ………………………… 156
一、诗词歌赋与中医文化 ………………………… 156
二、笔记散文与中医文化 ………………………… 158
三、古代戏曲与中医文化 ………………………… 160
四、古典小说与中医文化 ………………………… 161

下篇　中医药健康文化素养

第十三章　中医药基本理念 ···················· 169

第一节　中医药学的整体观与哲学观 ················· 169

一、什么是中医药的核心特色与优势？ ············· 169

二、中医药中为什么会反复出现"阴阳""五行"等哲学词汇？ ······ 171

第二节　中医药学的生理观 ···················· 173

一、中医的藏象就是解剖学所见的器官么？ ··········· 173

二、经络看不见、摸不着，为什么循经取穴的针灸却有如此神效？ ··· 173

三、为什么她怎么吃都不胖，我却"喝口水都长肉"，到底什么
才是"体质"？ ······················ 174

第三节　中医药学的养生观 ···················· 175

一、中医注重养生，其核心理念是什么？ ············ 175

二、中医养生应该注意哪些原则？ ··············· 176

第四节　中医药学的诊疗观 ···················· 178

一、中医大夫是怎么看病的，"三指禅"真的能起作用么？ ······ 178

二、为什么我和他患的都是感冒，中医大夫开的处方却不
一样呢？ ························· 180

三、植物园的花花草草，餐桌上的五谷杂粮，老中医说都能
入药，中医是如何认识药物的呢？ ············· 180

四、中医院的"治未病"科室主要治什么病，"未病"也是
一种病？ ························· 182

第十四章　中医药健康生活方式 ················· 184

第一节　调畅情志 ······················· 185

一、修德之道 ······················· 186

二、淡泊之道 ······················· 186

三、静心之道 ······················· 186

四、乐趣之道 ······················· 187

第二节　起居有常·························· 188
　　一、起居有常的作用 ·············· 188
　　二、起居失常的危害 ·············· 188
　　三、规律作息的建立 ·············· 189
第三节　饮食有节·························· 190
　　一、饮食均衡 ····················· 190
　　二、饮食节制 ····················· 191
　　三、饮食规律 ····················· 191
　　四、药食同源 ····················· 192
第四节　适度运动·························· 192
　　一、太极拳 ······················· 193
　　二、八段锦 ······················· 194

第十五章　中医药公众适宜方法·········· 196

第一节　艾灸法操作方法与适宜疾病······ 197
　　一、材料准备 ····················· 197
　　二、操作方法 ····················· 197
　　三、适宜疾病 ····················· 198
第二节　拔罐法操作方法及适宜疾病······ 198
　　一、材料准备 ····················· 199
　　二、操作方法 ····················· 199
　　三、适宜疾病 ····················· 200
第三节　刮痧法操作方法及适宜疾病······ 200
　　一、材料准备 ····················· 200
　　二、操作方法 ····················· 201
　　三、适宜疾病 ····················· 201

第十六章　中医药文化基本常识·········· 203

第一节　科普中医药文化常识的内容······ 203
　　一、中医诊断治疗的基本方法 ····· 203

二、中医治疗疾病的优势领域 ················· 203

三、中医治疗疾病的方法多样 ················· 204

四、中医药治疗疾病是医患双赢 ··············· 204

第二节　中医药文化常识问题示例················· 204

一、《黄帝内经》真的是黄帝写的吗? ··········· 204

二、《伤寒杂病论》中"伤寒"就是受凉了吗? ····· 205

三、傅山是谁,他在山西为什么这么出名? ······· 206

四、影视剧里的中药真的这么神奇? ············· 206

五、为什么不能用铁锅熬中药? ··············· 207

第三节　中医药文化常识考核评价 ··············· 207

一、判断题 ····························· 207

二、单选题 ····························· 208

三、多选题 ····························· 210

第十七章　中医药信息理解能力 ················· 213

第一节　中医药信息理解能力的内涵··············· 213

一、健康信息的概念 ····················· 213

二、健康信息素养 ······················· 213

三、中医药信息理解能力 ··················· 214

第二节　影响中医药信息理解能力的主要因素········· 215

一、个人因素 ··························· 215

二、中医药知识的特点 ··················· 216

三、中医药教育的问题 ··················· 216

四、中医药医疗的问题 ··················· 217

上篇　中医文化常识

绪　　论

第一节　中华文化

一、文化的定义

文化是社会历史的积淀物,是一个国家的灵魂和血脉,承载着民族的兴衰与荣辱,是划分不同民族的重要标志。关于文化的定义,当今世界上还没有一个统一的界定,可谓仁者见仁,智者见智,众说纷纭。世界各地关于文化的定义层出不穷,据统计到现在已有260多种说法。在中国,"文化"一词最早源于《周易》:"观乎天文,以察时变;观乎人文,以化成天下。"文化是人文化成、文治教化的意思。近年来,国内学者对文化概念作了进一步的探讨,普遍认为,文化包括一个国家或民族的历史地理、风土人情、传统习俗、生活方式、文学艺术、行为规范、思维方式、价值观念等。就其内涵而言,文化就是人化,文化是人的感情、观念、智慧及其所外化的一切。文化是一种社会现象,是人们长期创造形成的产物,同时又是一种历史现象,是社会历史的积淀物。

二、中华文化的含义

中华文化是中华各族人民在社会历史发展过程中所创造的物质文化和精神文化的总和,简单地说就是中国人的价值系统和生存方式的总和,它包括物质形态文化、制度行为文化和心理精神文化三个层面。从时间跨度而言,中华文化包括传统文化、近代文化、现代文化和当代文化,其中传统文化是主体。

中华文化是华夏民族五千年文明智慧的结晶,源远流长、博大精深。语言文字、文学艺术、哲学宗教、伦理道德、传统中医、诸子百家、琴棋书画、传统节日、民间工艺、民风民俗、衣冠服饰、饮食厨艺、建筑园林、武术气功、传统戏曲等系列文化都像一颗颗明珠,在蜿蜒流淌的人类历史长河中璀璨夺目。多元文化相互渗透,各种思想融合荟萃,形成了中华文化自强不息、厚德载物、中正和谐的精神。

三、中华文化的基本精神

（一）自强不息的阳刚精神

《周易·乾卦·象传》:"天行健,君子以自强不息。"也就是说,天的运行刚强劲健,春夏秋冬,日月星辰,循环往复,永不停息。君子应效法于天,积极进取,奋发图强,永不停息。

自强不息弘扬的是一种团结奋进,甘愿为祖国"抛头颅洒热血"的爱国主义精神。在中华民族危难时刻,"天下兴亡,匹夫有责",中华儿女肩负重大的历史使命和强大的责任感,奋不顾身,勇往直前,浴血奋战,对外反抗侵略,对内反抗暴政,历经磨难,不屈不挠。正是靠着这种自强不息的精神,中华民族站起来、富起来、强大起来!

自强不息弘扬的是一种积极进取、刚健有为的人格精神。如越王勾践卧薪尝胆,励精图治,最终一举灭吴;苏秦胸怀大志,"头悬梁,锥刺股",最终佩六国相印,执金牌宝剑,总辖六国臣民;司马迁继承父志,忍辱负重,发奋著《史记》,成为"史家之绝唱,无韵之《离骚》";李时珍广收博采、实地考察、亲身验证,花费二十七年时间著成《本草纲目》等。这些自强不息的精神为我们子孙后代留下了一笔永不磨灭的精神财富。

自强不息弘扬的是一种革故鼎新、不断进取的创新精神。《周易·系辞上》"日新之谓盛德,生生之谓易""化而裁之谓之变,推而行之谓之通",还指出了变与通的关系"穷则变,变则通,通则久"。正是由于自强不息、勇于变革、敢于创新的精神,中华民族经济上繁荣富强,文化上欣欣向荣,傲立于世界之林。今天我们更要大力弘扬优秀的传统文化,在继承中发扬光大,在传承中勇于创新。

（二）厚德载物的包容精神

《周易·坤卦·象传》:"地势坤,君子以厚德载物。"大地宽广深厚,无边无垠,无私地化生万物、孕育万物、承载万物,具有宽厚、包容、博大、坦荡的品德,君子应该效仿大地厚实和顺的美德而厚德载物。

厚德载物弘扬的是一种反对战争、捍卫和平的精神。儒家主张通过礼乐教化治理社会；道家提出"兵者，不祥之器"，反对武力征服；墨家主张"非攻"，反对战争与掠夺。中华民族历来主张与邻邦和谐相处、平等互利以求共同发展。

厚德载物弘扬的是一种宽容忍让、谦虚向善的精神。儒家重视仁爱之学，推崇礼仪之道，提倡宽恕待人，《论语》曰"己欲立而立人，己欲达而达人""己所不欲，勿施于人"，体现了推己及人的"忠恕"之道；道家主张包容、向善，《道德经》曰"江海之所以能为百谷王者，以其善下之，故能为百谷王"，阐明一种谦逊、包容的品格；墨家主张"兼爱"，《墨子》云"兼相爱交相利"，主张彼此相爱，交互得利，天下得以治理。儒、道、墨等传统文化的主流思想都集中体现了"厚德载物"的精神。

厚德载物弘扬的是一种兼收并蓄、包容荟萃的精神。在对待不同文化的态度方面，厚德载物提倡以宽容的精神对待不同文化、不同学术观点。春秋战国时期，出现了诸子竞秀、百家争鸣的格局，儒家的仁爱学说、礼学思想、中庸之道、舍生取义思想，道家的道法自然、无为而治、重生贵命、明哲保身思想，墨家的兼爱学说、非攻思想、节约、尚力思想，法家的重法重势重术、反对礼制思想，阴阳家敬顺昊天的阴阳五行学说等等，各家之间存在着明显的异同，彼此之间相互辩难、各抒己见，在百家争鸣中相互借鉴、取长补短、包容荟萃。

厚德载物弘扬的是一种海纳百川、有容乃大的精神。对外域文化、外来宗教采取宽容和吸收的态度。比如印度佛教传入中国后，我们并未一味排斥，而是采取了包容的态度；加之佛教自身的积极改造，不断融入和吸取儒、道哲学思想，使之很好地为中国本土文化服务，至今成为中国化的佛教。再比如对于西方文化，我们采取的态度是批判地吸收和借鉴，使东西方文化彼此碰撞与融合，为中华文化的发展注入了新鲜血液，促进了世界文化的共同发展与进步等等，这些充分展现了中华文化厚德载物的包容精神。

（三）中正和谐的中和精神

"中正和谐"是中华民族的核心精神，被誉为"群经之首，大道之源"的《易经》以及儒家、道家都非常重视中正和谐的精神。

1. 儒家的中和精神　《礼记·中庸》曰："喜怒哀乐之未发，谓之中；发而皆中节，谓之和。中也者，天下之大本也；和也者，天下之达道也。致中和，天地位焉,万物育焉。"以人的情感喜怒哀乐作比,说明"中正"是天下最大的根本,"和谐"是天下最普遍的规律,达到"中和",天地的位置确定,万物化育成长。无论是做人做事还是齐家治国都应该做到中正和谐。《论语》曰:"君子和而不同,小人同而不和""礼之用,和为贵"等,实质上就是强调人与人之间的关系要和谐。先秦儒家强调"礼乐治世"。"礼"规范人的行为,"乐"调和人的情志,人的精神、行为都达到和谐的状态,整个社会就会和谐安定,有序发展。

2. 道家的和谐精神 道家强调天人合一,庄子《齐物论》说:"天地与我并生,万物与我为一"。人的生命与其他一切生命一样,都只是宇宙演变过程中的一刹之间,人是万物中的一类,主张万物平等,人与自然应和谐相处。老子《道德经》曰:"道生一,一生二,二生三,三生万物,万物负阴而抱阳,冲气以为和。"只有阴阳二气相交感,才能产生冲和之气,才能化生万物。道生万物,万物必须顺其自然规律。这种"和",具体体现在"道法自然"的行为规范和要求之中。

3.《周易》阴阳和合精神 《易传·系词下》"乾,阳物也;坤,阴物也。阴阳合德而刚柔有体。"强调阴阳和合,刚柔相济。"易之为书也,广大悉备,有天道焉,有人道焉,有地道焉,兼三才而两之故六。六者非它也,三才之道也。"一卦六画即是天、地、人三才之道各占两画的象征。《说卦》"昔者圣人之作易也,将以顺性命之理,是以立天之道曰阴与阳,立地之道曰柔与刚,立人之道曰仁与义。兼三才而两之,故易六画而成章。"这说明,《易经》蕴涵了自然、社会、人生的普遍法则,自然之道为阴阳,社会之道为刚柔,人生之道为仁义,此三者统一于宇宙"一阴一阳"普遍法则之下。这是古代"天人合一"思想的充分体现。《易传》还提出了"保合太和"的观念。《象辞》说:"乾道变化,各正性命,保合太和,乃利贞。"指出天道即为变化,变化的目的是使宇宙万物始终处于一种最和谐的状态。这种状态不仅指自然界的风调雨顺,万物茂盛,也指社会人事的最大和谐状态。

《易经》正是将孔子的"和而不同"、老子的"万物负阴而抱阳,冲气以为和"、庄子的"调理四时,太和万物"等儒道两家的"贵和"思想作了进一步的升华,提出"保合太和"的最高和谐境界,而恰恰是这种最和谐的状态,才是宇宙万物周而复始、历久弥新的保障。故宫的布局就是一部《周易》文化,如前三殿:太和殿、中和殿、保和殿;后三宫:乾清宫、交泰宫、坤宁宫。这是中华民族中正和谐精神的最好体现。

四、中华文化的基本特征

中华文化的基本特征即中国传统文化的基本特征,它是在特定的政治、经济、地理和社会背景下形成和发展的。一般认为包括整体性、人文性和承传性三大特征。

整体性:传统文化把宇宙看成是一个天人合一的和谐整体,人、自然、社会是一个有机整体,善于从整体上认识世界,把握事物,重视事物之间的联系和发展,具有强烈的整体意识。这就是中国传统文化的整体观念。

人文性:传统文化特别重视人的伦理道德,在哲学、宗教、文学、艺术等各种文化形态中,传统伦理思想处于中心地位,起着支配作用。重视修身,是中国传统道德的基本特点。修身是齐家、治国、平天下的前提和根本,主张通过自身的修养和学习,成为高尚的有理想的人。中国传统文化立身、齐家、治国安邦的道德规范,培育了中华民族积极进取、坚韧不拔、大公无私、勤俭仁爱、廉洁奉公、敬老扶幼等美德。

承传性:传统文化重视传统的继承,认为继承是延续的前提。因此,传统文化的发展有着一以贯之的承传性。在学术上,讲究"道统""师承",视先秦典籍为判断是非的经典。这种承传性的特征,使中华民族丰富而悠久的文化传统从古至今,一脉相承,表现出鲜明的统一性和连续性。

中医学是中国传统文化的重要组成部分,渗透着中国传统文化的基本精神和基本特征。

第二节　中医文化与中国传统文化

一、中医文化的定义

中医文化包含中药文化在内。从广义的角度看,中医文化指整个中医药学,中医作为一门探索人体生理病理、防病治病规律的学科,既具有自然科学性质,又具有人文的属性。从狭义的角度看,中医文化指中医学理论体系形成的社会文化背景以及蕴含的人文价值和文化特征,即中医学的文化内涵。包括中医学精神层面、行为层面、物质层面和制度层面的文化内涵。我们所称中医文化的概念采用第二种含义。

二、中医文化的主要内容

中医精神文化包括中医的价值观念和思维方式。中医价值观主要体现在以下几个方面：天人相应的生命观、三才一体的整体观、失和则病的疾病观、未病先防的预防观、阴阳和合的治疗观、以人为本的医德观。中医思维方式主要有象数思维、整体思维、体悟思维等。中医的价值观念和思维方式，是中医文化的核心和特色所在，两者共同从根本上规定了中医的基本态度和行为方式。

中医行为文化是中医文化的核心价值观在中医药从业人员行为上的具体体现，是人们在中医药实践中的行动指南及处理各种关系的行为模式。其内容丰富，涵盖面广，影响深远，包括诊疗行为、用药行为、著述行为。

中医制度文化主要包括医政制度、教育制度、法律制度三个方面。医政制度，指政府对医疗机构、医生队伍以及医疗质量等的管理制度。教育制度，古代包括私学和官学两种模式。法律制度是指规范医生的诊疗行为、促进医疗水平提高、调解医患关系、维护良好医风医德等方面的制度。

中医物质文化，是将内隐的核心价值外显为有形物质实体，形成代表中医文化的物质形态和环境形象。它的功能就是让人们认准中医的门，找对中医的人，通过使用的工具、环境形象、物象符号等引起视觉注意，对中医药有一个初步的印象和大致定位。主要包括中医古籍文献、诊疗器具、标识器物、业医场所等。

三、中医文化与中国传统文化的关系

（一）传统文化对中医的影响

中医文化从萌芽到形成发展，都植根于祖国传统文化沃土中，受多元文化的渗透，中医的思维方式、理论的形成等都是从传统文化中脱胎出来的。传统文化对中医的影响可以说是全方位的。对人与自然的理解，中医的观点与传统文化是一致的，如天人相应、五行生克、阴阳平衡、精气学说等医学理论来源于传统文化。中医强调的修身养生观汲取了传统文化中的思想观念，如儒家的仁爱思想、中庸思想、孝悌思想、礼治思想等对中医文化产生较大影响，成为中医生命观、诊疗观、养生观、道德观的重要组成部分；道家的清静无为、顺其自然、珍视生命、祸福相依观等对中医养生思想产生了极为深远的影响;佛家的随缘任运、众生平等、慈悲为怀等思想对医家的人格修养起了积极的促进作用。中医对病理的认识与治病的方法也受到传统文化的影响,不管是藏象兼治、丹药医方,还是望闻问切、推拿捏打等无不有传统文化的理念在其中。如"平人不病""阴平阳秘"等就是传统文化中"中和"的理念。中医的一些名词也受传统文化影响,比如《黄帝内经》云:"心者,君主之官也,神明出焉;肺者,相傅之官,治节出焉;肝者,将军之官,谋虑出焉……",以古代中国社会政治体制中的官制类比人的脏腑功能。可见中医深深植根于传统文化之中。

(二)中医的发展促进了传统文化的繁荣

中医在发展过程中又不断丰富了传统文化的宝库,中医学对中国传统文化的各个方面产生了重要影响,在思维模式、表达方式、价值观念、实践操作等方面,大大丰富和发展了中国传统文化的内涵。如传统文化中的自然观、生命观、生死观、饮食观等或多或少带有中医的印迹;与中医相关的养生术、相面术、房中术、风水术、武术、气功等对传统文化的建构与传承产生了深远的影响,中医的发展也促使了传统文化的繁荣。

(三)中医文化与传统文化的交融与渗透

中医文化在发展过程中,与中华传统文化相互交融、彼此渗透、相互促进,主要表现在:医道相通、医儒相通、医易相通三个方面。

所谓"医道相通",即医家与道家相通。如《黄帝内经》作者们为了表示自己学术思想渊源,故以黄帝命名,以黄老哲学为核心的道家思想广泛影响渗透到《黄帝内经》医学理论体系中。如道家所创设的"道生万物"学说,从哲学的角度对生命的来源作了精辟的推论。这种生命的一元观、整体观、阴阳和合观奠定了中医生命观的哲学基础。道家"道法自然""贵命重生"等思想对中医养生学产生很大影响。

所谓"医儒相通"主要表现在两个方面,一是儒学对中医学"医乃仁术"的伦理道德的影响。宋代的儒医队伍借儒学研究医理,将仁义纳入医德,"仁爱""修身""孝亲""利泽生民"等儒家思想渗透到医学的方方面面,使医学队伍素质明显提高,弘扬了"医乃仁术"的传统医道,提高了医家的人文境界;二是儒家中庸思想、天人合一思想对中医理论的整体观、平衡观等产生了深刻的影响。

所谓"医易相通",是指医家受《易经》思想的影响很大。如中医学将阴阳的关系归纳为阴阳对立制约、阴阳互根互用、阴阳相互转化、阴阳消长平衡、阴阳交感等,这些都可从太极图、八卦图、六十四卦图、河图洛书等易图中得到很好的诠释。又如《内经》充分接受了易学的变易之道,《内经》认为,运动普遍存在于万物与人类之中,自然界有春生、夏长、秋收、冬藏的运动节律,人体有生、长、壮、老、已的生命过程。人体的气血依照昼夜十二时辰运行,如环无端,循环往复。周易"中和"思想对中医的生理观、病理观、养生观、治疗观的形成都有重要影响,如"阴平阳秘,精神乃治""平人不病"就是"中和"思想的体现。

中医是中国传统文化的重要组成部分,浓缩了优秀传统文化的精华,有着独特的科学属性和人文属性,是中国科学的瑰宝,也是打开中华文明宝库的钥匙,不仅为中华民族的繁衍昌盛作出了卓越贡献,也对世界文明进步产生了积极影响。如今乘着新时代的春风,中医药振兴发展进入一个前所未有的高光时刻,党中央、国务院高度重视和大力支持中医药发展,坚持中西医并重,在传承中创新,在创新中发展,深入发掘中医药宝库中的精华,彰显中医药的独特优势,切实把中医药这一祖先留给我们的宝贵财富继承好、发展好、利用好,历久弥新的中医药,在传承与创新中必将取得更辉煌的发展,必将为全人类的健康带来福祉,必将为实现中华民族伟大复兴的中国梦提供源源不竭的动力!

参考文献

[1] 黄寿祺,张善文.周易译注[M].北京:上海古籍出版社,2012:132.

[2] 张其成.中医文化学[M].北京:人民卫生出版社,2017:2.

[3] 饶尚宽,骈宇骞.老子 孙子兵法[M].北京:中华书局,2012:104.

[4] 李德新.中医基础理论[M].北京:人民卫生出版社,2001:7-8.

[5] 张其成.中国传统文化概论[M].北京:人民卫生出版社,2009:5-6.

[6] 薛芳芸.宋代文士通医现象研究[M].太原:山西人民出版社,2012:8.

(薛芳芸)

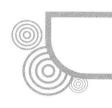

第一章　中医思想文化

中医思想文化是中医文化系统中的最深层结构,主要指中医文化的核心价值观和思维方法。体现在以下几个方面:天人合一的生命观、失和则病的疾病观、未病先防的预防观、阴阳和谐的治疗观、以人为本的医德观五个方面,贯穿于中医对人体生命运动的认识、中医理论的构建、中医对疾病的诊断治疗整个过程之中。

第一节　天人合一的生命观

天人合一是传统文化中最根本、最核心的观念,深刻地影响了中国传统文化和古代科技的产生和发展。《素问》中多处提到"人与天地相参"的命题,中医学在这一思想的指导下构建了中医理论基本体系,认识和阐述生命运动,具体反映在天人同源、天人同构、天人同律三个方面。

一、天人同源

中医学认为,气是构成宇宙万物的本源,自然界一切事物的发生、发展、变化、消亡都是阴阳二气相互作用的结果。如日月星辰的运动,寒来暑往的变化,天地万物的化生,都与元气密不可分。人和天地万物一样,皆本原于气,是物质自然界有规律地变化的结果。人体就是一个不断发生着升降出入的气化作用的机体。气化反映了生命过程中的新陈代谢、生长发育、生殖繁衍和遗传变异等的基本特征,没有气化就没有生命。如《素问·宝命全形论》所说:"人以天地之气生,四时之法成……人能应四时者,天地为之父母。"又如《素问·六节藏象论》所说:"天食人以五气,地食人以五味。五气入鼻,藏于心肺,上使五色修明,音声能彰。五味入口,藏于肠胃,味有所藏,以养五气,气和而生,津液相成,神乃自生。"水谷饮食,五气五味,入于脾胃,达于肌表,使气血充盈,五脏条畅,精神旺盛。

二、天人同构

天人同构指的是人体结构与天地自然结构有着相同性或相似性。如《灵枢·邪客》所云:"天圆地方,人头圆、足方以应之;天有日月,人有两目;地有九州,人有九窍;天有风雨,人有喜怒;天有雷雨,人有音声;天有四时,人有四肢;天有五音,人有五脏;天有六律,人有六腑;天有冬夏,人有寒热;天有十日,人有手十指……此人与天地相应者也。"这就是中医学人与自然同构观念的典型体现和反映。又如《黄帝内经》将人体与天地万物进行类比归纳,以五脏为核心,以五行属性为分类方法,将自然界的天干、地支、方位、气候、时辰、星辰、季节、颜色、五音、五味、五谷、五畜等万象,以及人体脏腑、经脉、肢体、体液、动作、声音、孔窍、腧穴、情志等生理病理元素整合划分成五大系统,这就形成了独具中医特色的五行藏象系统。

三、天人同律

天人同律是指人体的生理周期与病理周期无不与自然界的周期节律相关联。《灵枢·顺气一日分为四时》云:"夫百病者,多以旦慧、昼安、夕加、夜甚,何也? 岐伯曰:四时之气使然。黄帝曰:愿闻四时之气。岐伯曰:春生,夏长,秋收,冬藏,是气之常也,人亦应之。以一日分为四时,朝则为春,日中为夏,日入为秋,夜半为冬。朝则人气始生,病气衰,故旦慧;日中人气长,长则胜邪,故安;夕则人气始衰,邪气始生,故加;夜半人气入脏,邪气独居于身,故甚也。"脉象变化也同样有着与自然同律的变化。如《素问·脉要精微论》曰:"四时之动,脉与之上下,以春应中规,夏应中矩,秋应中衡,冬应中权。"疾病的发生也有其同律性。如《素问·金匮真言论》指出:"故春善病鼽衄,仲夏善病胸胁,长夏善病洞泄寒中,秋善病风疟,冬善病痹厥。"疾病的治疗也需要注意节律。如《素问·六元正纪大论》曰:"用寒远寒,用凉远凉,用温远温,用热远热,食宜同法。"对于养生,中医学同样提出了顺应自然界四时阴阳的变化规律来调养形神,在《素问·四气调神大论》中明确指出了"春夏养阳,秋冬养阴"的原则。

第二节　失和则病的疾病观

在致病原因的认识上,中医与西医有很大的不同。西医的病因会归结到外在因素如细菌、病毒、烟酒、异体蛋白等,是这些因素刺激机体发生炎症反应、免疫紊乱、基因突变等,结果导致器官功能的损伤而产生疾病。只要找到病因,就可以针对病因治疗,这种探寻疾病真相的因果理论属于认识论范畴。中医则是从实践的角度来认识疾病,关注点不是疾病的局部,而是与天地相参,从生命的整体和自然界的环境变化来考虑疾病的发生,是属于生命活动如何导致疾病的实践论范畴。中医认为"阴平阳秘,精神乃治",否则,凡事过用或者阴阳失调都会导致疾病。这是指生命与自然界万事万物存在着和谐的关系,其中任何事物出现偏差都有可能导致疾病,它涵盖了邪气、正气、情志、饮食、劳倦等多方面。

一、六淫致病

风寒暑湿燥火是自然界中正常的气候变化,简称六气,但是当气候变化异常导致人体发病时,六气就变为六淫,"淫",过度之意。这一变化是气候变化与人体机能变化的共同结果。正如《左传》所云:"天有六气,降生五味,发为五色,征为五声,淫生六疾。六气曰阴、阳、风、雨、晦、明也,分为四时,序为五节,过则为菑(通灾):阴淫寒疾,阳淫热疾,风淫末疾,雨淫腹疾,晦淫惑疾,明淫心疾"。

二、情志致病

在一般情况下,情志属于正常精神活动和心理表现,是人体脏腑机能的正常体现,如《素问·气交变大论》云:"人有五脏化五气,以生喜、怒、忧、思、恐",强调了精神活动是以五脏精气作为物质基础的功能活动,正常生理状态下是不会致病的。情志是人之天性,是正常的生理状态。只有突然、强烈或持久过度的情志刺激超过了人体正常生理活动范围,人体气机紊乱,脏腑气血功能失调,才会导致疾病的发生。

三、饮食劳逸致病

（一）饮食失宜

《素问·六节脏象论》云："天食人以五气，地食人以五味"。饮食是人类生存不可缺少的物质之一，其质量好坏直接影响人类健康。饮食所化生的水谷精微是化生气血，维持人体生长、发育，完成各种生理功能，保证生命生存和健康的基本条件。正常合理的饮食，是人体维持生命活动之气血阴阳的主要来源，可以保证健康。但不合理的膳食，即饮食失宜，常常导致多种疾病。食物从口而入，主要依靠脾胃的消化吸收，饮食失宜，首先损伤脾胃，影响脾胃的运化、腐熟功能，从而引起消化机能障碍；其次，还能生热、生痰、生湿，导致种种病变，成为疾病发生的一个重要病因。饮食失宜主要包括饮食不节、不洁、偏嗜等，是内伤病的主要致病因素之一。

（二）劳逸失度

正常的劳动有助于气血流通，强壮体质，增进健康；适当的休息，能消除疲劳，恢复体力。劳逸结合，有利于身体健康，一般不会致病。只有在劳逸失度时，才会损伤机体而引发疾病。过劳，指包括劳力过度、劳神过度和房劳过度三个方面。过逸，指过度安逸。不劳动，不运动，不用脑，长久安闲，多静少动，无所用心，日久则气血运行不畅，筋骨软弱，脾胃呆滞，体弱神倦，发胖臃肿，动则心悸、气喘汗出等，同时，尚可继发其他疾病。总之，有劳有逸则人体身心健康；若有劳无逸，或有逸无劳，皆会损伤人体，发生疾病。

四、阴阳失调致病

无论是内伤导致正气虚损，还是六淫邪气作用于人体，对机体引发的一系列反应都可归结为"阴阳失调"的总病机，《素问·至真要大论》强调要"审察病机，无失气宜""谨守病机，各司其属"。中医认为，脏腑气机失常，气血津液紊乱，其根本的机制是身体阴阳平衡被破坏导致的一系列病理反应。

（一）生命本于阴阳

《素问·宝命全形论》云："人生有形，不离阴阳。"《素问·阴阳应象大论》云："阴阳者，天地之道也，万物之纲纪，变化之父母，生杀之本始，神明之府也。"阴阳是宇宙万物存在和变化的根本，是维系万事万物的纲纪，是万物产

生、变化和消亡的原因,万事万物神妙莫测的变化是阴阳运动的结果。每一个
事物都是由阴阳构成的,其性质是由阴阳来决定的。就像每一个人的性格都
有阳刚的一面,也有阴柔的一面。一个可以在阴阳之间收放自如的人就是一
个阴阳平和的人。阳主"动",升散化气而为天;阴主"静",凝聚成形而为地。
阳能生万物,太过亢盛就会令万物焦枯而杀万物;阴能长万物,太过阴柔就会
令万物凝固而封藏万物。阴阳变化是生命产生与死亡的根源。阴阳既对立制
约,又消长转化,始终维持着动态的平衡,一旦平衡被打破,就会导致"阴胜则
阳病,阳胜则阴病"。因此"阴平阳秘,精神乃治,阴阳离决,精气乃绝"。阴精
平顺而稳固,阳气固密而不宣泄,人的精神就平和充实;阴阳分离,断绝转化,
人体的精气就会随之竭绝而死亡。

（二）疾病生于阴阳

《素问·调经论》曰:"夫邪之生也,或生于阴,或生于阳。其生于阳者得
之风雨寒暑;其生于阴者得之饮食居处、阴阳喜怒。"认为一切疾病发生的部
位,或者从阴而生,或者从阳而生。风雨寒暑这些自然之气侵袭人体,多伤及
阳,病生于表,就是我们常说的外感;饮食不节、起居失常、阴阳失调、情志失
常,多伤及阴,病生于里,叫作内伤。当机体的阴阳双方失去相对的平衡与协
调,就会出现阴阳偏盛、阴阳偏衰、阴阳互损、阴阳格拒、阴阳亡失等一系列病
理变化。

阴阳偏盛:阴阳邪气偏胜时主要导致机体的寒热证候。《素问·阴阳应象
大论》提出"阳胜则热,阴胜则寒",这是从邪气的性质而言。

阴阳偏衰:是指人体阴精或阳气亏虚所引起的病理变化。多由先天禀赋
不足,或后天失养,生化不足,或劳倦内伤、久病等导致。

阴阳互损:阴阳互根互用,如果阴阳失调长期得不到纠正就会互相损伤。
阴虚导致阳生化不足,或阳气无所依附而耗散;阳虚则阴无以化,则阴精生化
不足,从而形成阴阳两虚的症状表现。

阴阳格拒:当阴阳双方出现非常悬殊的盛衰变化,盛者壅遏于内,将另一
方排斥格拒于外,阴阳之间不相维系,从而出现真寒假热或真热假寒的格拒
现象。

阴阳亡失:当机体的阴液或阳气突然大量亡失,导致阴阳即将离决、生命
垂危的病理状态。

第三节 未病先防的预防观

解决生命问题是中医最基本的功用。疾病从形成到治愈的过程可分为未病、将病、已病、病愈四个阶段。"不治已病治未病"是中医的独有思想。具体表现为未病先防、已病防变、病愈防复这三个方面,创造性地将预防疾病与延缓衰老统一起来,成为维持生命体健康与长寿的第一大法则。

一、未病先防

《素问·四气调神大论》中说:"圣人不治已病治未病,不治已乱治未乱。"如果疾病已经形成了才去治疗,天下已经大乱才去治理,就像口渴了才去打井,兵临城下才去打造武器,这样不就太晚了吗? 所以,圣人都是在疾病还没有发生的时候就开始养生和预防,基本的原则就是遵循阴阳平衡之道。顺应阴阳之道的生活就是养生,违背阴阳之道的生活就是走向死亡。《黄帝内经》是黄帝与岐伯等人的问难答疑之书,其讲述治病无不是以摄养为先导的,开篇《上古天真论》紧接着《四气调神大论》,都强调要治未然之病,不要等病了错过最佳治疗时机而导致无法施治。《左传》记载秦国的名医医缓见晋侯病在膏肓,说治不了了;扁鹊视齐侯病在骨髓,诊断是救不了了。这就说明他们深知"不治已病治未病"的道理。

二、既病防变

"既病防变"就是疾病已经发生,就要及早治疗,以防止疾病的发展与传变。《素问·阴阳应象大论》中说:"故邪风之至,疾如风雨。故善治者,治皮毛,其次治肌肤,其次治筋脉,其次治六腑,其次治五脏。治五脏者,半死半生也。"就是说外邪侵袭人体,如果不能及时诊治,病邪就有可能由表传里,步步深入,以致侵犯内脏,病情愈来愈复杂深重。所以防治疾病要掌握疾病的发生发展规律及其传变规律,才能有效地治疗,防止传变深入。《丹溪心法》中说:"见肝之病,先实其脾脏之虚,则木邪不能传。见右颊之赤,先泻其肺经之热,则金邪不能盛,此乃治未病之法。"就是说发现肝病了,就要先充实脾脏的虚损,使肝木不能克伐脾土,肝病不能传变给脾。或者是肝病见右脸颊红,说明有肺热,肺属金,金克木,肝属木,所以要先泻肺金之邪热就能预防肝木受克。清代医家叶天士在用甘寒养胃治疗胃阴虚的方中,加入咸寒滋肾之品,以防胃阴不足日久损及肾阴,并提出"务在先安未受邪之地"的防治原则。

三、病愈防复

《素问·热论》说:"热病少愈,食肉则复。"就是伤寒热病虽然痊愈,如果这时吃肉类难以消化的食物,就会使热病复发。王冰注曰:"是所谓戒食劳也。"因为热病虽然刚刚平稳,但是还有余邪未尽,脾胃气虚,此时如果强进饮食,就会导致旧病复发。《伤寒论》称之为"食复""劳复"。《本草纲目》谓:"羊肉大热,热病及天行病、疟疾病后,食之必发热致危。"因而在疾病过后应谨慎养护,待正气恢复,邪气除尽。还要谨守养生之道,防止旧病遗留,迁延不止,久病致虚,再治就难了。

第四节　阴阳和合的治疗观

中医学对于治疗疾病的认识非常深入,其治疗思想也是所有医学治疗疾病的指导思想。下面主要论述"治病求本,标本兼治""扶正祛邪,调节阴阳"两个方面。

一、治病求本,标本兼治

任何疾病的发生和发展都会通过若干症状表现出来,如何通过疾病的外在表现,找到疾病的本质和根源,是治疗疾病的关键。从根本上而言,《黄帝内经》的总治则为"治病必求于本"。《素问·标本病传论》中说:"知标本者,万举万当;不知标本,是谓妄行。"《素问·移精变气论》中说:"标本不得,亡神失国。"但疾病发展有标本主次、先后缓急的变化,具体治疗该如何取舍?《素问·标本病传论》提出了"急则治其标""缓则治其本""标本兼治"三个治疗原则。

(一)急则治标

急则治其标,指的是紧急病情应该以解决"标"的问题为首要。如急性疼痛,要首先解决疼痛,使之疼痛减轻或消除;高烧要首先降温;大出血病患,应先止血;或原有宿疾又复感外邪者,应先治外感,再治宿疾。"先热而后生中满者治其标"，张介宾认为，各种常规疾病都应先治其本，而独有中满者先治其标，是因为中满这个病，其病邪在胃，胃是脏腑之本，"胃满则药食之气不能行，而脏腑皆失其所禀"，所以要先治中满，也是治本的前提。另外"小大不利治其标"，张介宾认为，小大不利就是二便不通，这是危急之候，虽然是标病，必先治之。所以对于危及生命的急重病证，要先治标病，标病缓解后再治本病。

（二）缓则治本

这是常规治法，就是没有危及生命的危急重症，就要求本而治。如"先病而后逆者治其本，先逆而后病者治其本，先寒而后生病者治其本，先病而后生寒者治其本"。如肺痨病人，其咳嗽等症为标，阴虚内热为本，应先滋阴润肺解决阴虚的矛盾等。

（三）标本兼治

标本从何下手，要"谨察间甚，以意调之，间者并行，甚者独行"。就是看病情的轻浅还是深重，病情轻浅当然是标本兼顾，标本俱急并重时也要标本兼顾。如外感热病，热邪入里，里热实证不解而阴液大伤，导致腹满硬痛，大便燥结等正虚邪实病证，则清泻实热以治本的同时，要滋阴增液以治标。如单用泻下，恐进一步耗伤津液，单用滋阴又不足以泻在里之实，故此要清泻实热可存阴，滋阴"增水行舟"以治本。有时治标治本互相矛盾，治标碍本，治本妨标，就要看有余或不足。"病发而有余，本而标之，先治其本，后治其标；病发而不足，标而本之，先治其标，后治其本"。

标本是中医的重要范畴，包含了病因、正邪、先后、缓急、气象、治疗等诸多方面。《素问·至真要大论》中说："夫标本之道，要而博，小而大，可以言一而知百病之害。言标与本，易而弗损，察本与标，气可令调。"可见，抓住标本，就可以知道百病为害的缘由，分析疾病就比较简单而不至有缺损，可以调顺气机，治疗疾病。

二、扶正纠偏，调和阴阳

扶正纠偏是所有医学治疗疾病的基本指导思想之一，其主要思想是增强人体抗病、修复、调节能力，祛除导致疾病的因素，恢复人体内外环境的协调状态。

（一）扶正祛邪

扶正即扶助正气，是指采用补虚的方法，以增强体质，提高抗病能力，达到战胜疾病、恢复健康的目的。祛邪即祛除邪气，是指采用泻实的方法，以祛除病邪,达到邪去病愈的目的。这一治疗思想来源于《老子》第七十七章:"天之道,其犹张弓欤? 高者抑之,下者举之;有余者损之,不足者补之。天之道,损有余而补不足。"《黄帝内经》继承了这一思想,《素问·三部九候论》曰:"实则泻之,虚则补之。"《灵枢·邪客》也说:"补其不足,泻其有余。"

扶正与祛邪,虽然截然不同,但相互为用、相辅相成。中医学充分注意了扶正与祛邪的辩证关系。扶正使正气增强,提高机体抵抗和祛除病邪的能力,有利于祛邪,即所谓"正胜邪自去";祛邪可减轻和终止病邪对正气的损害和干扰,有利于恢复正气,即所谓"邪去正自安"。同时,扶正和祛邪要准确辨证,掌握适当的时机和分寸,正如徐大椿所说"虚邪之体,攻不可过""实邪之伤,攻不可缓"。还需要根据不同的情况将扶正和祛邪先后结合使用。

(二)调节阴阳

疾病的发生,本质上就是机体阴阳相对协调平衡的状态被破坏,故有"一阴一阳谓之道,偏盛偏衰谓之疾"的说法。调整阴阳就是根据机体阴阳失调的具体状况,损其偏盛,补其偏衰,促使阴阳恢复相对的协调平衡状态。所以《素问·阴阳应象大论》曰"审其阴阳,以别柔刚,阴病治阳,阳病治阴"。指出了调整阴阳是重要的治则之一。而《素问·至真要大论》更是明确指出"谨察阴阳所在而调之,以平为期"。因此,用一定的方法使机体的阴阳恢复相对协调平衡的状态,也就达到了治疗疾病的目的。

第五节　以人为本的医德观

中医学的研究对象是人体生命,强调人的主体地位,一切为了现实的、具体的人。中医药文化的本质是一种"遵循自然、敬重生命、关怀健康"的文化。基于这种人文精神,中医学认为"天覆地载,万物悉备,莫贵于人""人命至重,有贵千金",把人的生命价值视为医学的出发点和归宿。强调维护和保障病人的生命和健康,是医生的神圣职责。医术可以救人,医德可以正己,具有高尚医德的医生才能更好地活人济世。

一、医乃仁术,济人为本

医学关乎人的生命,医术被称为仁术,医生应当具备仁慈之心,即大慈恻隐之心。历代医家认为,人和生命有着至重的价值,崇尚"生命至重,惟人最尊"的道德信念,倡导"医乃仁术,济人为本"的"仁爱"思想,学医的目的就是为了"济世救人"。孙思邈认为,人的生命远比千金贵重,一张医方能够救活人命,功德超过千金,因此将其著作命名为《千金要方》。其《大医精诚》说"凡大医治病,必当安神定志,无欲无求,先发大慈恻隐之心,誓愿普救含灵之苦"。清·喻昌言《医门法律》:"医,仁术也。仁人君子必笃于情。笃于情,则视人犹己,问其所苦,自无不到之处。"这些都说明历代医家强调对待病人要有"仁爱"之心和同情心,不可寡慈少爱,轻忽人命。作为医生不仅要有大慈恻隐之心,而且医术要精湛。张仲景《伤寒论》说:"自非才高识妙者,岂能探其理致哉!"孙思邈则明确提出"博极医源,精勤不倦";清·吴尚先《理瀹外治方要略言》说:"医以济世,术贵乎精。"这些论述都强调了医术精湛的重要性。

二、医患和谐,一视同仁

医患和谐,普同一等,这是医疗过程中所追求的中正和谐的理想状态,是达到"仁"的手段,也是实现"仁"的最高境界。首先,医生应做到心和,守中守正,为人平易。心和则形和,形和则气和。其次,不可偏执激进,拒听谏言,不问是非,要设身处地为患者着想。再次,医生要视人如己,普同一等,强调对任何病人都要关心、体贴、爱护,不分贫富贵贱,同样对待。孙思邈提倡"华夷愚智,普同一等,皆如至亲之想",即医生应具有平等对待一切病人的高贵品质,对病人的人格、自尊、隐私等予以尊重。不论病人的地位高低、权力大小、贵贱贫富、知识多少、容貌美丑、关系亲疏,均一视同仁。明代龚廷贤主张博施,他说"勿重利,当存仁义,贫富虽殊,药施无二"。明代陈实功在《外科正宗·医家五戒十要》中说:"贫穷之家,及游食僧道衙门差役人等,凡来看病,不可要他药钱,只当奉药。遇贫难者,当量力微赠,方为仁术。"这种医患和谐、普同一等的医德医风一直为后世医家所推崇。

三、同道之间,互相尊重

强调在医疗实践过程中,对于同道,应取长补短,谦和谨慎,虚怀宽容,不可自高自大,轻侮傲慢,道说是非,议论人物,訾毁他医,自矜己德;切忌门户之见,不掩人之美,不夺人之功。孙思邈认为:"夫为医之法,不得多语调笑,谈谑喧哗,道说是非,议论人物,炫耀声名,訾毁诸医,自矜己德。"陈实功说:"凡乡井同道之士,不可生轻侮傲慢之心,切要谦和谨慎。年尊者恭敬之,有学者师事之,骄傲者逊让之,不及者荐拔之。如此自无谤怨,信和为贵也。"明·龚廷贤《万病回春》提出医家要"遵礼惧法,屈己右人,存心恭敬,安分修德"。这些话,语重心长,足以启迪后世学者,成为医务工作者的座右铭。

四、淡泊名利,清正廉洁

　　淡泊名利,清正廉洁,就是要求医生在行医时要有清静寡欲、见利思义、知耻有节、廉洁奉公、一心赴救的道德操守。中医传统医德认为淡泊名利,清正廉洁是每个医生必须具备的美德。孙思邈指出"凡大医治病,必当安神定志,无欲无求"。所谓"无欲无求"正是为医清廉的表现。只有不图私欲,不为钱财所诱惑,方能造福于病家,为民众所尊敬。《宋史·庞安时传》记载,北宋医家庞安时医术高超,"为人治病,率十愈八九……活人无数,病人持金帛来谢,不尽取也",被后人誉为"轻财如粪土"。清·徐廷祚《医粹精言》卷一说:"欲救人学医则可,欲谋利而学医则不可。"专心经略财物,谋取私利者,终成缺德之辈为民众所不齿。

五、言行举止,恪守节操

　　中国历代医学家在医疗实践活动中,不仅要医术精通渊博,医心纯良慈善,医风正派廉洁,而且还要注意自己的举止言行,入国问俗、入家问讳、上堂问礼。医生出诊治病时,则要仪表整洁,举止端庄,言谈文雅,和蔼可亲,才会得到病人的敬重和信任。反之,举止轻浮,言行不慎,就会让病人失望而产生疑虑。孙思邈对医生的仪表有过非常精辟的论述,他指出"大医之体"应该是"澄神内视,望之俨然,宽裕汪汪,不皎不昧";医生对病人要有高度同情感,如果"病人苦楚,不离斯须,而医者安然欢娱,傲然自得",则"人神之所共耻,至人之所不为"。这些论述切中肯綮,一直为后世医家所遵守。宋代《小儿卫生总微方论》提出:"凡为医者,性存温雅,志必谦恭,动须礼节,举乃和柔,无自妄尊,不可矫饰。"明代李中梓《医宗必读》也提出,医生必须"宅心醇谨,举动安和,言无轻吐,目无乱视,忌心勿起,贪念罔生,毋忽贫贱,毋惮疲劳,检医典而精求,对疾苦而悲悯"。这些都体现了传统医德对医生的严格要求,指导着历代医家的医德实践。

 参 考 文 献

［1］臧守虎,贾成祥.中医文化学［M］.北京:中国中医药出版社,2017:58.

［2］张其成.中医文化学［M］.北京:人民卫生出版社,2017:13-14.

［3］李德新.中医基础理论［M］.北京:人民卫生出版社,2001:208.

［4］郑洪新,吉文辉.中医药文化基础［M］.北京:中国中医药出版社,2011:103-108.

（薛芳芸）

第二章　中医制度文化

中医制度文化是指在长期医事活动中建立起来的比较明确的、官方色彩浓厚的、具有较强约束力的各种规章制度、行为规范及组织形式等。中医制度文化建立在中医实践活动的基础上,又对中医实践活动起到组织、指导和规范的作用。

第一节　医　政　制　度

医政,指政府对医疗事业的管理,主要是对医疗机构、医生队伍、医疗质量等方面的管理。我国古代历朝封建政府大多设立中央及地方级的医政机构,主要是为了满足皇室、官僚、军队、监狱等特定对象的医疗需要,但有时也有针对普通百姓的医疗服务。

一、医官制度

在中国医学发展的早期,巫、医不分。后来随着生产力的发展,文明的进步,巫、医分家,开始出现专职医生,并且制定了专门的管理制度。

(一)夏商周时期

医源于巫。在中国医学发展的早期,巫是神权的体现者,主要负责奉祀天地鬼神及为人祈福禳灾,并兼事占卜、星历、采药之术。商代甲骨文中有"小疒臣"的记载,这是属于巫医性质的医官。随着巫者职能的分化,出现了专事医药的巫者。《逸周书·大聚》云:"乡立巫医,具百药以备疾灾。"《山海经》中记载的巫彭、巫抵、巫阳、巫凡、巫相等,均是以医药活动为主的巫者,可看作是最早的医官。

周代,巫、医开始分家。据《周礼》记载,宫廷中设"医师"一职,医师是众医官之长，主管医药行政，负责疾病的治疗和预防，由六卿之首冢宰统领。医生分为四科：食医、疾医、疡医、兽医，各有明确的分工。食医掌管周王一年四季的饮食，类似于营养医生；疾医掌管治疗万民的疾病，相当于内科医生；疡医掌管治疗肿疡、溃疡、金创、折伤等病，相当于外科和伤科医生；兽医掌管治疗兽病、兽伤。各级各类医生在每年年终之时，要接受治病效果的考核，成绩的优劣决定了他们的级别和俸禄。这一时期，已经开始分类治疗病患，建立了病案记录制度。从《周礼》的这些记载可以看出，周代已经设立了比较完备的医官制度，也反映出其医学发展已经达到一定的高度。

（二）秦汉时期

秦代医官制度虽无完整的记载，但据唐·杜佑《通典》记载："秦有太医令、丞，主医药"。《史记·扁鹊仓公列传》中有"秦太医令李醯自知技不如扁鹊也"之类的记载，可知秦时已有医官太医令。

汉代是我国医学发展史上的一个高峰。据《汉书·百官公卿表》记载，西汉时太医令丞有二：一属太常，一属少府。属于太常的，主要负责为百官治病，如后世之太医院；属于少府的，职司为宫廷疗疾，如后世之内务府御药房。当时医官的编制庞大，且名称也很多。如侍医为"天子之医"，又称为医侍诏，著名的有伍宏、李柱国等人。太医主要为百官服务，其主官又称太医监。值得一提的是，当时还设有"入宫侍皇后疾"的女医，又称女侍医、乳医。此外，还有医工长、典领方药、本草待诏等医官名。魏晋南北朝时期的医事制度主要承袭汉制，均设有太医令丞。

（三）隋唐时期

隋代的医官制度进一步发展和完善，既有为帝王服务的尚药局，又有为太子服务的药藏局，还设有为百官兼医学教育机构服务的太医署及地方医疗机构。据《隋书·百官志》记载，文帝时由门下省统辖尚食、尚药等六局。二者其下又有各级医官，主要为皇宫、东宫服务。太常寺统太医等六署，主管一般医事及医学教育。唐代医事职官制度基本沿袭隋制，但有新的发展。其中最重要的是完善了太医署的制度，医师、医工、医生的称谓，大致体现其医技的优劣高下，犹如现代的医疗卫生职称系列。太医署还设置医博士、针博士等及助教若干名，以医术及针术等教授诸生，形成了层次分明的医政管理、医疗组织、医学教育、药物培制等体制，各自职司明确，人员配备具体，其合理与严密胜于隋代，其影响所及，远至朝鲜、日本。

（四）宋辽时期

宋代,由于历任皇帝重视医学,宰辅大臣中知医的也不在少数。"上有所好,下必趋之",社会上文人、学者也纷纷将学习医学作为自己的业余爱好,甚至读书人也可通过学医从而踏入仕途,在这样的社会背景下,医官制度有了许多创举。一是设立了高级别的医政机构和一整套医官制度,设立十四阶医阶,有专门的医官名称,后世民间称中医为"大夫""郎中",即源于这些官名。二是设立国家药局,据《宋史·职官志》载,熙宁九年(公元 1076 年)于太常寺下置太医局,成为医学行政和医学教育的最高管理机构。宋徽宗时改名叫医药惠民局,简称惠民药局,主要是为了规范成药制作,推动成药流行。局内设提举一人,判局二人。提举为主官,任副职的判局则"选知医事者为之"。太医局规模宏大,"有丞,有教授,有九科医生额三百人"。《文献通考》中记载,宋代翰林院下设翰林医官院,全权负责皇室医疗保健事宜。宋代的皇家医药机构还有御药院,官无常员,通常以入内供奉官三人充任,或参用士人。其职以"按验秘方,和剂药品",专供皇帝和宫内使用。

辽代官制的特点是建立了一套双轨制的统治机构,即所谓北面官和南面官。北面官为辽自立官制,主要是管理契丹和其他游牧民族的事务;南面官仿唐、宋官制,主要是管理汉人等的事务。此外,为适应契丹及其他北方少数民族习于骑战、射猎、放牧的特点,另设医兽局。

（五）元明清时期

元代虽为蒙古人统治,但对医药的重视更加突出。在医事方面,成立总掌医政和医学教育的太医院,太医院负责官员级别为二品,为封建王朝中医官级别之最。实施医户制度,民间业医者被隶属医户,有义务以医服役,而且必须世袭,同时对各地医户定期进行业务考查。元代统治者一方面向贫乏病疾之人惠施药物,以安抚人心,另一方面为了防止"医为名,规图财利",又明令禁止乱行针药,禁售巴豆、砒霜之类毒药及各种堕胎药物等,违者概处以重罪。

明朝医事设置,多直接沿用前朝的典章制度,均设太医院。但在职官配置及机构职能方面也有一些差别。《明史·职官志》记载,太祖初设医学提举司,不久改为太医监,后又改为太医院。洪武三年(公元 1370 年)置惠民药局,洪武六年,在内府设御药局,另设御医,以太医院医士充任。洪武十四年,改太医院为正五品。

清代的太医院制度,历经各代的不断改进,发展已比较完备。据《清史稿·职官志》记载,太医院院使、院判之上设有管院事王大臣一人。御药房分东西两处。在医学分科中,有大方脉、小方脉、伤寒、妇人、疮疡、针灸、眼科、口齿、正骨九科。1822年在太医院中停止针灸科。清代太医院的主要特点,首先是加强了御医值班制度;其次是等级和升补制度十分严格;第三,规定了相应的奖励办法;第四,对太医院诸医官的服色和俸禄,也都有严格的品级规定。

二、医事考核

对医生进行定期考核,是确保医疗服务质量的基础。同时也对促进医疗水平的提高、调节医患关系、维护良好的医风医德发挥了重要的作用,对当今的卫生考核依然能提供有益的借鉴。

早在夏商周时期,就开始实施考核制度,要求医生建立病案,记载治病过程,说明死亡原因,上报主管医师。到了年终,根据医生的治愈率,确定医生的俸禄和等级的升降,即使兽医也不例外。"岁终则稽其医事,以制其食:十全为上,十失一次之,十失二次之,十失三次之,十失四为下","死则计其数以进退之"。这一考核方式,被后世所继承。到了唐代,还建立了分段考试制度,对医生的考核奖惩,以及刑事处罚等规定,已经比较详细、全面和完备,多为后世所借鉴。

在设立多阶医官职位的宋代,对医官的考核更加细致,其升迁条件主要表现在质与量两方面,要求医生临床治疗有效率要达到80%,每年的治疗人数在500或300以上,可根据情况给予免试、缩短升职年限等奖励。如果每年治疗人数达到1 000人以上,或者成功救治重症人数,"起死回生"的情况超过10次,即使总有效率未达到80%也给予上述奖励。

元朝还设立了专门的医学科举来选拔医生。三年一试,并实行乡试、会试二级考试制,应举人员从医户中保选,中举者授予官职。据《元典章》记载:"于试中三十人内,第一甲充太医,二甲副提举,三甲教授"。这是古代最高级别的医学考试。明清时期的太医院,也有完善的考试制度,"凡医家子弟,择师而教之,三年五年,一试、再试、三试,乃黜陟之。"

第二节 医学教育

中国古代的医学教育,有私学和官学两种模式。私学包括父子相传、师徒相授,官学就是由国家设置的医学教育。

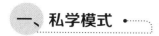
一、私学模式

父子相传、师徒相授的私学教育,是中国古代医学教育的主要方式。

(一)父子相传

父子相传的医学教育、传授方式也称为"家学",培养出来的医生称作"世医"。"医不三世,不服其药",意思是说家传三代以上的医生,他的医术才值得信赖。《赠医师葛某序》:"吾乡有严生者,三世业医矣。"这种医学教育、传授方式,在传授内容上往往以某一方面的经验、技能、药方为主;在传授对象上,受封建思想的影响,恪守传男不传女、传家人不传外人的规定,在一定程度上限制了医学的发展。但这种传承方式在古代非常普遍,一直到近代,依然是中医学术传承的重要途径。

南北朝时期的东海徐氏,为世医之家。从晋代的徐熙到隋代的徐子敏,七代二百余年,从医人数众多,名医就有十二人。宋代唐慎微,出身世医家庭,对经方深有研究,名噪一时。庞安时,亦世医出身,医术精湛,医德高尚。明代万全,祖父、父亲均为儿科医生,树立了"万氏小儿科"的声望。明末清初至道光、咸丰、同治年间,江苏孟河医派崛起于吴中,其中费(费尚有、费伯雄、费绳甫祖孙)、马(马培之)、巢(巢崇山、巢渭芳)、丁(丁甘仁)四大家均为世医出身。清代名医叶桂,祖父、父亲皆精通医学,尤以儿科闻名。叶桂于家传儿科之外,兼通各科,先后得到过十七位名医的指点,因此,其所学医学既有父子相传的痕迹,亦有师徒相授的特点。

(二)师徒相授

中医作为古代的一门秘密技艺,一直到清代,师徒相授学习的方式都是一种占据主流的方式。古代文献中有诸多名医拜师学艺的记载。如长桑君与扁鹊,扁鹊与子阳、子豹,公乘阳庆与淳于意,淳于意与宋邑,涪翁与程高,程高与郭玉,华佗与吴普、樊阿,李东垣与罗天益,罗知悌与朱丹溪等。

与父子相传的方式相比,师徒相授的教育,在传授对象的选择上更具有灵活性,更注重对传授对象智力条件、习医动机等方面的考察。在传授内容上也各具理论特色,形成了众多的学术派别。它也是我国古代最早的医学教育形式,符合中医自身的特点,因而仍然是中医教育的一种重要形式。

二、官学模式

中国古代的医学学校教育,历朝历代都有各自不同的特点。虽然地位、作用和影响不如私学,但依然有其独特而重要的地位。官办中医学校教育在教学师资、招生数量、教学器具、教学场所等方面的优势,一定程度上弥补了民间私学中医教育的不足。

一般认为中医官学教育始于南北朝时期。宋元嘉二十年,太医令秦承祖奏请设置医学,以广为传授。这里的医学是正式的官办医学教育。因此,这也是中国古代官办医学学校教育的开始。后来,北魏设有太医博士、太医助教。

隋朝的医学教育较之前有了较大发展。太医署作为医学教育机构,负责医学生的教育和培训。

唐代的太医署由行政、教学、医务、药工四部分人员组成,既是医疗单位,也是医学教育机构,设医科、针科、按摩科、咒禁科四科,各有不同的学习年限。学生须先学习《素问》《神农本草经》等基础课程,然后再分科学习。同时还有月考、季考、年考等严格的考试考核制度,规定学习9年仍不达标者责令退学。此外,唐代的医学官学在京都设立了"药园",培养药学人才。首次建立了地方官办医学教育机构,要求各州府设立医学校,医学博士和助教负责教习学生。

宋代的医学与太学、律学、武学地位同等,不再附属于政府医疗机构。医学教育首次被纳入国家官学体系中,医学的地位显著提高。政府在中央设立太医局,太医局有学生300人,提举(校长)1人,判局(副校长)2人,医学各科均设教授1人,助教起辅助作用。作为国家独立的医学教育管理机构和国家最高医学教育学校,太医局是中央直接专门负责管理医学教育的机构。在医学教育中实行"三舍法",即太医局把学生按成绩优劣分为上舍(40人)、内舍(60人)、外舍(200人)。外舍学生经过一年的学习后,如果成绩优良,可以升为内舍学生;内舍学生经过两年的学习后,如果成绩优良,可升为上舍学生。上舍学生还分为三等,毕业时根据等级被授予不同的官职。太医局不仅重视学生的医学理论学习,还非常注重培养学生临床实践的能力,医学生必须为其他学校的学生或各营将士治病,做出病历记录,根据治疗结果对学生进行奖优罚劣。医疗过失太多者,开除学籍。官方医学教学过程中,教学方法与教学工具较之前代均有改变和创新,比如教科书中加入绘图示意有助于学生的学习理解,针灸教具——针灸铜人的运用,增加了教学的形象化和直观化。

元代的官方医学教育十分注重对医学教师的管理和质量保障。设立了"医学提举司",负责对医学教师和医官的考核。国家各级行政机构都有一套严格的管理制度,对医学教学工作定期检查,工作上敷衍塞责的人员都会受到程度不同的惩罚。

明清时期,封建社会的发展进一步没落。官方医学教育的体制也呈现出日趋保守僵化的特点。近代中国,受西方医学教育的冲击和影响,传统中医教育的模式日渐解体。

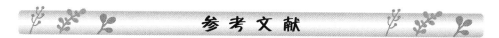

参 考 文 献

［1］张其成.中医文化学［M］.北京:人民卫生出版社,2017:54.48-52.

［2］臧守虎,贾成祥.中医文化学［M］.北京:中国中医药出版社,2017:65-73.

（周　蓉）

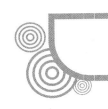

第三章　中医行为文化

中医行为文化是指中医实践活动中创造、体现和反映出来的中医文化。贯穿于中医实践、中医文化发展的整个过程中,内容丰富,涵盖面宽广,影响深远。本章所论述的中医行为文化,主要侧重中医医疗行为文化、中医著述行为文化两个方面。

第一节　医　疗　行　为

中医在对疾病的诊断上讲究"四诊合参",注重整体审察、内外合一、天人相应,治疗方式上运用针、石、灸、药、导引、按跷等方法,针对性地单独或综合使用。医者在临证实践中,对于药物的辨别、采集、炮制等,也是中医医疗行为中非常重要的一环。

一、四诊合参

中医在诊断疾病时以望、闻、问、切的方法四诊合参,来进行辨证施治。通过望而初知,闻而浅知,问而得知,切而多知,客观周密地对疾病做出判断。

(一)望而知之谓之神

在望闻问切四诊中,望诊居于首位。望诊即通过观察病人的气色、神态、形体、分泌物、排泄物等的变化,来了解病情,辨识疾病状态的一种诊断方法。我国医学最初对疾病的观察及病名的确立,都是依靠望诊来实现的。殷墟甲骨文中有对望诊的最早记载,中医经典著作中对于望诊的作用和方法也都不断地做出归纳,历代医家在临床实践中也极为重视望诊之法。

(二)闻而知之谓之圣

闻诊是通过听声音和闻气味来诊断疾病的一种方法。听声音包括听患者的语言、呼吸、咳嗽、喷嚏、呕吐、肠鸣、呻吟、哭泣等声音,来分辨每种声音的清浊、高低、轻重、缓急;闻气味是指闻患者的口气、体气、排泄物的气味,来辨别其腥、臊、臭,从而判断患者的病因、病势等相关情况,还可以据此对预后效果加以判断。五脏在人体的内部,虽然肉眼不能看到,但却可以通过外在的表象与声音表现出来。

（三）问而知之谓之工

问诊是与病人或者其他对病情知情者进行对话,询问病情、了解病史、病人现状以及过往治疗经过,以此对疾病做出诊断的方法。问诊在临床中能够收集到较为广泛的信息,因此历代医家都较为重视问诊。临证中的问诊,要对患者的性格、年龄、生活条件、社会地位、饮食习惯等详加了解,注意询问发病原因和发病经过。明代医家张介宾在总结前人经验的基础上将问诊内容归纳为"十问歌":"一问寒热二问汗,三问头身四问便,五问饮食六胸腹,七聋八渴俱当辨,九因脉色察阴阳,十从气味章神见,见定虽然事不难,也须明哲毋招怨。"医生问诊时要专心认真询问,并要对患者的想法加以尊重。问诊在体现中医个性化、差异化特点的同时,也体现了医生对待患者的态度与医德。

（四）切而知之谓之巧

切脉是医生运用手指切按患者体表动脉,探查脉象,根据脉象的变化辨识病症的一种诊病方法。脉诊并无客观度量标准,凭手指感知,大脑意会,以功能状态为基础,从整体动态和个性化角度掌握人体生命活动规律的特点。脉诊是中医独有的诊断方法,具有完整的理论体系,千百年来在中医临床实践中发挥着重要作用。

将望、闻、问、切四诊有机地结合起来的诊病方法称为"四诊合参",它是中医诊察疾病的重要手段。四诊在运用时各有侧重,各有特点,因此临证时应该互相印证、彼此参照。不同的医家在临床实践中会体现出不同的诊疗特色,但四诊合参是运用最为普遍的诊疗方法,体现出中医学的整体思维观念。

二、本草药用

中药以草药为主,故称"本草"。本草包含植物类草药、动物药和矿物药。历代本草著作对药物分类,体现了不同历史时期医者对中药的认知。本草类书籍为我们保留了药物的采集、药性配伍、药物炮制等珍贵的药物学史料。

（一）本草分类

从药物的毒性来分，有上中下三品之说；从药物的自然属性来分，有植物药、动物药、矿物药之说；从药物的功效来分，情况便更为复杂和细致了。

1. 三品分类 我国第一部药物学著作《神农本草经》收录药物365种，分上、中、下三品。书中认为："上药一百二十种，为君，主养命以应天，无毒，多服久服不伤人，欲轻身益气不老延年者，本上经；中药一百二十种为臣，主养性以应人，无毒有毒，斟酌其宜，欲遏病补虚羸者，本中经；下药一百二十五种为佐使，主治病以应地，多毒，不可久服，欲除寒热邪气破积聚愈疾者，本下经。"

三品的分类原则和标准，主要根据药物的毒性或者偏性，其中也受到一些社会思潮和当时认识水平局限性的影响，对药物的三品认定存在一定的主观性。明代李时珍《本草纲目》明确提出不应当以三品来分类，而要按照事物的自然属性来分类。

2. 自然属性分类 按照药物的自然属性分类在甲骨文中有所记载，当时人们把植物药分为草、木，动物药分为虫、鱼、鸟、兽。梁代陶弘景首先采用自然属性分类法编著了《本草经集注》，将730种药物分为玉石、草木、虫兽、果、菜、米食、有名未用等七类，每一类中再分上、中、下三品。李时珍的《本草纲目》将1 892种药物分为水、火、土、金石、草、谷、菜、果、介、木、服器、虫、鳞、禽、兽、人部（纲），60类（目），其分类方法与近代的植物学、动物学、矿物学分类方法一致，对后世本草学分类影响很大。

3. 功能属性分类 陶弘景《本草经集注》首创了"诸病通用药"分类方法，就是以病证为依据，针对81种病证，分别列出常用药，为临床用药提供了极大的便利，这种按病证分类法一直被后世沿用和补充。唐代陈藏器编著《本草拾遗》，提出"十剂"分类法，依据药性药效来进行药物分类。金代张元素撰写《脏腑标本药式》，根据病证和治法治则的不同情况分列药物。清代黄宫绣的《本草求真》指出了按自然属性归类的弊端，提出应该按照药物气味为主来归类，书中收药520种，分为补剂、收涩、散剂、泻剂、血剂、杂剂、食物7大类，各类再细分。这种分类方法简明扼要，实用性强，是近代中药分类的基础。

（二）产地采集

中药的产地和采集时机对于药性的影响非常重要，因此中药性味便具有了得天独厚的时空特征。

1. 采药要道地 中药药材的生长具有地域特点。那些历史悠久、产地适宜、品种优良、产量丰富、炮制考究、疗效突出、带有地域特点的药材,叫作道地药材。

药物的功效与环境紧密相关。如"橘生淮南则为橘,生于淮北则为枳";产于浙江的浙贝母,长于清肺祛痰,适用于痰热蕴肺之咳嗽,产于四川的川贝母,长于润肺止咳,治疗肺有燥热和虚劳咳嗽。不同的气候、土壤、地理、生态都影响着药性,使得各类药物因不同的生长环境而具有了寒热温凉的属性。

有些药物与环境相辅相成而成其药性。如肉桂生长在温暖湿润,阳光充足的南方火热之地,尤以两广多见,其性辛甘大热,具有补火助阳,散寒止痛,温通经脉,引火归原的功效;黄连因生在低温、湿润、荫蔽的高山地区,而具有大苦大寒之性,可清热燥湿,泻火解毒。还有些药物在与环境的抗争中成就相反的药性。如附子辛甘大热,却生在天寒地冻、积雪皑皑的至阴之地;黄芩苦寒清热,却生在干旱向阳的山坡;人参甘温,大补元气,却长在阴面山谷;雪莲、冬虫夏草甘温补益,却生长在海拔3 800米以上的雪山草甸;藿香化湿,芦根利尿,均长在潮湿之地。

2. 采药要择时 药物必须在适当的时节进行采集。多数全草类或叶类药物在枝叶茂盛、花朵初开时采收,有些就要在特别时候采收,如桑叶就以冬至经霜后的为上品。花类药材一般在花蕾未放或初放时采收,例如像野菊花、金银花等,如要用花粉,则需待花完全开放时采用,比如松花粉、蒲黄之类。果实类药物采收时机更是多种多样,青皮、乌梅要在未成熟时采收,栝楼、槟榔要在完全成熟时采收,枸杞子、女贞子等容易变质的浆果要在清晨或傍晚采收。根茎类要以初春或秋末的二月、八月采收为佳。动物昆虫类药物采集更要抓住它们生长活动的时机,随季节采集。而矿物药则不拘时间,择优选采即可。

(三)炮制剂型

1. 炮制 炮制就是通过必要的处理方法,去除或减低药物毒性,或者加一些辅助材料,增强药性。炮制的作用主要有八个方面:一是纯净药材,去除原始药材上夹带的砂石和其他非药物成分;二是切制饮片,便于调剂制剂;三是干燥药材,防止霉变;四是对一些气味特殊的药物进行麸炒、酒制、醋制,便于服用;五是减低药物毒性,确保安全用药;六是增强药效,如酒制红花提高其活血功效;七是改变药物性能以满足治疗不同病情的需要,如生地黄和熟地黄等;八是引药入经,如醋制入肝经,盐制入肾经。

2. 剂型 夏朝已经开始用药酒治病,也有一些散剂和外敷用药。商朝出现汤剂,标志着以汤液治病为主体的中医临床医学发展到了一个新的阶段。《黄帝内经》收载的方剂包括丸、散、膏、丹、酒剂等;《伤寒杂病论》有栓剂、软膏、浸膏、糖浆等十多种中药剂型;《千金方》中有铅硬膏、煮散剂;《太平惠民和剂局方》中有蜜丸、水丸、糊丸、蒸馏水制酒等。到了明代《本草纲目》,剂型的发展已有 40 多种,是现代药物剂型的主要来源。

第二节　著　述　行　为

历代医家将自己的医学经验、理论通过著书立说的方式流传后世,是中医文化得以继承并保存的重要手段,也是中医文化不断发展和创新的基础和前提。

一、保存医学成果

中医文化是从中国传统文化的母体中孕育出来的。先秦时期还未有专门的医学著述,与中医学有关的内容只是在甲骨文与《周易》《诗经》等典籍中有部分记载。秦汉时期已有专门的医学著述出现,《脉书》《引书》《五十二病方》等便是代表。

成书于西汉时期的《黄帝内经》《神农本草经》,成书于东汉时期的《伤寒杂病论》,分别是中医理论、中药学、中医临床的经典著作。三部医著共同奠定了中医文化的基本体系,指导后世医家从事医疗活动,阐发中医理论,不断丰富和完善了中医文化。尤其是唐宋时期的一些著名文学家、政治家、科学家习医、论医、行医之风盛行。如刘禹锡有名篇《鉴药》,著有《传信方》;题为苏轼、沈括合著的《苏沈良方》,以及许叔微《普济本事方》等,反映了社会对于医学的重视以及中医文化普及传播的情况。

此外,中医学的总结和推广、医学教育的开展、医疗水平的提升等与医书的保存整理密不可分。例如隋炀帝组织医官撰写《诸病源候论》《四海类聚方》;唐代官修的世界上第一部政府制定的药典《新修本草》;宋太宗命医官校勘的最早官修方书《太平圣惠方》,宋徽宗敕编的大型方书《圣济总录》和《太平惠民和剂局方》,校订《开宝本草》《嘉祐本草》《本草图经》等;明代官修的我国古代最大的一部方书《普济方》;清代政府编纂的我国最大的一部医学类书《古今图书集成·医部全录》,大型综合性医学丛书《医宗金鉴》等。

二、阐述医学理论 ·········

　　中医学是中国古代科学技术的重要组成部分,是中国传统文化的珍品。《黄帝内经》《难经》《伤寒杂病论》《神农本草经》的出现,共同标志着中医学理论体系的初步形成。

　　《黄帝内经》包括《素问》和《灵枢》两部分,各9卷共162篇,是由多人、多时、多次搜集、整理、综合而成的一部经典著作。它的问世,标志着中医学由单纯积累经验的阶段,发展到系统的理论阶段,为中医学的发展提供了理论指导和依据。《难经》,又名《黄帝八十一难经》,共3卷,大约成书于西汉时期,是继《黄帝内经》之后的又一部中医经典之作。《伤寒杂病论》为东汉末年张仲景所著,后经整理成为《伤寒论》《金匮要略》两书。全书概括了中医学的望、闻、问、切四诊,阴、阳、表、里、虚、实、寒、热八纲,以及汗、吐、下、和、温、清、补、消八法,理法方药齐备,正式确立了辨证论治的理论体系,为中医临床医学的发展奠定了坚实的基础。《神农本草经》是我国现存最早的药物学专著,共3卷,收载药物365种。书中根据药物功效分为上、中、下三品,是中国药物学最早的药物分类方法。

　　（一）魏晋隋唐时期

　　这一时期对于医学理论的阐述主要体现在两个方面:一是继承整理《黄帝内经》《伤寒杂病论》等经典著作,并阐发其理论,如杨上善、王冰对《黄帝内经》的注释和发挥,王叔和、孙思邈对《伤寒杂病论》的整理和研究;二是重视总结临床经验,揭示疾病的现象与本质的关系,并使之上升为理论。如晋代王叔和的《脉经》奠定了脉学理论与方法的系统化、规范化的基础,是我国现存最早的脉学专著。隋代巢元方的《诸病源候论》是一部病因学、病理学和证候学专著,它反映了我国11世纪中医学理论与临床医学的发展水平,对后世医学的发展有着深远的影响。晋代皇甫谧的《针灸甲乙经》系统地论述了脏腑、经络、腧穴、病机、诊断、治疗、禁忌等内容,建立了较完整的针灸理论体系。唐代孙思邈的《备急千金要方》和《千金翼方》,详尽地记载了唐以前医学著作的理论、方剂、诊法、治法、食养等作为一个医生所必备的各种医学理论和实践知识,代表了盛唐医学的先进水平,是我国第一部医学实用百科全书。

　　（二）宋金元时期

　　这一时期的许多医家在继承前人成就的基础上,根据各自的实践经验,提出了自己的独创见解,形成了各具特色的学术流派,开创了中医学发展的新局面,创造性地发展了中医学理论。其中,最具代表性的有"寒凉派"刘完素、"攻下派"张从正、"补土派"李杲、"滋阴派"朱震亨,后世尊之为金元四大家。

金元四大家继承传统又不拘泥于传统,勇于创新,提出独立的学术见解,开创了中医学术发展的新局面,丰富和发展了中医学理论和临证实践。他们的创新精神对中医学术的发展产生了重大影响。

(三)明清时期

明清时期的中医学理论和临证医学进一步发展,出现了许多具有重大意义的医学创新与发明,整理了已有的医学成就和临证经验,编撰了门类繁多的医学全书、医学类书、医学丛书,以及古典医籍注释等医学著作。

温病学派的出现,标志着中医学理论体系的发展取得突破性成就。吴又可著成《温疫论》,叶天士著有《温热病篇》,吴鞠通著有《温病条辨》,薛生白著有《湿热病篇》,王孟英著有《温热经纬》。以薛己、张介宾、赵献可为代表的温补学派,李中梓提出"肾为先天之本,脾为后天之本",王清任的《医林改错》等,都对当时中医学的发展、创新做出了新的贡献。李时珍的《本草纲目》,全面总结了 16 世纪以前我国药物学研究的成果,极大地发展和丰富了中医药学理论。

三、规范临证实践

在长期医疗活动的基础上,中医逐渐形成有自己特色的医疗行为规范,对医术水平、诊疗步骤、医德医风等都提出了明确的要求。

皇甫谧对医学的重要作用进行了论述,徐春甫把精通医道、医术精良作为行医的首要条件。《黄帝内经》中的论述既体现出中医诊治的整体观念,也反映了中医文化的人文关怀。孙思邈的《大医精诚》《大医习业》两篇文章,对医者的专业学习、医术水平、诊疗规范、医德医风等,均进行了全面的论述和提出了全面的要求。如在专业学习上"必须博极医源,精勤不倦";在行医动机上"不得恃己所长,专心经略财物";在对待病人的态度上"不得问其贵贱贫富、长幼妍媸、怨亲善友、华夷愚智,普同一等,皆如至亲之想";在诊治中"必当安神定志,无欲无求";在医术水平上"详察形候,纤毫勿失,处判针药,无得参差"等。

明清时期,随着医学分科的细化,出现了许多关于规范中医的论著,如明代龚廷贤的《万病回春·医家十要》、陈实功的《外科正宗·医家五戒十要》、缪希雍的《本草经疏·祝医五则》、清代喻昌的《医门法律》等，从不同角度、层面进一步细化，丰富和完善了中医规范。在处理同行之间的关系方面，主张要尊师重道，谦和谨慎，不骄不妒，相互学习，取长补短，共同提高。

　　中医文化中的有关医疗规范的内容丰富全面，既有对以往医疗活动经验的总结，也有对行医规范的进一步要求，这不仅符合中医学的特点，也体现出中医文化的特色，对于促进中医文化的发展具有积极的意义。

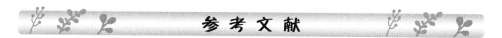

参 考 文 献

［1］张其成.中医文化学［M］.北京：人民卫生出版社，2017：48-52.

［2］臧守虎，贾成祥.中医文化学［M］.北京：中国中医药出版社，2017：65-73.

［3］李德新.中医基础理论讲稿［M］.北京：人民卫生出版社，2008：8-10.

（周　蓉）

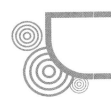

第四章 中医器物文化

中医学在诊断与治疗、教授与学习、制药与行医的历史发展过程中,创造并留存了诸多丰富多彩、特色鲜明的器物文化,包括诊疗器具、教习器具、医药标识、业医场所等。这些器物和场所是几千年中医文化的结晶,承载着中医文化的核心精神,见证了中医文化发展的历史,体现着中医文化的独特魅力。

第一节 诊疗器具

在长期的医事活动中,中医创造了很多独具特色的医疗器具,这些器具有些至今仍在发挥着作用,有些已经成为文物或艺术品,然而从其历史角度来讲,均有着无法替代的历史意义和文化意义。主要表现在以下四个方面:其一是行之有效的实用性,如针具、灸具等。其二是简便可取的简约性,如磁石、砭石等。其三是普及入俗的大众性,如刮痧用具、拔罐用具等。其四是精巧美观的技艺性,如针灸铜人等;有些又体现了极高的艺术性,如唐代青瓷脉枕。总之,中医医事器具丰富多彩,在注重实用简便的同时,有些体现了很高的工艺性,同时均有很强的中医文化特色。

一、针砭用具

(一)针具

针刺疗法是中医特有的一种外治疗法,历史悠久,疗效显著,颇受世人青睐。其所用的针具,从材质上经历了砭石、石针、骨针、竹针、青铜针、铁针、金银针、不锈钢针的历史发展过程。在炼铁术发明之前,古人主要依靠石制工具进行医疗保健活动,砭石是现存最早的外治工具,用之敲打、按摩身体,可以起到安神、疏通经络、调理气血的治疗作用。后出现了石针,作为古人用来切割皮肤、排脓放血、消除病痛的器具。骨针则是用动物体内呈针状或其他形状的小骨打磨制作而成的针具。再后来出现了有意而为之的竹针、木制针。现存最早的青铜针为1960年陕西扶风齐家村出土的西周时期的青铜针,针体呈三棱形,末端尖锐,可以用来刺病、放血,表明此时针刺工具和针刺疗法都有了很大的进步,放血疗法已经广泛运用。此后随着生产技术的进步,出现了铁针、金银针、不锈钢针。目前临床上所用针具以型号不同的毫针为主,材质为不锈钢,制造较古代更为精巧细致。

(二)脉枕

脉枕是医师诊脉时垫在患者手腕下的用具。切脉是中医诊病的方法之一,早期切脉方法是通过切按人迎、寸口、趺阳三部脉象,综合参考判断疾病,后逐渐简化为只切按寸口脉。寸口脉在手腕横纹向上约一寸长的部位,为使手腕充分暴露,方便医师切按,古人发明了脉枕。为方便大夫出诊时携带,脉枕一般体积小、重量轻。就材质来看,古代脉枕有瓷质、陶质、木质、青铜质、棉质、玉质,种类颇多。就造型来看,多简约实用,但后期也有一些观赏型和寓意型的脉枕。现存最早的脉枕为唐代的瓷脉枕,出土的有青瓷、白瓷、三彩等陶瓷脉枕。如现收藏于绍兴博物馆的唐代青瓷脉枕,枕体呈弧角长方形,枕面两侧稍高,中间微凹,枕面略大于枕底,枕内中空,平底,底的中央镂一个小气孔。后期有些脉枕设计独具匠心,还有可穿绳索的小孔,以方便医师出诊时携带。

二、施灸用具

(一)施灸材料

在施灸材料上,最初凡是能够燃烧产热的物质,如就地取材的树枝、干草等都可能使用,并没有指向明确地选择用艾。但是这些随手采集的材料因燃烧速度快、温度高,难以把控,极易造成人体的烧伤、烫伤。在长期的探索、观察、实践过程中,艾草以其性温易燃、火力缓和、均匀持久、芳香透达的优点,而且在我国广泛分布、便于采集,又质地柔软、易于加工,逐渐取代了其他介质,成为主要的灸料。过去难以控制的火候、温度等问题得到解决,实现了从失控施灸到可控施灸的转变。灸法用艾以陈久者佳,《太平惠民和剂局方》卷八载制艾绒法:"陈久黄艾,不以多少,择取叶入臼内,用木杵轻捣令熟,以细筛隔去青渣,再捣再筛,如此三次,别以马尾罗子隔之,更再捣再罗,候柔细黄熟为度。"在施灸方法上,艾灸一般可分为艾炷灸和艾卷灸两种方法。

古代灸法除了使用的灸材,很少借助于专门的灸具。近现代以来随着灸法的不断发展,灸具也逐渐增多。如清代雷丰《灸法秘传》中记载的灸盏,底薄而多孔,将艾绒纳入器中点燃,热烟从底孔中透出熏肤,从而火力更足。由此又发展出各种可调节火力的温灸器,并将手执式逐渐改进为立式或可固定于体表,使灸法的使用更加便捷。

(二)医用点火器

作为医用的点火之器,在取火不怎么方便的古代,古人亦有特别的关注,一般为石燧、木燧和金燧。石燧,即俗称的火石,能敲击迸出火星;木燧,以榆、柳、枣、杏、桑、槐等木质钻而取之,又称钻燧;金燧,据凹面镜反射光在焦点处产生高温的原理,以制铜镜法为之,向日聚太阳之光以起火,又称阳燧。在古代医书文献中,通常认为使用阳燧来获取太阳日精纯阳洁净之火为灸之上选,其以天之阳气养人身阳气的理念,体现了古中医"物类相感""取象比类"的思维特点。

三、痧罐用具

(一)刮痧疗法及用具

在正式体系形成之前,作为一种单独散在的技术效验,长期以来流传于民间,薪火相承,沿用不废。早在《五十二病方》就有记载,通过用汤匙蘸水刮擦患儿身体,使"有血如蝇羽"(出痧),治疗婴儿抽搐、痉挛的疾病。到宋元之际,民间已比较广泛地流行使用汤匙、铜钱等蘸油刮背以治疗腹痛等症。明清时期,刮痧疗法大为盛行,出现了第一部痧症研究的专著《痧胀玉衡》。通过后世医家的不断综合、提高,又广为实践、总结、发展,刮痧疗法从原来粗浅、直观、单一的经验技术,上升到了有系统中医理论指导、有完整手法和工具、适应病种广泛的自然疗法之一。刮痧用具也不再是对汤匙、铜钱等各种生活用品的简单借用,而是有了水牛角、玉石等不同材质的专用刮痧板、刮痧油、刮痧润肤乳等专用的刮痧介质。

(二)拔罐疗法及用具

最初的方式,是利用牛、羊等动物之角,形成"负压"以治疗疾病,故古称"角法"。人类利用负压的历史可以追溯到婴儿的"吸吮"本能。在古籍中有关臣子为君主、子女为父母"吮脓"的记载比比皆是,即便是今日,遇到虫蛇蛰咬时,很多人第一反应仍是采用此法救急,可以说"嘴"是原始的天然拔罐用具。在医疗实践中利用器物产生负压,现存最早的文字记载见于湖南长沙马王堆汉墓出土的古医书《五十二病方》:"牡痔居窍旁,大者如枣,小者如枣核方:以小角角之,如熟二斗米顷,而张角,系以小绳,剖以刀……"可见此角法是在治疗痔疾时,吸出痔核,再用手术切除的一种技术手段。隋唐时期,文献上开始出现使用经过削制加工的竹筒来代替兽角产生负压,吸拔方式主要为:用加了药的水把竹筒煮热,竹筒口对准痈脓,拔出脓血、毒液。其后有了使用各种药物煮罐以增强疗效的药罐法,实际上仍属于水罐法的应用延伸。至清代则火罐法广为流行,如赵学敏在《本草纲目拾遗》中所述:"火罐,江右及闽中皆有之……凡患一切风寒,皆用此罐。"随着陶瓷、玻璃、树脂等罐具材料相继登场,吸拔方式也不断提高改良,拔罐疗法从理论到实践都逐渐地丰富完善,是祖国医学非药物疗法的一个重要组成部分。

四、炮制用具

炮制,又称炮炙、修事、修治、修制、修合、合药、合和、合治等,是对药材进行加工处理的一项传统制药技术。药材须经炮制后入用,是中医临床用药的经验总结和特色体现。

药物源于食物,药材的加工直接取法于食材的加工,炮制用具也与炊具密不可分。古代先民用火炮生为熟,化腥臊令无腹疾,极大程度上避免了生食的毒副作用。药物古代又称"毒药",炮制以"减毒增效"为主要目的,古时多使用"炮炙"二字。"炮"和"炙"都是烹饪术语,本为我国先民对肉类食物的制作方法,从构字上看,"炮"即将肉包裹而烧之,"炙"即肉在火上烤也。"炮炙"从最初的火制法,逐渐扩大为对药物加工方法的泛指,成书于南北朝时期我国第一部药物加工专著就称《雷公炮炙论》,对散在于本草、方书中的炮制内容进行了较为系统的整理和论述,可说是炮制早期的行业标准。后世在用字上出现了以"制"代"炙"的变化,北宋朝廷颁行的我国第一部成药制剂规范《太平惠民和剂局方》即称"凡有修合,依法炮制",可说是中药炮制的国家标准。

传统的炮制用具,常见而有代表性的主要是:药碾、杵臼、研钵、药罐和药秤。伴随科技的进步,炮制用具也朝着机械化、自动化的方向发展。适宜于工业化大生产的需求。

第二节 教习器具

中医教习器具包括教科书与实习用具。古代丰富的中医学典籍不仅是中医学传承与发展的载体,也是教习的依据。在学习的过程中,医师们发明了很多帮助记忆与学习的工具,如针灸铜人就是一个典型的代表。

一、中医古籍

中医古籍浩如烟海,是记录、传承中医药文化的主要载体,内容丰富,种类繁多,形式体裁多样。从内容来划分,有《黄帝内经》《难经》等医经类;有《名医类案》《续名医类案》等医案类;有《医说》《冷庐医话》等医话类;有《医学读书记》《医学源流论》等医论类;有《神农本草经》《新修本草》《本草纲目》等本草类;有《伤寒杂病论》《备急千金要方》和《千金翼方》《太平圣惠方》《圣济总录》等方书类。从载体形式来划分,包括甲骨、缣帛、简牍、金石、纸质五种。

大部分中医古籍为纸质文献,有抄写形式的卷子医书,主要见于甘肃敦煌、新疆、内蒙古等地出土的卷子本,保存了不少有价值的古医书。雕版印刷术盛行以后,中医文献即以雕版印刷的纸质刻本为主,经过历代整理刊印,纸质刻本古籍蔚为大观,成为中医学教习的主要工具,也是中医学传承的主要载体。

二、针灸铜人

针灸铜人是我国医学史上最珍贵的遗产,它是用青铜浇铸而成的人体经络腧穴模型,是古代医家发明的针灸教习用具,始刻于北宋天圣年间。当时,传世的针灸书籍错误百出,容易误导后学之辈。为此,宋仁宗赵祯诏令翰林医官院医官、尚药奉御王惟一铸造针灸铜人,确立腧穴经络准则。王惟一经过仔细研究考证,撰成《铜人腧穴针灸图经》3卷,并铸造出两尊针灸铜人模型,即"宋天圣铜人"。铜人完全按照真人实际比例铸就,其身高、外形与成年男子一般无二。身体外壳可以拆卸,打开胸腹腔,可以看见五脏六腑,其位置、形态、大小都与真人脏器形态一致。在铜人体表还刻着人体十四条经络循行路线及穴位,并详细标注其名称。这使得针灸教习更加标准化、形象化。针法考试时,将铜人体表涂上层蜡以遮盖穴位,然后给铜人体内注入水银或水。考生据题用针直接在铜人身上作答,当针刺部位错误,则无法存针;若取穴正确,针便会扎入正确穴位的小孔中,拔针后,水银或水自然会从针孔中射出。这样的实践操作考试,更为直观,而且标准统一,对指导学生学习经络腧穴非常实用,极大地促进了针灸学的教习,推动了针灸学的繁荣与发展。这两尊针灸铜人开启中医学以实体模型为教具的先河,它巧妙的构思与设计、精细的铸造工艺充分展现了宋代的科技水平和古人超凡的智慧。

第三节　标识器物

中医作为一个行业,自然有其标志性的器物,这些器物背后都有其形成的文化因素,逐渐成为中医的代表和象征符号,如走街串巷的游医使用的串铃、书袋,药店的招幌、葫芦,诊所药店匾额或字画里常用的杏林、橘井等等,都是中医中药的代表形象。人们会用杏林春暖、橘井泉香、悬壶济世、青囊传书等词汇来赞扬医生,使这些器物演变为中医的标识和理想人格的代表,成为高尚医德、高超医术的象征。

一、串铃

古代医者行医有两种形式,一为坐堂医,一为铃医。铃医因其总是身背药箱,手摇串铃,走街串巷,为百姓治病,所以又称为"串医""走乡医""走乡郎中""走方医",实则就是古代游走江湖的民间医生。串铃是铃医的标志,其作用主要是以串铃之声招徕患家医治,方便而快捷。串铃是游医的象征,也叫"虎撑",相传是孙思邈给一个老虎拔除卡在喉咙里的骨头时,放在老虎嘴里以防止被老虎咬伤用的。后来游方郎中一方面用串铃招徕患者,一方面昭示自己医德医术师从孙思邈,可以为老百姓解除病痛。串铃作为行医人的标志,其使用也是有规则的。刚出道不久的医生只能在胸前摇铃;与肩平齐摇动则说明行医经验丰富,医术不错;高过头顶摇铃说明有独到绝活,医术高明。当然还有一条规矩,就是行至药铺前不能摇铃,因为药铺一般都悬挂孙思邈画像,在祖师爷门前摇铃为不敬。两千多年来,铃医以其方便实惠的行医风格而兴盛不衰,串铃也因此而成为古代治病救人的标志之一。

二、招幌

招幌，即"招牌"与"幌子"，是行业身份的标识。各行有各行的招幌，古代中医药也有代表自己行业身份的标识。中医招幌的形式历代不同，各店堂、药铺及走方医的招幌也各有不同。①有音响招幌，如古代走方医摇动串铃或用吆喝声，来告知病家自己的到来。②有实物招幌，如清代和民国时期，药店堂铺等多以悬挂膏药模型和丸药模型作为招幌，幌子上经常会看到双鱼、葫芦、串铃等装饰。串铃和葫芦是中医中药的符号，古时候人们看到有悬挂葫芦的店铺就知道这是卖药的地方。双鱼则暗指太极中的阴阳鱼，喻指中医追求"阴平阳秘""阴阳协调"。同时，"鱼"和"愈"谐音，中国人有以谐音取义的习俗，所以用鱼的图形喻示着疾病康复痊愈；鱼儿的双眼常睁不闭，比喻药铺不分昼夜为患者服务。③有字画招幌，起始于宋代，字牌幌经常是悬于门首檐下，写有"调元气""养太和""参茸饮片""虎鹿药酒"等介绍名贵药材的招牌；或以堂号作招牌，如"同仁堂""胡庆余堂"；还有以姓氏作店铺或产品的标识，如"陈李记"药店，"马应龙"药企等。

中医药的招幌形式多样，其作用主要就是广告与宣传，在古代是中医文化传播的重要方式，有些招幌已成为经久不衰的标识，承载着悠久的、厚重的中医历史文化底蕴。

三、葫芦

葫芦在中国古代文化中常被用以喻指原始未分的混沌状态。道家以回归原始的混沌状态为其尊生、养生的理想境界，其著作中也以葫芦喻指原始未分的混沌状态，他们以佩带葫芦为其身份的标志。古代的药店门口常常挂着葫芦，也有医家用葫芦装药，背在身上，浪迹天涯，救济百姓，所以古人用"悬壶济世"称赞行医救人。葫芦之所以承载了如此厚重的中医文化，也与其自身的特点有关。葫芦轻巧、廉价、经摔、便于携带，而且密封性好，用以盛药可以保持药物的干燥，比起铁盒、陶罐、木箱等更加方便，有其独到的实用价值。

四、青囊

青囊,即青色的布囊,也是中医的代名词之一,讲的是华佗的故事。据范晔《后汉书·方术列传》记载,华佗是东汉末年的杰出医家,精于方术,对于针药所不能及的内部疾病,用酒调麻沸散先给患者麻醉,然后剖腹将积聚(现称肿瘤)割除。华佗的神奇医术被曹操知道了,曹操就召华佗为侍医。华佗不肯到朝廷做权贵的医官被曹操杀害了。华佗在遇害之前,把自己用毕生心血著就的医书装于青囊之中要留给狱卒,希望这些医术能够流传下去。但是狱卒怕受牵连,不敢接受,无奈华佗烧毁了他的著作。后人怀念华佗,就以"青囊"代称医书,也借指医术。

第四节 医药场所

中医场所不仅是业医的外在环境,更是其内在精神的外在文化表现。一些传承至今的非物质文化遗产,更是中华民族历史、文化的产物,承载着千年的传统文化精神。在古代,大多的药堂就是诊堂,也是医徒的实习场所,集诊疗、制售药与教习三种功能为一体,这是古代医药场所的独有特点。中医药场所是固态的,但其内含的文化底蕴与展示在外的形象却是中医文化的体现。

一、老字号药堂

我国一些老字号的药店,多以"堂"相称,诸如"济生堂""同仁堂""九芝堂"等,有些药店到后来发展成制药厂,仍然保留着这些以"堂"命名的老字号。

中医史上最早的官办药堂是在宋神宗时期设立的"太医局熟药所",主要负责药材的收购、检验、管理到监督中成药的制作及出售。明代以后,随着商品经济的发展,出现了民间药铺,制售"熟药",最早是明代嘉靖年间创建的山西广盛号药堂,其主要产品之一就是家喻户晓的龟龄集。明清之际,还出现了著名的四大药局,北京"同仁堂"、汉中"时济堂"、杭州"胡庆余堂"和广州"杏和堂"。此外,民间还流传有"北有同仁堂,南有雷允上"的说法,后者指的是上海的"雷允上"药堂。

1. 北京同仁堂　北京同仁堂是清太医院吏目乐显扬于清康熙八年（1669年）创建，初为前店后作坊的小药店，几年之后，乐凤鸣在祖传配方的基础上总结制药经验，著成《乐氏世代祖传丸散膏丹下料配方》，书中明确提出"炮制虽繁必不敢省人工，品味虽贵必不敢减物力"，成为此后历代同仁堂人的制药原则与古训。几十年后药堂初具规模，并于雍正元年（1723年）开始供奉御药，最初供奉生药材，后还派人进宫帮助御药房制药，前后共历经八代皇帝，共188年。也正因此，同仁堂能将自身独特的制药工艺与太医院、御药房的制药标准相结合，形成特点鲜明的同仁堂文化，加之其产品质量好、工艺精、疗效高，使得同仁堂300多年来长盛不衰，现在成为中药堂老字号的代表。

2. 杭州胡庆余堂　胡庆余堂由"红顶商人"胡雪岩创立于清代同治末年（1874年）。当时，胡雪岩集巨匠耗资30万两白银，在杭州吴山北麓建成具有江南庭院风格的胡庆余堂，其名取自《周易》"积善之家必有余庆，积不善之家必有余殃"，表明了胡雪岩救世济人、行善积德之志。胡庆余堂是国内保存最完好的国药字号，也是国内保存最完整的清代徽派商业古建筑群。目前胡庆余堂中药博物馆还是我国唯一的国家级中药专业博物馆，其价值在于延续了当时作坊式的传统制药工场、生产工序、炮制方法等宝贵遗产，完好无损地保留了药号里面的柜台、器物，有被称为"中药第一国宝"的金铲银锅，还有抽屉、匾额、康有为的对联等。胡雪岩提出"戒欺"的经营理念，提倡"采办务真，修制务精"的宗旨，体现了独一无二的胡庆余堂中药文化。

3. 广东杏和堂　广东陈李济杏和堂的建立有一个美丽的故事。据说在明朝万历二十七年年末，商人陈体全携货银乘船回广州，上岸时将货银遗落船舱，被同船旅客开中草药店的李升佐拾获，忠厚的李升佐一直在码头等候到失主并将银圆归还。陈体全感动之余欲以银圆报答，李升佐坚辞不受，陈体全便提出将遗金半数投资于李升佐经营的中草药店。李升佐推辞再三后终于答应，并将其店号易名为陈李济，取合伙经营、同心济世之意，并以"扶危助困"为药铺的要则。陈李济多做古方正药，清初已具不菲声誉，其蜡丸更是闻名遐迩，成为"广药"的代表。同治皇帝服陈李济出品的"追风苏合丸"治愈感冒后，钦赐封号"杏和堂"，并钦准该厂用作原料的"旧陈皮"为贡品，多年向朝廷进贡。因此，同治年代，陈李济又称为"陈李济杏和堂药厂"，与北京同仁堂、杭州胡庆余堂共同形成中成药三大基地。19世纪20年代，陈李济产品被出国谋生的华人引销到新加坡、马来西亚、越南、泰国、缅甸、印尼等地。1954年进入公私合营时期，以陈李济为主，多家药厂合并组成"广州陈李济联合制药厂"。

"文化大革命"期间,被改为广州中药二厂。1980 年 9 月经批准恢复"广州陈李济药厂"厂名和"杏和堂"商标,并成为国家重点中药厂。陈李济至今保存着已逾百年的木质楹联,上书"火兼文武调元手,药辨君臣济世心",体现了杏和堂的百年文化精神。

4. 上海雷允上药堂　上海雷允上药堂始建于康熙元年(1734 年),由吴门名医雷大升创立,其后人于 1860 年在上海又开设了"雷诵芬堂申号",该号研制的中成药质量高、疗效显著,尤其是六神丸家喻户晓,上海雷允上品牌也声名远播。2007 年,雷允上获得"中华老字号"荣誉称号。其"允执其信,上品为宗"的经营理念与价值观,是其百年不衰的保障。

二、医疗机构

古代的医疗机构有三类:一为面向百姓的官办医疗机构;二是民间慈善机构;三是太医院。

(一)官办医疗机构

1. 公益性医疗机构　我国早在周代就已有面向大众的医疗机构,根据《周礼·天官冢宰》可知,医生分为食医、疾医、疡医和兽医,进行分科治疗,并建立年终考核制度,确定诊断治疗常规。据《汉书》记载,每遇疫情,汉代官方也会在各地设置专门的医疗场所,提供医药救济。北魏还设有"别坊",专门给贫困百姓提供医疗服务。隋代有"病人坊"。唐代长安洛阳一带有"病坊",多设在庙宇,由僧尼主持。北宋朝廷设有"和剂局",负责药方的收集、整理与颁布;京师到各州县设有"熟药所",负责药材的收购、加工与销售,也兼有门诊部的作用。至南宋,"熟药所"改称"太平惠民局",提供有偿的医疗服务,同时也救助贫病者。元代承袭宋代,将"太平惠民局"改为"惠民药局",由政府拨款维持,免费为贫苦百姓提供医疗服务,体现了其公益性。明代的"惠民药局"以其盈利来惠民;至清代,全面废除"惠民药局"。

2. 收容医疗性机构　唐代以前,统治者多以施舍发放的形式救助流浪乞讨人员。至唐玄宗开元二十二年始,令京城病坊收养孤儿;至肃宗至德二年,各大主要城市均设有普救病坊。北宋沿袭唐代,设有福田院、居养院等,除赈济年老无家之人,还收养身有重疾的患者,并施以医药救助。此外,北宋还设有安济坊,为当时专门控制流行病而设,后成为常设机构。元代设众济院,明代设养济院。《大明律》规定:"凡鳏寡孤独及笃疾之人,贫穷无亲依靠,不能自存,所在官司应收养而不收养者,杖六十;若应给衣粮而官吏克减者,以监守自盗论。"法令相当严明。至明英宗年间,全国每县设养济院一所,院内日餐,有病者还要拨派医生进行医治,死者则给予棺木安葬。到清代,设栖流所。总之,古办的收容救助机构,也是流浪贫病者的医疗救助机构。

(二)民间慈善性医疗机构

古代这种机构多为寺庙、道观所办。南北朝佛教、道教兴盛,寺庙经济、道观经济都成为相对独立的经济实体,开始举办慈善活动,包括医疗慈善。至近代,因战事不断,百姓流离失所,疫病频发,出现了许多民间团体举办的慈善性医疗机构,代表性的如广州方便医院。该院始于广州城西方便所,出于清末瘟疫流行时民间的自救行为,其工作主要是收殓尸体,留治疫患,施医赠药。后发展成为华南地区最大的日常性中医慈善医疗组织。还有上海的广益中医院、华隆中医院、谦益伤科医院等,诊疗与慈善并重,免费收治贫困患者、救护伤残、施医送药。抗战时期,宋庆龄创建的孤儿院也有医疗行为与医事能力。

(三)太医院

太医院为皇家宫廷御用医疗机构,主要是为皇室成员提供医疗服务,有时也会担任外派行医任务。历代都有宫廷医疗机构并设置相应的医官,周代有医师及专门负责君王的食医,两汉设有太医令、太医丞,南北朝始设太医署作为独立的医疗机构,隋唐承袭,宋有翰林医官院,辽有太医局,金改称太医院。元代沿袭金代,其太医院不仅是国家最高医药管理机构,又是最具权威的医药专业机构。元代太医院在制度方面进行了重大变革,设立了太医大使,负责掌管所有太医,其建制对后代宫廷医药机构乃至全国医政管理制度都产生了深远的影响。明代太医院初在南京,为五品衙门,隶属礼部。1412年迁都北京后,又在北京设立太医院,形成南京隶属北京的南北两所太医院并存的局面,直至明朝灭亡。医官按其专业分为十三科。除为皇室成员提供医疗服务外,也为王府、大臣和外国首领使节诊治,还包括贯彻皇帝的医药诏令、地方官府医官的差派、医生的培养教育等。清代太医院医官按术业专攻分为九科,宫廷内诊疗活动皆由太医院派遣御医负责。此外,宫廷内还设有御药房,它有时隶属太医院,有时为礼部或内务部制约,但供职的御医皆从太医院中选拔。此外,太医院还有两项重要工作:一是负责对军医、狱医的选派与考核工作;二是开设教习厅、医学馆,负责医学教育工作。太医院衙署内还设有生药库,收贮道地药材。1905年,清政府推行新政,设卫生科,后升为卫生司,成为与太医院并立的医政机构。太医院自金至清,共延续了七百余年,因其所在地为北京,又被称为"北京太医院",在宫廷乃至全国的医事活动中发挥了举足轻重的作用。

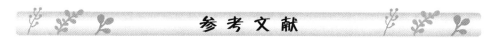

参 考 文 献

[1] 臧守虎,贾成祥.中医文化学[M].北京:中国中医药出版社,2017:77-87.

[2] 张其成.中医文化学[M].北京:人民卫生出版社,2017:63-79.

（许 馨）

第五章　中医文化的传播与国际化展望

　　文化,只有在不断传播中才能焕发新的生命力。传播,是指人类传递或交流信息、观点、感情或与此有关的交往活动。传播是文化的本质特征,两者相互渗透,相互促进。

　　从文化社会学视角理解中医药文化传播,我们可以发现,中医药文化传播是一种社会活动,人们在自己的社会活动中完成了对中医药文化的分配和享受;在传播过程中,文化共享、传播关系、传播媒介、传播方式四种方式缺一不可。

　　中医药文化传播是人们在社会交往活动过程中产生在社区、群体及人与人之间共存关系之内的一种有关中医药文化的互动现象。实质上,中医药文化传播是人与人之间有关中医药知识、信息、生活方式、思维方式、行为规范、价值理念等中医药文化内容的一种互动的社会活动。

　　中医药文化是传统文化的重要组成部分,是中医药学的灵魂,是中医药事业的重要推动力,而中医药文化的传播对复兴传统文化,实现中医药学价值,促进中医药事业的发展,满足社会民众的健康需求,提升国家软实力具有重要的意义。

第一节　中医文化传播的历史概况

一、传播历史与价值取向

　　历史上,中医药文化传播最活跃的时期当属汉文化兴盛期。可从汉朝对西域的传播、唐朝对日本的传播找到佐证。时疫流行时期往往是中医医家大显身手之时,在战乱、自然灾害、疫病期,中医因其稳定而卓著的疗效,为社会

50

所认可和接受。

"大医精诚"是中医药文化传播的价值追求。在中医药文化传播的过程中,中医药技术的渗透性、中医药信息价值的中立性、中医药文化传播的独立性往往很微弱或者不受重视,而医道的教化性被提到了很高的位置。

"润物细无声"是中医药文化传播的智慧凝结。医乃仁术,中医药文化在传播中,不仅重视"有言之教",更重视"无言之教",讲究"桃李不言,下自成蹊"。

二、传播语言与传播体制

中医药文化传播的深度与广度,往往与中国语言的形象性和审美性息息相关。中国语言以形象为主导,是客观自然现象的模仿。最典型的就是汉字的雏形都是形象——符号充分发挥。不像西方追求语法理论建构。中国语言自成一派的思维方式造就了中华文化传播时的独树一帜,所以在今后中医药文化跨文化传播中,要做到融合而不迎合。

官方是推动中医药文化传播的主力。古代中国是大一统的社会,文化的传播主要是自上而下,中医药发展一直是由官方推动的。传说中的神农、黄帝具有强烈的官方色彩,各朝修医书、修本草、颁布局方,有些医家本身就是官员,如长沙太守张仲景、太医令王叔和等。当然在人口迁移、商旅活动、游医走动中对中医药文化的传播也具有重要的作用。

第二节　中医文化传播的现实状况

一、现代文化语境对中医药文化传播造成一定的影响

语境,即言语环境,它包括语言因素,也包括非语言因素。人类学家 B. Malinowski 在 1923 年提出了两类语境,一是"情景语境",一是"文化语境"。后者可以分为两个方面,一是文化习俗,指人民群众在社会生活中世代传承、相沿成习的生活模式,是一个社会群众在语言、行为和心理上的集体习惯;二是社会规范,指一个社会对言语交际活动作出的各种规定和限制。

在现代语境中,人们工作学习生活所运用的是现代科学语言体系,与中医

特有的语言体系存在明显差异。中医发展历史悠久,其语言形式主要为古汉语,保留着大量鲜明的古代人文特色,与现代白话文相比,中医用语往往深奥晦涩,抽象模糊。此外,更重要的是,受直觉性的意象思维和哲学式的数术思维的影响,中医语言大量使用隐喻的修辞方式,很多信息寓于比兴、意象、数术之中。比如,"上火""开鬼门""肺为水之上源"等,其真正含义实则隐于字面之下,这样就使得中医药文化成为一种"高语境"的语言文化,与现代文化语境有所不同。

在现实生活中,中医的传播往往打"文化牌",强调中医的历史底蕴、哲学高度和文化内涵。中医药相关的医院诊所、经营场所、养生节目等都突出了中医的文化特性,并作为场所文化、节目文化、集体文化予以突出,对传播中医的人文内涵发挥着正面积极的社会影响。在科研方面,对中医的研究则以文献研究取代实验研究,将落脚点放在文字上,从文献到文献,用文献学及历代经学的办法以经解经。这种突出中医文化属性的传播策略,在科学主义占绝对优势的现代语境下逐渐占据一席之地。

二、现代中医药文化传播进入新媒体时代

(一)全国中医药学术新媒体联盟成立

2016 年 9 月,全国中医药学术新媒体联盟在北京成立,联盟旨在进一步整合互联网新媒体平台资源和学术界优秀资源,形成中医药新媒体传播矩阵,更好地推动中医药文化的传播传承和中医药事业的发展。联盟成立当日启动了中医"学术微+"计划和"青年说中医"项目,在这场新媒体的浪潮中,中医教育的方式和方法也即将迎来新的变化。

(二)中医文化在新媒体平台的传播渠道现状

目前,以新媒体为手段的中医文化传播进入新的发展阶段。此外,国家促进广播电视网、电信网以及互联网三大网络的融合措施,使传播手段不再单一。博客和微博(简称"两博")因其草根性、即时通信及裂变式传播等特点成了中医文化的重要传播手段,许多著名中医专家迅速吸引一批"粉丝",获得极大的信息关注量。以智能手机、平板电脑等为下载终端的即时通信工具已完全渗透到人们的日常生活当中,实现了传播者与接收者之间一对一、一对多或点对点的以碎片形式串联中医文化知识点的传播。各类实用性强且有特色的中医文化传播类的手机客户端也深得百姓喜爱,成为传播中医文化的重

要渠道之一。

总之新媒体把音频、动画、文字等效果与中医文化传播相结合,揭开了中医文化神秘面纱的一面,还增强了中医文化对广大互联网受众的吸引力和感染力,尤其是80、90后新青年会更青睐这种数字化传播。

第三节　中医文化传播的国际化展望

中医文化是中国传统文化中涉及生命、疾病、健康等内容的文化体系,中医从基本概念到理论、方法,从思维方式到治疗手段都带着中国传统文化的烙印。在西学东渐以前,中国传统文化占据优势统治地位,国人对中医文化认同度很高,这种较高的认同度反过来又为中医的长足发展提供了极好的社会文化环境,二者之间形成了相互促进、支持的良性循环。随着西方科学的传入,以及整个社会思潮倾向于推崇西方文化,中国传统知识体系的地位受到动摇,中国传统文化受到批判与抨击。脱胎于中国传统文化、与传统文化思想关系极为密切的中医文化也遭遇了文化认同的困境。在人们看来,中医直观综合、注重整体的模糊性思维,与追求确定性、精确性、以逻辑分析为主要特征的西医思维相悖,以"实证"为特征的西方近现代医学比以"思辨"为特征的中国传统医学在理论上更有说服力。

一、中医文化对外传播的全球化背景

近半个世纪以来,随着全球化进程加快,中医药已遍布世界各地。尽管中医防病治病的独特效果和蕴含的普世价值观得到了世界各国人民的广泛认同。在当前"一带一路"国家大力发展海外中医药事业的大好形势下,开展中医跨文化传播的语境研究,削减中医跨文化传播隔阂,促进中医跨文化传播迫在眉睫。

(一)医药全球化

疾病无国界,频繁出现的新发疾病、医源性和药源性疾病等很多问题都是全球问题。目前,越来越多国家的人们将目光投向自然疗法和传统医药治疗。据不完全统计,在世界上从事中医医疗服务的人员已达30多万人,每年约有30%的当地人和超过70%的华人接受中医医疗保健服务。在海外的主流医学服务体系中,中医开始在国外一些正规医院,甚至一些顶尖级的医院,为民

众提供中医或针灸治疗,一些国家和地区的医疗保险系统开始涵盖中医针灸治疗。据世界卫生组织统计,全世界已有 40 亿人用中草药治病,随着社会上对中医药需求的迅速增长,中药市场在全球经济贸易中日益升温,我国年出口额从 1996 年的 6 亿美元增加到 2016 年的 19.76 亿美元。

（二）法制全球化

全球化时代也是法制同步化时代。在全球化背景下,中医跨文化传播能否在互动、互构的交流传播过程中找到"最好的存在方式",关键一环是与他国医疗体系和立法监管的关系。目前,在西方语境中,虽然中医往往被划入"补充和替代医学"（CAM）范畴,但近年来,多国纷纷对中医药进行立法,这对于中医在全球的广泛传播来说是一个相当令人振奋的局面。目前,海外对中医和针灸全面立法的情况仍属于少数,大部分国家专为针灸立法,中医中药列在了针灸执照的行医范围内。这与当年西方国家对中医认识的局限有关,认为"针灸"即是中医,或者"中医"在针灸的范畴之内。也有一部分国家及地区中医和针灸均未立法,未立法国家及地区实际上是中医跨文化传播的灰色地带,中医针灸业者基本上是行业自我管理。

（三）教育全球化

教育全球化指的是教育资源的全球性流动、国际性教育组织的出现、全球教育共享技术发展、全球教育相互依赖性的加强、教育本土化和教育相似性并存的趋势等等。目前国内面向海外的中医药教育呈现出规模不断扩大化,分布范围日趋扩张化、专业设置、培养层次、办学模式日趋多样化,教育内容逐步标准化与规范化的趋势。有数据显示,我国每年接受来自世界各地学习中医药的留学生人数有上万余人,居我国自然科学界招收留学生人数之首。国内各中医药高校利用其优质师资培养了一大批中医药学海外本土人才,成为实现中医持续跨文化传播的最有效途径。除此之外,各中医药高校在政府及相关部门的支持下,也利用其丰富的国内教育资源,在办学方式上推出了与海外当地著名医科大学、综合性大学开展合作办学、境外办学的模式,在海外医教研,逐步通过国外科研机构影响西方主流医学,通过多元模式和渠道进行中医跨文化传播。

在海外,近年来随着"一带一路"倡议的逐步实施,中国政府主导的海外中医药中心应运而生。海外中医药中心整合了中国国内中医院校和海外相关医疗机构的优质资源,在海外积极开展中医基础及临床科学研究。目前中医药教育也纳入了中国国家汉办的孔子学院计划,全球 78 个国家已有 240 多所孔子学院在 2016 年开设了中医药健康养生文化课程,受到各国师生和民众热烈欢迎。

二、中医文化对外传播的全球化措施

要实现"中医药的全球化",不仅涉及"治疗手段和用药差异"这样的医学领域问题,还涉及东西方两种文化背景下指导思想的差异,它是一个宏大的系统工程,是世界全球化大潮中的一部分,涉及社会、文化、国际政治、国际经贸等诸多方面。

(一)中医行业标准和规范的全球化

中医,贯穿着中华文明的思想传统和行为规范,这与世界上的很多国家很难做到标准上的统一,甚至与部分地区和国家的传统可以说是截然相反。因此,虽然在某些具体的技术细节上可以参照或遵守各国的现行标准,但从根本上来说,中医必须制定自己的标准,让世界各国接受中医的标准。然而,要在现有的条件下,把中医直接纳入西医主导的世界各国的现行规范标准体系,是很有难度的。传播学协同控制理论认为,组织从无序的不稳定状态向有序的稳定状态变化,实际上是组织内部进行的协同过程,这提示着语境动态变化的可能性。中医标准和规范的全球化,需要长时期与当地沟通磨合。

(二)中医立法的全球化

在当今世界的法治环境下,如果没有合法地位,中医师不能行医,中药不能上市,中医药无法进入医疗和保险体系,就不可能真正得到当地社会的文化认同。就中药而言,在海外许多国家的身份是"保健食品"。中医药在海外如果能获得法律认可,进入主流的医药体系,便是在海外获得了最高认可。

(三)中医教育的全球化

教育水平的高低决定着整个行业从业人员的素质和行业可持续发展的能力。在全球视角下开展中医药教育是推动中医跨文化传播质量的重要保障。目前的全球中医药教育发展存在的问题主要有:国内的中医教育虽然体系完整、规范,但对外输出的复合型人才不足;国外的中医教育虽然发展迅速,但又缺乏整体规划和统一标准,高水平师资不多;国内外交流与合作的中医教育平台,如中医孔子学院和海外中医药中心,其教育的深度和广度都有待提高。

总之,医学文化的产生具有地方性和民族性,要想保持医学文化系统的丰富多样,就有必要自觉反思全球化时代民族医学文化的地位和归宿,寻求符合自身特点的文化认同规律，根据各种因素的变迁不断调整其传播和发展创新的策略。在全球化背景下，我国实现"和平崛起"需要软实力的助推，软实力是构建"和谐社会""和谐世界"的重要依托。中医文化的民族凝聚力、创新力和传播力以及由此而产生的吸引力、感召力和影响力，就是中医文化软实力。中医不仅是一种治疗手段，更体现了中国人的思维方式。中医成为中华文化的符号，通过文化交往可以帮助我国赢得更多的国际认可与尊重，在进行中医跨文化传播的过程中，将民族传统文化进行推广，这对构建和提升我国软实力有着明显的促进作用。

参考文献

[1] 张潍漪,孙春玲,杜易洲.浅析文化社会学视角下中医药文化传播[J].中国社会医学杂志,2016,33(02):110-112.

[2] 乔宁宁,张宗明.中医文化身份的建构及其在跨文化传播中的价值适应[J].中医杂志,2016,57(07):541-544.

[3] 李欣.科学语境论浅析[D].太原:山西大学,2011.

[4] 盛洁,丁颖,严暄暄,等.中医文化传播的现代语境(二):传统与现代,科学与人文[J].世界科学技术——中医药现代化,2018,20(01):83-87.

[5] 严璐,冯雅婷,严暄暄,等.中医文化传播的现代语境(三):新媒体[J].世界科学技术——中医药现代化,2018,20(01):88-91.

[6] 张雷平,李柔冰.中医药文化传播基本问题论纲[J].医学与社会,2017,30(07):32-35.

[7] 张丽,张焱.中华文化走出去:"一带一路"下中医文化传播策略探讨[J].西部中医药,2017,30(11):73-76.

（王珊珊）

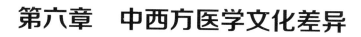

第六章　中西方医学文化差异

医学,作为人类防治疾病、保障健康的社会实践,已有几千年历史。"中医"作为中国的传统医学,这一名称的真正出现却是近百年来的事情,而我们常说的"西医",实际上通常指的是"现代西方国家的医学体系"。这两种医学体系,都以人作为研究对象,由于人具有自然和社会的双重属性,因此医学也被赋予了丰富的文化内涵。作为近现代主流的西方医学和五、六千年来一直在我们日常生活中发挥着防病、治病作用的中国传统医学,这两种不同体系的医学文化,从其对健康与疾病的认知、临床的诊疗方法等方面都存在着较大的差异。

第一节　中西医健康观的差异

从古至今,健康是民众谈论的永久话题,对健康的认知也是构建医学知识体系的重要基质。正如英国著名宇宙物理学家保罗·戴维斯在其名著《上帝与新物理学》中所说道:"对科学家来说,生命是自然界中最令人惊讶的现象。"那么,什么是"健康"?中西医对"健康"内涵的理解有何区别呢?

一、中西医对人类身体的认知差异

中医与西医对人体的理解是不尽相同的,中医学为"生成论",西医学是"构成论"。中医与中国传统文化一脉相承,认为世界是由"道""精""神""元气"化生而来,人作为自然界的产物,人的身体以及一切生命状态,也都是由此而来。如《素问·宝命全形论》:"人生于地,悬命于天,天地合气,命之曰人。"西方医学则深受原子结构论的影响,认为世界有一个或几个明确的本源,以各种不同的组合方式构成了世界,人体也是如此,是由不同组织、器官、系统按照一定的组合方式构成的。

我们拿西医的脏器与中医的藏象做一比较，就会发现中西医给出了不同的生理解释。西医学认为：细胞构成不同的组织，再由几种组织结合起来，共同执行某一种特定功能，并具有一定形态特点，就构成了器官。中医对脏腑的认识更多的是在天人合一观念下借用阴阳五行等哲学思想，以取象比类、察外知内、整体观察等方法展开的，形成了一种超越解剖认识的特殊脏腑理论。所以，对于初学中医的人来说，如果你习惯性地将西医的肝脏与中医的肝相对应，必然会造成许多困惑。

二、中西医对人类精神的认知差异

西医学在人体解剖学、生理学等学科的基础上构建起来的"生物医学模式"，曾对推动人类健康发挥了重大的作用。但随着人类对身体和疾病认识的发展，对"健康"的认识不再局限于传统意义上的身体没有病痛，而是拓展到心理健康的层面，并于20世纪30年代，心身医学科学体系逐步确立。中医学则在理论创建之时，就提出"形与神俱"的思想。所谓"形与神俱"，是指人体的正常生命活动是形与神协调统一的结果。《灵枢·天年》曰："何者为神？岐伯曰：血气已和，荣卫已通，五藏已成，神气舍心，魂魄毕具，乃成为人。"指出神是对人体生命过程和整体生命现象的概括。《灵枢·决气》："两神相搏，合而成形，常先身生，是谓精。"神依附于形，《灵枢·本神》："故生之来谓之精，两精相搏谓之神。"只有在"血气已和，荣卫已通，五藏已成"，具备了形体的前提下，才有"神气舍心，魂魄毕具"，"乃成为人"。有神则生，无神则死，守神则不病。由于形与神是生命存在不可分的两个方面，所以在中医理论体系中，健康的状态一定包含形与神，缺一不可。

三、中西医对人类与环境的认知差异

西医学从最早的原子论生命观到20世纪分子水平的生命科学研究，改变了古代思维中的宏大整体观，而沿着机体、器官、细胞、分子、基因等层次逐步深入和精密化，总希望用尽可能小的生命结构及其运动变化解释人体生命。这种将人体与周遭环境相互独立的机械认知，导致了诸多的弊端。因此，世界卫生组织对"健康"概念的诠释一再修订。1978年的《阿拉木图宣言》将"健康"定义为：健康不仅指一个人没有疾病或虚弱现象，而是指一个人生理上、心理上和社会适应上的完好状态。1989 年根据现代社会的发展，将"道德健康"纳入健康概念之中，提出了 21 世纪健康新概念，即健康不仅是没有疾病，而且包括躯体健康、心理健康、社会适应良好和道德健康。这种"四维"健康观念与之前相比有明显的进步，标志着西医学进入生物－心理－社会医学模式，成为指导西医学发展的核心观念。

中医在人与环境的认识上，历来强调"天人合一"的思想。自然界存在着人类赖以生存的必要条件，自然界的运动变化可以直接或间接地影响着人体的变化。例如夏天气候炎热，人体腠理疏松，出汗较多；冬天气候寒冷，腠理固密，则出汗较少。人既有自然属性，又有社会属性，因此，社会生态变迁与人的身心健康和疾病的发生都有着密切关系。另外，中医学所讲的"天人合一"的思想，除了人体受到环境的影响外，还强调人要主动调摄，以适应环境的改变。《素问·上古天真论》指出："虚邪贼风，避之有时……精神内守，病安从来。"

综上所述，医学的发展，呈现出两种趋势：一种是对生物机体结构的不断精细化，在分子水平上不断寻找生命系统的功能作用机理；另一种则是将生命体作为一个复杂的大体系，以生物系统观来指导对生命奥秘的探索。不可否认，认识具有历史性。西医学还原性思维的发展，使他们开始反思生物医学模式下的生命认识的局限性，并转而构建生物－心理－社会的医学模式。中医学生命观中整体论和联系论思想显现出更确切的生命力。正是认识的历史性决定了中西医生命认识的汇通成为可能，也为中医现代化提供了条件和机会。

第二节　中西医疾病观的差异

医学除了认识生命与健康外，更重要的是去探索人类疾病的发生发展规律。东、西方文化背景不同，科学发展道路不同等诸多因素，最终成就了中、西医两种不同的医学体系。

一、中西医对病因认识的差异

所谓病因，简单来讲，就是指疾病发生的原因。

中医学常将病因称作病邪。基于陈无择的"三因"学说，教科书将病因分为外感、内伤、病理产物以及其他病因四大类。具体来看，从外部侵袭人体的原因称为外感病因,包括六淫和疫疠。如风寒湿邪气侵袭人体,会导致痹证的形成。与外感相对,内伤病因泛指因人的情志或行为不循常度,超过人体自身调节范围,直接伤及脏腑而发病的致病因素,如七情内伤、饮食失宜、劳逸失当等。还有一些病因,如痰饮、瘀血、结石等,它们都是在疾病过程中所形成的病理产物,但如果在体内留而不去,就可成为新的致病因素,导致新的病理变化,因此,又被称为继发性的病因。在中医病因学中,外伤、寄生虫、胎传等无法归入上述分类,则称为其他病因。

西医学将病因归为六类。第一类是生物因素。生物因素主要包括病原微生物和寄生虫,病原微生物通常指的是细菌、病毒、真菌等,它们主要引起感染性疾病。第二类是理化因素,即物理化学因素,物理因素包括高温、寒冷、射线、噪声等,化学因素则是一些酸碱和毒性物质。第三类是营养因素,营养摄入不足或者补充过量都会引起疾病,比如脂肪摄入不足会导致营养不良,但摄入太多又会产生脂肪肝、肥胖等疾病。第四类是免疫因素,机体免疫能力过强、免疫缺陷或者自身免疫等因素都会产生不良影响,从而导致机体产生疾病。第五类是心理和社会因素。长期的心理压力,可导致机体神经精神系统以及内分泌代谢系统出现紊乱,从而产生疾病。另外还有遗传因素,也就是遗传物质畸变或者变异引起的疾病,它会遗传或者说传递给我们的后代。随着认识的不断深入,西医学逐步形成“多病因说”,认为以上六种病因并不是孤立的,尤其是慢性病或非传染病的病因更为复杂,可以有多种因素共同作用而导致疾病的发生。

显然,这两种医学体系之下,对病因的认识是有很大差异的,那这种差异源于何处?

众所周知,西医学的发展是以生物学以及物理、化学等自然科学发展为前提的,采用实验分析的方法来研究人体与疾病。因此,西医病因学说理论具有清晰、准确、具体的特点。而在我国古代,缺乏相关的仪器设备,也不具备现代科学研究的能力,我们的祖先只能从总体联系上把握对病因的认识。他们在生产实践过程中,认识到气候变化和地理环境与人们的生产、生活密切相关。这样,古代医家在推求病因时,自然会联系到气候变化和地理环境,并最终形成了“六淫”致病的观念。另外,人的活动不外饮食起居、劳作养息和情志活动三个方面,当古人发现这些活动与疾病的发生确实存在着必然联系时,便产生了中医的内伤病因的认识。另外,像刀剑伤、跌仆损伤、虫兽咬伤、寄生虫等因素的致病作用都非常直观,无需推测,当然会被列为病因。因此,中医病因学的理论具有直观性、整体性和合理的推测性三大特点。

综上所述，中医病因学范围广，抽象性、概括性强，而具体内容较少。西医学对病因的认识更精确，且许多病因仍在不断地被证实。例如，中医"六淫"中的风邪，我们并不顾及也无需顾及其形态结构。而西医病因中的生物因素，单是常见的病原菌就可分为几十种，对病原的认识则是以其形态结构为基础，只要病原是有物质结构的（即不是精神因素所致）那就必须要认识到它们的物质形态。在临床病因诊断方面，中医主要根据病人的症状、体征、结合季节气候、居住环境、饮食劳作等情况来综合分析推测其病因，即所谓"审证求因"。而西医病原的直接发现则是确诊的决定性依据，有时并不十分重视其表现。所以，据证推测法与直接发现法是中西医病因诊断的根本区别。

二、中西医对病机认识的差异

病因作用于机体使疾病发生以后，疾病如何演变发展是中西医需要研究的重要课题。中西医思维方式与哲学基础的不同，也决定了中西医在对疾病发生发展变化规律的认识上存在不同。

中医学将疾病发生、发展及其变化、转归的机理，称为病机。认为：疾病的发生、发展与变化，与机体的强弱和病邪的性质有密切关系。尽管疾病的种类繁多，临床征象错综复杂，千变万化，但从整体来说，不外乎邪正盛衰、阴阳失调、气血失常等病机变化的一般规律。为了研究方便，中医学将疾病病位的深浅，病邪的性质，人体正气的强弱等多方面因素概括为阴、阳、表、里、寒、热、虚、实八类不同的证候。表里是辨别疾病病位内外和病势深浅的一对纲领；寒热是辨别疾病性质的两个纲领，从阴阳偏盛偏衰角度来讲，阴盛或阳虚表现为寒证，阳盛或阴虚表现为热证；虚实是辨别邪正盛衰的两个纲领，虚强调正气不足，实偏重邪气盛实。诊断时，可根据临床上证候表现的病理性质，将疾病分为阴阳两个主要方面。阴阳，实际上是八种证候类型的总纲，它可概括其他六个方面的内容，即表、热、实属阳；里、寒、虚属阴。

西医对疾病发生发展规律的认识称为发病学。疾病发生发展的基本环节就是病因通过其对机体的损害性作用而使体内自稳调节发生紊乱。在各种自稳调节的控制下，正常机体各器官系统的机能和代谢活动互相依赖，互相制约，体现了极为完善的协调关系。而当某一器官系统的一个部分受到病因的损害作用而发生机能代谢紊乱，自稳态不能维持时，就有可能通过连锁反应而引起本器官系统其他部分或者其他器官系统机能代谢的变化。例如,当某些病因作用使胰岛素受损以致胰岛素分泌不足时,可使糖代谢发生紊乱,血糖水平显著增高,而糖代谢紊乱的进一步发展将导致脂类代谢自稳调节的紊乱,表现为脂肪酸的分解占优势而发生酮症酸中毒,说明酸碱平衡的自稳调节也继之发生紊乱。

另外,从许多疾病连锁反应过程中,可以看出存在两类变化:其一是原始病因引起的以及在以后连锁反应中继发出现的损害性变化;其二则是对抗这些损害的各种反应,包括各种生理性防御、适应性反应和代偿作用。损害和抗损害反应之间相互依存又相互斗争的复杂关系是推动很多疾病不断发展演变,推动因果连锁反应不断向前推移的基本动力。

综上所述,中医学从宏观角度,使用正邪斗争引起人体表里、寒热、虚实等阴阳属性变化作为解释疾病发生发展演变规律的工具。西医学在实验科学的基础上,通过观察人体各项指标变化的因果关系推导出疾病病理演变的一般规律。

第三节　中西医诊疗观的差异

一、中西医疾病诊断的差异

中医学认为,人体以五脏为中心,通过经络系统,把六腑、五体、五官、九窍联系在一起,每一部分的功能活动都与其他部分息息相关。与此同时,结合天人相应整体观的思想,中医形成了把人、自然、社会作为一个整体来观察疾病的诊断模式。在该诊断模式指导下,逐步总结出以望、闻、问、切为主要手段的一套搜集感性经验的中医四诊方法。中医学的这种诊断思想,使中医治疗不只关注疾病本身,更是以患者的生命平稳,"无证候"为重要的疗效标准。由此在中医看来,许多息肉、结节的治疗并非切除了事,而是通过分析其生命状态的偏颇,进而采取针药治疗配合生活状态指导以及情志疏导,使结节息肉散开的同时避免再次复发,起到"治病求本"的作用。

西医学认为人体的生理功能状态可以用数量来衡量。医生可以将具体测出的指标值与正常应保持的平均值相比较,得出疾病的诊断。因此,西医诊断利用现代的先进仪器设备,探究无法被人类感官直接感受的深层次现象。任何疾病都可以在患者身上找出特定部位的解剖学变化,或微观机制的生理、病理变化;可以用偏离正常的、可测定的衡量指标进行定量研究,明确划分病与非病的界限。这种结构论下解剖基础上的西医学的诊断标准更多的是病理性的。因此,在西医学看来,如果检查出了人体内有一些病灶,即便患者没有不适,从医学的理论上会去鼓励患者将病灶切除或进行预防性的治疗。

对疾病的诊断,中西方医学有各自的关注点。中医诊断方法注重于整体恒动的观察,研究自然、社会与身心一体化的人,但其方法没有自己具体化的诊断体系和指标,存在主观性强、缺乏量化等缺陷。西医学对疾病分类和对各种病理过程的观察研究要比中医精细、客观的多。然而,西医在诊断上很少考虑环境气候和情志等致病因素,因此其检测结果不能动态地、整体地反映疾病的本质,可能会造成误诊。如果遇到没有明确检测依据的功能性疾病,西医则不知所措了。

二、中西医疾病治疗的差异

(一)中西医疾病治疗思路的差异

中医治疗疾病强调辨证论治原则。辨证论治是在中医学理论指导下,对四诊所获得的资料进行分析综合,概括判断出证候,并以证为据确立治疗原则和方法,付诸实施的过程。临床上,不同病人体质不同,症状、体征各异,中医辨证正是针对不同的机体状态来系统地考虑治疗方案,因此,中医辨证论治是天然的"个体化治疗"。另外,中医治疗还强调因时、因地、因人制宜。根据不同季节气候考虑用药原则为因时制宜,如夏季人皮肤腠理疏松,即使外感风寒,也应慎用麻黄、桂枝等发汗力强的辛温发散药,以免开泄太过耗伤气阴。同样外感风寒,在不同的地区,治疗用药也有差异,如严寒地区的人外感风寒,用辛温发散药量就稍重;温暖地区的人则用量就要稍轻一些,这叫因地制宜。另外,根据不同年龄、性别、体质、生活习惯考虑用药为因人制宜,如成人用药量较小儿量大,妇女用药要考虑经、胎、产等情况。

西医治疗思路重视祛除病因,尤其是感染性疾病。因此,致病微生物感染造成的疾病,西医学首先考虑消灭病原微生物。在此基础上,按照流行病学研究路径,对不同疾病的病因、发生发展过程以及治疗手段的有效性与不良反应制定了详细的临床指南,针对不同疾病提出普遍性的治疗方案,这有利于不同专业素养的医生提供最符合病人利益的诊疗策略。

（二）中西医疾病治疗方法的差异

中医学理论历史悠久，临床实践经验丰富，创制了许多行之有效的治疗方法和手段，如中药（包括丸、散、膏、丹内服、外用等）、针刺、艾灸、拔罐、气功、推拿、正脊以及祝由和心理等疗法。西医学虽然发展历史较短，但它随着自然科学发展而发展，特别是近代物理、化学和生物学的发展，给临床医学带来了日新月异的变化。因此，西医学的治疗方法和手段也多种多样。比如西药（包括散剂、颗粒剂、片剂、胶囊剂、注射剂、溶液剂、乳剂、混悬剂、软膏剂、栓剂、气雾剂等口服、外用、注射等）、手术、放疗、电疗、磁疗、光疗、冷冻、运动与心理疗法等等。

第四节　中西医学融合展望

明末清初，"西学东渐"，西方近现代医学传入我国，一批勇于接受新知的中医学者开始注意到两者的不同，并从主体上肯定中医学，吸收借鉴西医学的优势，产生了"中西医汇通学派"。当时中西汇通代表人物及代表著作有唐宗海《中西汇通医经精义》、张锡纯《医学衷中参西录》、恽铁樵《群经见智录》等。中华人民共和国成立后，毛泽东同志提出了关于"把中医中药的知识和西医西药的知识结合起来，创造中国统一的新医学、新药学"的中西医结合思想。此后，党中央、国务院在我国医疗卫生工作中一贯主张中西医结合，并作为方针政策确立下来，长期指导我国医学卫生事业的发展。

但前面揭示了若干中西医的差异，甚至有些学者提出了"不可通约"的论述，那么这两种看似大相径庭的医学体系会沿着怎样的路径发展呢？从中西医学历史发展的轨迹上看，作为科学文化，中、西医学是全人类的共同财富，它们的相容性大于不相容性。中西医学就像"两股道上的车"，却向着一个终点迈进，即治病、防病、救死扶伤，保护和增进人类健康。然而越接近终点，两部车子必将面临"合流"的碰撞，这种碰撞是痛苦的，然而在痛苦的阵痛中，必将诞生新生。

一、中西医核心理念上的融合

（一）中西医健康观的融合

西医学体系的健康观经历了不同历史时期的演变，从关注躯体病痛到注重心理上的痛苦与异常，并逐渐认识到人体健康与社会环境的密切关系，进入到生物－心理－社会医学模式下"四维"健康观的认知。中医学将健康之人"命曰平人"，《黄帝内经》集中体现了中医对健康的认识。如"阴阳匀平，以充其形，九候若一，命曰平人"（《素问·调经论》）；"阴平阳秘，精神乃治"（《素问·生气通天论》）。随着时代进步和社会发展，医学界逐渐形成这样一个共识，从科学一元论哲学思维考虑，医学研究对象只有一个，从长远趋势看，中西医必将彻底融为一体。

（二）中西医疾病观的融合

随着科学技术的进步和发展，病证结合的临床诊疗及研究模式，辨西医之病和中医之证，越来越彰显出中西医学的优势与特色。病证结合诊疗模式是借助现代医学理论和科学技术，从而对疾病做出明确诊断，在此基础上再辨证分型，这样既能掌握疾病的内在规律、发展和转归，又能选用适当的治疗方法，两者结合，取长补短。例如，当患者以咳嗽咯血为主要临床症状来就诊时，我们首先要查找病因，对于西医诊断明确的器质性疾病，我们要权衡比较中西医治疗的利弊，优选治疗方案；但临床也往往因科学水平的限制，不是所有的疾病都明确可查，在这种情况下，我们就要充分发挥中医的优势，辨证论治，积极帮患者解除病痛。

二、中西医疾病诊疗方法的融合

（一）中西医诊断方法的融合

中医诊断疾病讲究四诊合参，但望、闻、问、切四诊受限于当时的技术水平，具有较强经验性与主观性，就拿脉诊来说，我们常提"心中了了，指下难明"。利用现代科技手段，拓展中医诊察方法，对脉诊、舌诊、腹诊等项目进行研究，中医自身特色的测量诊断技术已日渐形成，产生了脉诊仪、舌诊仪、腹诊仪等众多评估人体功能的设备。医学诊断客观化的发展提高了健康与疾病的辨识能力，使得许多初期特征不明显的疾病能够得到早期预测或及时诊断。

（二）中西医治疗方法的融合

目前，用中西医结合方法治疗常见病、多发病、难治病已经非常普遍，并且具有显著的临床疗效。例如：对于骨折的治疗，中医治疗的着眼点在于骨折后的功能恢复，接好以后，要尽可能地恢复原来的功能。采用的多是"手法复位＋小夹板固定＋早期功能训练"方法，具有疗程较短、愈合快、一般功能恢复尚可、并发症少的优点,但其有应用范围小、复位差、固定中力度不够而导致畸形愈合的缺点。而西医治疗骨折注重的是结构的恢复,用各种机械的方法进行接骨,然后进行固定,重点要看骨头接得好不好,断端吻合的准确率有多高。西医治疗骨折则要求"完全休息、绝对固定",但存在骨折愈合慢、疗程长、并发症多等缺点。中西医结合治疗骨折,是以传统的中医处理骨折的原则为根据,汲取了西医治疗骨折的优点,按照早期一次无损伤或少损伤的正确复位(不包括关节的外固定),及时恰当的功能锻炼,以及必要的内、外用药来治疗骨折的一种方法。从它开始出现就以其独有的特色令世界各国专家折服,随着骨生物力学的发展和现代中医、西医的不断研究、结合,使中西医结合的优势更好地突出,使其更具有特色。

综上所述,中、西医作为医学文化,既有工具性浅层文化的特点,也包含思维方式、价值观念等深层文化的特点,是人类对于自身健康、疾病现象和规律的认识产物,并把对规律的认识转化成为防治疾病的方法和手段。两者虽然存在巨大差异,但其研究对象和根本目的却是一致的。中、西医两种医药体系,在认识疾病和治疗疾病的问题上,没有高低对错之别,只有特色和优势之分。如果西医是马路上跑的汽车,中医则是小毛驴上山,汽车走不了的道它能走,两者都是运输工具,目的相同而方法不同;郑金生教授认为中、西医好比两支友军,打仗用的武器装备和理论不同,西医擅长山地战,中医擅长平原战,西医与中医,不是科学与非科学的分野,而是研究的对象、方法、策略的分野。中西医结合的形成需要一个漫长的过程,作为一种新生的事物,已被人们所普遍接受。它日益表现出的巨大潜力和发展空间,在人们的生活中发挥着日益重要的作用。

参 考 文 献

[1] 唐仁康. 中西医历史比较研究[D]. 哈尔滨:黑龙江中医药大学,2018.

[2] Steven Parker. THE HUMAN BODY BOOK[M]. London:Dorling Kindersley Limited, 2013:8-22.

[3] 高鹏翔. 中医学[M]. 北京:人民卫生出版社,2013:47-57.

[4] 彭卫华. 中西医生命认识之比较刍议[J]. 内蒙古中医药,2014,33(11):123,113.

[5] 世界卫生组织. 阿拉木图宣言[E]. 国际初级卫生保健大会,1978.

[6] 陈朝晖,牛婷立,朱庆文,等. 从中西医学诊断方法的差异看中医四诊合参的特色[J].

广州中医药大学学报, 2011, 28（03）: 332-334.

［7］付晓男. 论中西医学的范式差异及中医现代化［D］. 长春: 吉林大学, 2009.

［8］鲁法庭, 张学娅, 杨梅, 等. 试论现代自然科学背景下的中西医理论的结合与融合［J］.
云南中医学院学报, 2008, 31（5）: 53-56.

（张　萌　杜彩凤）

中篇　中国传统文化与中医

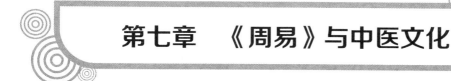

第七章 《周易》与中医文化

　　《周易》是中国早期的一部经典著作,是华夏民族五千年智慧与文明的结晶,广大精微,包罗万象,提供人们趋吉避凶、趋利避害的行为智慧,被誉为"群经之首,大道之源"。被儒道佛共同尊奉,儒家尊其为"六经之首",道家崇其为"三玄之一",佛教徒也常援《易》入佛,对人文科学、自然科学和生命科学都产生重要影响。正如《四库全书》所说:"易道广大,无所不包,旁及天文、地理、乐律、兵法、韵学、算术,以逮方外之炉火,皆可援易以为说。"周易文化是中国传统文化的活水源头,对儒家、道家、中医等产生了深远的影响。

第一节 《周易》概说

一、《周易》的含义

(一)"周"的解释

　　"周"字之义,自来有两说。一曰"周"是指周代,是朝代名。朱熹《周易本义》:"周,代名也。周文王被囚禁在羑里时作《周易》,这如同《周书》《周礼》,题周以区别于其他朝代。"二曰"周"字义取"周普"。上古三代有三易,夏代《连山易》、商代《归藏易》、周代《周易》。学者郑玄注释《周礼》"三易"之义曰:"《连山》者,象山之出云,连连不绝;《归藏》者,万物莫不归藏于其中;《周易》者,言《易》道周普,无所不备。"周是周备、周遍、周流、周环、周全等意。

(二)"易"的含义

　　"易"字的含义古今说法很多。下面列举三种主要说法。

　　第一种说法:"易"的本义为"蜥蜴",《说文解字》:"易,蜥蜴。象形"。"易"

字的大篆写作“”，正象蜥蜴之形，蜥蜴即壁虎一类的动物，能十二小时变色，故假借为变易之“易”。

第二种说法：“易”字的小篆写作“”，本义为“日月”，上日、下月构成“易”。《说文解字》“日月为易，象阴阳也。”取日月更替、交相变易。

第三种说法：“易”指简易、变易、不易。《易纬乾凿度》与郑玄《易赞》《易论》均说：“易含三义，简易一也，变易二也，不易三也。”所谓简易，说明易卦阴阳变化规律本质的非神秘性和简明性。所谓变易，就是体现宇宙万物永恒的运动本质。所谓不易，说明事物运动可感知、可认识的相对静止状态，以及宇宙发展规律的相对稳定性。

简言之，周易就是周而复始的变易规律。从《周易》卦爻象与卦爻辞中可以得到证明。六十四卦从乾、坤开始到既济、未济，是一个运动周期，“既济”为本次周期的完结，“未济”为下次周期的开始。

二、《周易》的编纂时代和作者

关于《周易》的时代和作者是《易》学史上争论已久的问题。东汉班固《汉书·艺文志》将它概括为“人更三世，事历三古。”颜师古注云：“伏羲为上古，文王为中古，孔子为下古”。也就是说《易经》的完成，经历了三位圣人、三个时代。这种观点在汉代最为学者所接受，在汉以后也广为流传，但也屡屡遭到质疑。具体如下：

第一位是上古时的伏羲创造了八卦图，确立了宇宙万事万物最基本的构成元素“阴阳”。第二位是中古时周文王推演了六十四卦，后被称为《易经》。第三位是近古时的孔子为《易经》作了《十翼》，也称《易传》。

实际上《易经》成书经历的时间很长，所经历的圣人也很多，应该说《易经》并非出自一时一人之手，是古代圣贤集体创作的成果，是中华民族智慧的结晶。

三、《周易》的构成

《周易》由两部分组成，一是经文部分，称为《易经》；一是传文部分，称为《易传》。因为《周易》是群经之首，故一般所说的《易经》是广义的，包括了经文和传文。目前学术界比较统一的看法是，《易经》成书于西周前期，《易传》

成书于战国时期。

（一）《易经》

《易经》由符号系统和文字系统两个层次构成。包括 64 卦卦名、卦符、卦辞、爻题、386 条爻辞组成，是周代卜筮之书，是上古先民对宇宙生命的占问。

1. 符号系统 指爻符和卦符。

（1）阳爻和阴爻符号：《易经》的符号系统就是六十四卦的卦爻符号系统。最基本的是两种符号：阳爻"—"、阴爻"– –"。阳爻和阴爻是《周易》卦画的最小构成单位。将这两种符号重叠起来，就能构成各种层次的卦：两爻相重可得四象，三爻相重可得八卦，八卦两两重叠，可得整个《易经》的六十四卦。

（2）八卦卦符：八卦分别是乾☰、坤☷、震☳、艮☶、离☲、坎☵、兑☱、巽☴（图 7-1-1）。八卦的取象，已经从阴阳二爻对事物的广泛象征，发展到对自然界八种基本物质的具体象征，这八种基本物质是：天、地、雷、山、火、水、泽、风。朱熹编写的《八卦取象歌》非常形象，便于记忆。

乾三连，坤六断，震仰盂，艮覆碗，离中虚，坎中满，兑上缺，巽下断。

（3）六十四卦卦符：六十四卦又称重卦、复卦、别卦。每一卦都是六爻，由卦符、卦名、卦辞、爻名、爻辞组成。如泰卦和否卦的卦符分别为图 7-1-2 所示。

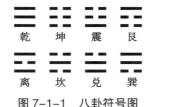

图 7-1-1　八卦符号图

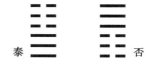

图 7-1-2　泰卦和否卦符号图

2. 文字系统　《易经》的文字系统是指所谓"卦名""卦辞""爻名""爻辞"，统称"筮辞"。共有卦辞 64 条，爻辞 386 条。

卦名：易卦的名称，是对卦爻辞的高度概括，六十四卦就有 64 个卦名。

卦辞：卦名后面的文辞，一般认为是卜筮者的记录，共 64 条。

爻名：《周易》六十四卦，每卦 6 爻，每一爻都有一名称，六十四卦共 384 爻，加上乾、坤两卦各有一用爻，共 386 个爻名。爻名由两种数字组成，一种是表示位置的数，一种是表示性质的数。六十四卦六爻的位置从下往上数，依次为"初""二""三""四""五""上"。六爻的性质只有两种，一是阳性记为"九"；一是阴性,记为"六"。

爻辞:爻名后的文辞。一卦有六爻,每一爻都有一个意思,表达这个意思的文辞就叫作爻辞。总共 386 条爻辞。

(二)《易传》

《易传》是战国以来解释《易经》的论文汇编。传文包括《彖传》《象传》《系辞传》《文言传》《说卦传》《序卦传》《杂卦传》七种,共十篇。这十篇的创作宗旨均在解释经文大义,犹如《易经》的羽翼,故又称《十翼》。这些文献相传是孔子所作,其中记录了许多孔子本人对于《易经》的理解和阐释。

1.《彖传》 《彖传》又称《彖辞传》,随上、下经分为上、下两篇。彖辞是对《周易》经文中六十四卦每卦的卦辞进行解释的辞,用以断定整卦的吉凶。古人云:"彖,断也",就是断定一卦吉凶之义,不涉及爻义。这种断定是根据整个卦象来进行的,直接解释每一卦的卦义。

2.《象传》 《象传》又称《象辞传》,随上、下经分为上、下两篇,阐释各卦的卦象及各爻的爻象。各卦的象辞均分为大象、小象两个层次。大象解释整个卦象,主要采用取象法。小象解释各爻的爻辞,主要采用爻位法和取义法。

3.《文言传》 专门解释乾坤两卦的篇名,即《乾文言》和《坤文言》(其他 62 卦没有《文言传》)。它以孔子答问的形式,发挥这两卦卦辞、爻辞的精微大义,讲解其蕴含的关于天地之德、君臣之义、为人处世、修齐治平方面的道理。

4.《系辞传》 《系辞传》分为上下两篇,主要发掘、申说经文要领,诠释卦爻辞的基本义理。系辞是传文中最重要的文献,是阐述《周易》经文的通论。"系辞"是将言辞系属于各卦、爻符号之下,不仅总论占筮大义,而且诠释卦辞、爻辞的观念,阐发《易经》的基本原理。

5.《说卦传》 专门解释"八卦",即"经卦",解说八卦的性质、功能、方位、取象特征等。

6.《序卦传》 专门解释《易经》六十四卦的排列秩序及其蕴含的道理。从"乾坤"始,至"未济"终,贯彻了《周易》哲学的宇宙论、存在论、方法论、辩证法思想。

7.《杂卦传》 是对六十四卦的解释,但与《序卦》确定的顺序不同。所谓杂,并非杂乱无章,而是一种错综复杂关系:它把六十四卦分为三十二对组合关系,两两相对,对比说明。旨在阐发事物发展的对立统一、相辅相成的变化规律。比如乾卦阳刚,坤卦阴柔;比卦欢乐,师卦烦忧。

四、《易经》的图象文化

《周易》的结构是一个复杂的系统,兼有符号、数字和文字,后来易学家根据《周易》还画出了各种图,从而形成一个兼有图、象、数、理、辞、占的多维综合的独特体系。

（一）易图

《周易》原书并没有什么图,后世易学家根据《易传》的有关论述绘制出太极图、先天八卦图、后天八卦图、六十四卦方圆图、河图洛书等易图。下面简要介绍几个影响较大的图。

1. 八卦图 八卦图式有两种,一是先天伏羲图式,二是后天文王图式。

（1）先天八卦方位图：先天八卦方位图又称伏羲八卦方位图（图 7-1-3）、小圆图,图见朱熹《周易本义》卷首。讲的是宇宙的生成运动和变化发展,体现了古人对天地的认识,描述了一年四季、一月盈亏、一日长短的变化规律。源本于《说卦传》："天地定位,山泽通气,雷风相薄,水火不相射。八卦相错,数往者顺,知来者逆,是故《易》逆数也。"按照先天卦位,乾坤按照高低定位,天为乾,在上,在南方;地为坤,在下,在北方;艮和兑相对,艮在西北,兑在东南;震和巽相对,震在东北,巽在西南;离和坎相对,离在东,坎在西。

（2）后天八卦方位图：后天八卦方位图又叫文王八卦方位图（图 7-1-4）,图见朱熹《周易本义》。邵雍认为文王八卦"乃人用之位,后天之学也",故也叫"后天八卦"。《说卦传》指出了后天八卦的基本方位是：震为东,巽为东南,离为南,坤为西南,兑为西,乾为西北,坎为北,艮为东北。

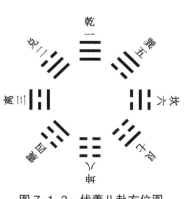

图 7-1-3　伏羲八卦方位图

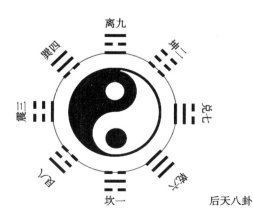

图 7-1-4　文王八卦方位图

2. 河图洛书　河图洛书之说由来已久,有传说,有文字可考,有图式可观。但究竟为何物,形式与内容如何? 历来众说纷纭。河图洛书真正的奥秘在于数,在于以图表数。宋代以来,理学家对河图洛书的解释,主要表现为以白圈黑点排列的数字图式。至南宋,蔡元定、朱熹主张以五行生成数之十数图为河图,以九宫九数图为洛书。朱熹将图载于《周易本义》卷首,从而成为比较权威的河图洛书,后来学者以此河图洛书为通行模式加以研究。

（1）河图:河图(图7-1-5)数来自《周易》天地生成数。河图十数合五方、五行、阴阳、天地之象。河图是由一些白圈黑点组成的,其中白圈的个数都是奇数,代表阳,代表天;黑点的个数都是偶数,代表阴,代表地。而以天地合五方,以阴阳合五行,其排列规律是:

一与六共宗,居北方,因天一生水,地六成之;二与七为朋,居南方,因地二生火,天七成之;三与八为友,居东方,因天三生木,地八成之;四与九同道,居西方,因地四生金,天九成之;五与十相守,居中央,因天五生土,地十成之。

在河图的十个数字中,从一到五是生数,从六到十是成数。这十个数字就是天地生成之数,其规律是一个生数配一个成数,而且这两个相互配合的数字的阴阳属性是相反的。这个在汉代就是"五行生成数"图,是根据《系辞上》中的一段话来的:"天一地二,天三地四,天五地六,天七地八,天九地十。天数五,地数五,五位相得而各有合。天数二十有五,地数三十,凡天地之数五十有五,此所以成变化而行鬼神也。"

当然,河图的含义丰富,有很多人对它做出了很多种不同的解释。

（2）洛书:在洛书(图7-1-5)的图中,白圈表示奇数,为阳,即天数;黑点表示偶数,为阴,为地数。洛书数字排列规律是:戴九履一,左三右七,二四为肩,六八为足,五居中央。五方白圈皆阳数,四隅黑点为阴数。

洛书分九宫,配成八卦。洛书一共是九个数字,每个数字占据一个宫位,其中,把中央五的这个宫位除外,八个数字的宫位分别配上八卦,这种八卦的方位就是后天八卦方位。我们把这种与八卦结合的洛书叫作九宫八卦图。

3. 太极图　太极是八卦、河图洛书的综合体,是阴阳五行的公式图,古人的这一思想方法,大大丰富了现代科学的宇宙理论。由于阴阳两方面方位的移动和变换,出现了五种不同的太极图象:本先天八卦绘成的太极图象、本后天八卦绘成的太极图象、本中天八卦绘成的太极图象、代表年周期的左阳右阴太极图、代表日周期的上阳下阴太极图、代表一月和四时周期的古太极图(由来知德保存下来)。现以左阳右阴的太极图(图7-1-6)为太极模式。

河图　　　　　　　　　五行生克图

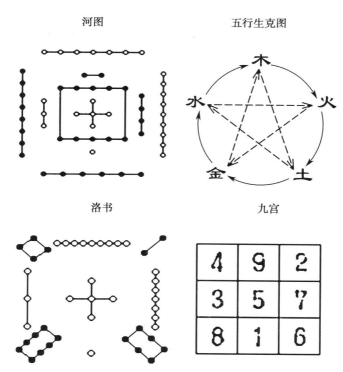

洛书　　　　　　　　　九宫

图 7-1-5 河图 洛书

　　太极图是圆形的,蕴含气一元论的原理,表示宇宙万物始于元气。左白为阳,右黑为阴。阴阳用曲线相隔,表示阴阳互根互生、互为消长、互为制约。阳中有一黑点,阴中有一白圈,表示阳中含阴,阴中含阳,也象征阴极生阳,阳极生阴,阴阳相互转化。此即太极动而生阳,静而生阴,二气交扭,而成此太极图象。

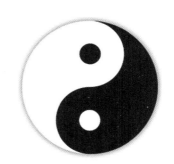

图 7-1-6 太极图

(二)易象

　　象是《周易》的重要构成要素,是易学研究的重要范畴。"是故《易》者,象也。象也者,像也。"道出了《周易》一书的象征特色,象征就是模拟万物。《系辞上》云:"圣人有以见天下之赜,而拟诸其形容,象其物宜,是故谓之象。"天下事物的道理幽深难见,圣人便拟取物象以比喻事理,这就是《周易》的创作原则。《周易》就是用卦象来模拟、类推万物的。易象是在《周易》的形成与发展过程中逐步丰富和完善起来的。

77

1. **卦象** 卦象指《周易》八卦、六十四卦的符号形象以及卦象所表示的万事万物之象。卦象的主要特征是以卦象物,基础是八经卦的八种物象。圣人"仰观""俯察""远取""近取",广泛引用物象,从不同角度来阐释八卦,因而八卦取象纷繁复杂。全书所拟取的物象集中体现在八卦的象征上,而《说卦传》广泛列举八卦取象的例子,对八卦的卦象、卦义进行了全面深入的论述。八卦取象系统列表于下(表7-1-1):

表7-1-1 八卦取象系统

卦名	乾	坤	震	巽	坎	离	艮	兑
符号	☰	☷	☳	☴	☵	☲	☶	☱
物象	天	地	雷	风	水	火	山	泽
特性	健	顺	动	入	陷	丽	止	说(悦)
动物	马	牛	龙	鸡	豕	雉	狗	羊
人体	首	腹	足	股	耳	目	手	口
家人	父	母	长男	长女	中男	中女	少男	少女
五行	金	土	木	木	水	火	土	金

2. **爻象** 爻象包括爻性、爻位以及爻在卦体中的态势与运动方向。作为符号的爻象由爻性和爻位共同组成。爻性只有阳爻和阴爻两种。爻象征的事物相应只有两类:阳爻象征一切阳性事物,如天、男、君、父、大人、奇数、刚、健、动等;阴爻象征一切阴性事物,如地、女、臣、母、小人、偶数、柔、软、静等。

爻位指阴阳两种爻分别在卦中所处的位置。三爻卦,自下至上称为初位、中位、上位;六爻卦,自下至上称为初、二、三、四、五、上。每个爻都在自己的位置上反映出卦体自身变动情况。爻性与爻位组成了爻象。

3. **物象** 物象是卦爻创造的来源,同时又是卦象征的对象。物象包括有形可见的、具体的事物之象,如自然界的天、地、水、火、日、月等,也包括无形可见、但可以感受的现象,如风、气等。

第二节 《周易》的主要观点

《易传》发挥了《易经》中的思想,并使之成为比较系统的哲理,体现了古人对自然、人事独特的认知方式,表现出位、时、序、中、太极、气、阴阳、五行、三

才、反复、变通、太和、变易等观点与思想,综合这些观点,可以简要概括为以下几个方面:

一、宇宙生成观

1. 太极是宇宙世界的本源 《系辞》中提出了太极的概念:"是故易有太极,是生两仪,两仪生四象,四象生八卦,八卦定吉凶,吉凶生大业。"认为由太极而两仪、四象、八卦不仅是筮法的一个分化过程,也是认识宇宙世界形成过程的一种思维方法。至汉代,易学家明确提出太极为宇宙世界的本源,有的认为太极为一种混沌未分的元气,有的认为太极就是"无"的状态,还有的认为太极是宇宙世界最根本的"理"或"道",并由此发展出了后世哲学的"气本论"和"理本论"学说。

2. 阴阳对立统一是宇宙的普遍法则 《易传》以阴阳变易的道理解释《易经》,尤其是《系辞》所言"一阴一阳之谓道,继之者善也,成之者性也,仁者见之谓之仁,知者见之谓之知,百姓日用而不知,君子之道鲜矣"。明确提出了阴阳对立统一是宇宙的普遍法则,是事物的本性,更是宇宙万物生成的原理。

3. 提出了"道"与"器"的观点 《系辞》提出"易与天地准"的观念,认为模拟天地而成的卦爻象与占筮之法是天地法则的集中体现,人们由此可以预测天地之变化,还可以由此创制人类文明,于是出现了道器之别的观念。《系辞》说:"形而上者谓之道,形而下者谓之器。"易道是无形的,属形而上;卦爻象是有形的,属形而下。它们彼此间的关系与道理用事物来说,则一切有形的具体的事物属形而下之器,一切无形的存在于器物之中的事物变化法则属形而上之道。这一思想成为我国后世形而上哲学的根源,影响广泛。

4. 生生不已是宇宙万物最根本的性质 《系辞》将生生不已看作宇宙万物最根本的性质,提出"日新之谓盛德,生生之谓易""天地之大德曰生"。指出宇宙是个不断变化、发展的永恒过程。宋代程颢在其《遗书》中认为,天之道即是生生不息,它代表了创始、抚育、慈爱,它是"善"的根源,也是"仁"的根本。由此,将宇宙生生不息的法则发挥为人类社会的道德根本。

5. 天地交而万物通 《系辞》从万物繁衍后代的方式感悟到天地相交产生万物的思想,提出"天地絪缊,万物化醇,男女构精,万物化生",并强调"天地交而万物通""天地不交而万物不兴",认为阴阳二气升降往复、刚柔相交的"绷缊"状态是化生万物的根源,由此,使"绷缊"成为气论哲学的重要范畴。

二、天人合一观

《系辞》认为,"易之为书也,广大悉备,有天道焉,有人道焉,有地道焉,兼三才而两之故六。六者非它也,三才之道也。"《易》兼有天、地、人三才之道,"天道"是宇宙变化运行的规律,"地道"是宇宙间万物生长变化的规律,"人道"是人类社会的发展变化规律。此三道的变化规律是相一致的,如《象辞》解释谦卦时提出"天道亏盈而益谦""地道变盈而流谦""人道恶盈而好谦"。一卦六画即是天、地、人三才之道各占两画的象征。如《说卦》所言:"昔者圣人之作易也,将以顺性命之理,是以立天之道曰阴与阳,立地之道曰柔与刚,立人之道曰仁与义。兼三才而两之,故易六画而成章。"这说明,《易经》蕴涵了自然、社会、人生的普遍法则,自然之道为阴阳,社会之道为刚柔,人生之道为仁义,此三者统一于宇宙"一阴一阳"普遍法则之下。这是古代"天人合一"思想的充分体现。

三、往复变易观

《易传》认为,卦爻象的上下往来、刚柔两性的消息盈虚,决定了卦爻象的变化与相应的吉凶悔吝,并提出了一套关于事物往复变易的理论。这些理论形成了古人对立统一的辩证思想。如《系辞》提出"动静有常,刚柔断矣""刚柔相推而生变化"。《象辞》有言:"日中则昃,月盈则食,天地盈虚,与时消息。"它用消息盈虚的理论概括宇宙万物的变易性,指出万物总是处于变化当中,总是会向着盛极而衰、衰极复兴的方向发展,并将这种往复变化称为"天道",人事须符合天道,人们必须审时度势,了解万物盈虚的趋势与动向,并使人事行动与之相适应。由此,《易传》提出了往复变易的又一个重要范畴:变通。《系辞》提出"化而裁之谓之变,推而行之谓之通,举而措之天下之民而谓之事业"。《系辞》还指出了变与通的关系"穷则变,变则通,通则久",事物发展到尽头就要懂得变,只有变,才能使整个循环不已的过程通畅,才能保证事物不断地前进与发展。这不仅是自然界的运动法则,也是社会与人事发展的决定性因素。

四、守位顺时观

《易传》在解释爻辞时,极其重视"位"与"时",并提出了当位吉、失位凶、随时吉、失时凶的观念。"位"的观念不仅指当与不当,还包括应与不应、中与不中,若既当又应且中,那表明事物处于最稳定的和合状态。"时"的观念则认为,六爻因其所处位置和条件不同,导致其所处的时机亦不同,顺时而行、因时而变方为"人道"。如《象辞》提出要"损益盈虚,与时偕行""时止则止,时行则行,动静不失其时"。总之,《易传》强调的时位观,即是对人与自然、社会关系的处理方式,是个人如何适应外在环境,建立完美人格、太和境界的途径,是古人认识论与方法论的集中体现。

五、保合太和观

《易传》提出了"保合太和"的观念。《象辞》说:"乾道变化,各正性命,保合太和,乃利贞。"指出天道即为变化,变化的目的是使宇宙万物始终处于一种最和谐的状态。这种状态不仅指自然界的风调雨顺,万物茂盛,也指社会人事的最大和谐状态。《易传》正是将孔子的"和而不同"、老子的"万物负阴而抱阳,冲气以为和"、庄子的"调理四时,太和万物"等儒道两家的"贵和"思想做了进一步的升华,提出"保合太和"的最高和谐境界,而恰恰是这种最和谐的状态,才是宇宙万物周而复始、历久弥新的保障。

第三节 《周易》对中医文化的影响

关于医易关系,自古以来就有"医易同源"或"医易会通"说,因为《易经》《易传》和《内经》成书的时代较为接近,医易两家的理论基础、思维模式类似,在学术思想上也有相互渗透的痕迹。易学独特而精深的思维模式、哲学理念对中医学产生了深刻的影响。

一、《周易》阴阳思想与中医阴阳学说

《易经》中没有关于阴阳的直接论述,但是阴爻和阳爻的组合变化即包含

着丰富的阴阳思想。《易传》中明确提出"一阴一阳之谓道",认为宇宙间的基本规律就是阴阳的对立统一。《内经》对《周易》的阴阳思想进行了继承和发挥,去除了与卦象有关的符号和文字,但是保留了阴阳哲学这一合理内核,并用阴阳学说构建了中医理论的哲学基础。

（一）中医对《周易》阴阳思想的吸收

中医受易学影响,认为阴阳对立统一、调畅和谐是事物存在、发展、变化的条件。《素问·天元纪大论》说:"夫五运阴阳者,天地之道也,万物之纲纪,变化之父母,生杀之本始,神明之府也,可不通乎! 故物生谓之化,物极谓之变,阴阳不测谓之神,神用无方谓之圣。"阴阳学说贯穿于中医的整个理论中。

中医学将阴阳的关系归纳为阴阳对立制约、阴阳互根互用、阴阳相互转化、阴阳消长平衡、阴阳交感等,这些都可从太极图、八卦图、六十四卦图、河图洛书等易图中得到很好的诠释。太极图中白中有黑,黑中有白,象征着阳中有阴,阴中有阳,阴阳互根互用。卦的交感也给了中医极大的启示,泰卦强调天地交泰,医家创制了交泰丸,主治心火偏亢、心肾不交引起的不寐怔忡。总之,中医吸收了易学中作为宇宙普遍规律的阴阳学说,并将之作为中医理论的根基,贯穿于中医的一切理论之中,有力地指导着中医的理论构建和临床治疗。

（二）中医对《周易》阴阳思想的发挥

在易文化中,阴阳主要在自然哲学范畴使用,而中医的阴阳既是哲学范畴,又属于医学范畴,是哲学与医学的巧妙统一。中医继承了《周易》阴阳理论,对阴阳互根互用、消长转化思想作了更系统、明确的表达,并结合医学进行了新的发展,主要表现在事物阴阳划分法、三阴三阳理论的出现以及升降出入、开阖枢理论等方面。

1. 中医对事物阴阳划分法　中医对事物阴阳划分法参考了《周易》,但是分类更为合理、完善。《易经》中基于阴阳对立思想,认识到了天地、日月、水火、父母、上下、老少等对立的两类事物,但《易传·说卦》中将牛马、龙鸡、狗羊等也作为与阴阳类似的对立存在,显得有些牵强。《内经》对阴阳的划分是基于事物的对立属性,如阳的属性为温热、明亮、积极、进取、活动、刚强等,而阴的属性为寒凉、晦暗、消极、退守、静止、柔弱等,这是按照事物运动状态下的对立属性来划分的。在阴阳属性的划分中,又具有无限可分性,《素问·阴阳离合论》云:"阴阳者,数之可十,推之可百,数之可千,推之可万。万之大不可胜数,然其要一也。"中医学的阴阳理论是易学阴阳思想的进一步规整和发展。

2. 中医三阴三阳理论 《内经》《伤寒论》等经典在《周易》六爻思想的基础上,提出了三阴三阳的理论,其中厥阴、阳明是中医学独有的概念。一般认为,三阴三阳的学说源于六爻观念,因为六经与六爻在数量上相合,阴阳结构上也相似。六经从少阴到太阳,体现了阴阳消长的过程,六爻位也表示事物由弱到强的演进过程。中医学将六爻学说推演为六经学说,《素问·热论》中以太阳示头,阳明示胃,少阳示胸胁,太阴示脾,少阴示心肾,厥阴示肝,并以此概括六种生理病理状态。

3. 中医升降出入和开阖枢理论 《内经》没有阴阳相推、相摩之类的说法,而是发展出了升降出入和开阖枢理论。《素问·六微旨大论》说:"出入废则神机化灭,升降息则气立孤危。故非出入则无以生长壮老已,非升降则无以生长化收藏。"《素问·阴阳离合论》指出:"是故三阳之离合也,太阳为开,阳明为阖,少阳为枢……三阴之离合也,太阴为开,厥阴为阖,少阴为枢。"开主外出,阖主入内,枢主内外出入。开阖思想是受到《易传·系辞》的影响:"阖户谓之坤,辟户谓之乾,一阖一辟谓之变,往来不穷谓之通。"升降出入与开阖枢理论更强调生命动态过程的考察,是对易学辩证法思想的汲取。

从中医对《周易》阴阳思想的发挥可以看出,中医学在理论构建期深受易学阴阳哲学的影响,但结合医理进行了创新,运用易学阴阳观念对人体生理、病理的本质规律进行了开创性的探索。

二、《周易》往复变易观与中医运动气化学说

《周易》的"易",虽有简易、变易、不易、交易等含义,但其中"变易"为核心思想。易学认为万事万物都处于永恒的运动变化之中。变易即动,不易即静,动是绝对的,静是相对的,动静矛盾运动是事物发生、发展、变化的根本法则。《内经》充分接受了易学的变易之道,《素问·六微旨大论》说:"夫物之生从于化,物之极由乎变,变化之相搏,成败之所由也。"一切事物的发生、发展、变化和衰亡都是在运动过程中产生的。《内经》认为,运动普遍存在于万物与人类之中,自然界有春生、夏长、秋收、冬藏的运动节律,人体有生、长、壮、老、已的生命过程。人体的气血依照昼夜十二时辰运行,从手太阴肺经到足厥阴肝经,如环无端,循环往复。无论是气血的流通,经脉的循行,脏腑间的生克制

化,正邪交争的病理过程,病机的传变,证候的变化,都体现出中医重视动态和功能化的人体研究。

《内经》在《周易》变易运动思想的影响下,结合人体规律发挥出气化学说,气化即气机的运动与变化。《内经》认为自然界和人体都存在着升降出入的气机循环运动。《素问·阴阳应象大论》说"故清阳为天,浊阴为地;地气上为云,天气下为雨;雨出地气,云出天气。"这是对自然界天地、云雨、气机运动的朴素观察。同时人体与天相应,"故清阳出上窍,浊阴出下窍;清阳发腠理,浊阴走五脏;清阳实四肢,浊阴归六腑。"人体内部的气化运动分上下清浊而分别走四肢脏腑九窍。

三、《周易》中和观与中医平衡观

中和是一种和谐美满的状态,是《周易》的重要思想。《内经》受中和思想影响,强调自然和人体的中和才是正常状态,失和则天地生化失序,人体出现疾病,治疗就是重新调和的过程。《灵枢·脉度》提到"肺气通于鼻,肺和则鼻能知臭香矣……肾气通于耳,肾和则耳能闻五音矣"。这里的"和"表示的就是机体的平和、正常。

"中和"思想对中医的生理观、病理观、养生观、治疗观的形成都有重要影响,从而导致中医平衡观的出现。如生理上要"阴平阳秘,精神乃治"。阴阳失衡则疾病产生,《素问·阴阳应象大论》提到"阴胜则阳病,阳胜则阴病。阳胜则热,阴盛则寒。"治疗的基本原则是让阴阳恢复平衡,《素问·至真要大论》指出"谨察阴阳所在而调之,以平为期。"养生观上的"和",一是要维持天人的和谐,《素问·上古天真论》"其知道者,法于阴阳,和于术数"即是指人与天地、四时、阴阳等的协调一致;二是要调和饮食,《素问·生气通天论》"是故谨和五味,骨正筋柔,气血以流,腠理以密,如是则骨气以精",饮食平衡,五味不偏胜是强健气血筋骨的养生之道。

四、《周易》时位观与中医时空医学思想

《周易》的时位观,"时"有时序、天时、时间、时节、卦时等含义,"位"指的是方位、处所、位置等,易学通过卦象爻位组合中的空间位置关系来说明世间万物的关系。

（一）中医"女七男八"的时间节律

中医吸取了易学重时的思想,并推广到人体科学,建立了独具特色的时间医学体系。《内经》的时间医学思想主要体现在对人体发育节律性、脏腑与四时的关系、疾病的时间变化规律等问题的认识上。如《素问·上古天真论》提到男女的发育时间不同,女性以七为阶,"女子七岁,肾气盛,齿更发长。二七而天癸至,任脉通,太冲脉盛,月事以时下,故有子。三七,肾气平均,故真牙生而长极……七七,任脉虚,太冲脉衰少,天癸竭,地道不通,故形坏而无子也。"男子以八为阶,"丈夫八岁,肾气实,发长齿更。二八,天癸至,精气溢,阴阳和,故能有子。三八,肾气平均,筋骨劲强,故真牙生而长极……八八,天癸竭,精少,肾脏衰,则齿发去。"清代唐宗海《医易通说》下卷对此的解释是"盖少女属兑卦得七数,少男属艮卦得八数,故以七、八起算。"《素问·脏气法时论》则强调内脏与四季的关系,肝主春,心主夏,脾主长夏,肺主秋,肾主冬。人体的节律性还体现在疾病的时间变化规律,《素问·脏气法时论》说"肝病者,平旦慧,下晡甚,夜半静……心病者,日中慧,夜半甚,平旦静"。这是用五行生克的关系和脏腑经气盛衰的时日来探讨疾病转归的规律,因此治疗上也强调法时而治。

（二）中医天地人"三位一体"的思想

八卦和六十四卦都由阴阳二爻排列组合而成,各爻之间存在着空间位置关系,称为爻位。阳爻居阳位,阴爻居阴位则为"正位""当位",反之则"位不当"。爻位思想反映出,易学认为任何事物都应该有自己合适的位置。正如《易传·系辞》所说"天尊地卑,乾坤定矣",各归其位,事物才能发挥正常的作用。《内经》中"位"也是一个重要概念,它有三种内涵,一是表示东南中西北五个方位,二是指日月五行及气候变化情况,三是水土物候的变化情况。《素问·天元纪大论》中王冰的注解用上下左右来匹配南北东西。《素问·气交变大论》中提到"位天者,天文也","位地者,地理也"。中医"位"的思想将天文、地理、人体合为三位一体。

五、《周易》预防观与中医治未病思想

《周易》最早的性质就是一部卜筮之书,是"圣人设卦、观象系辞焉,而明吉凶。"因此《周易》是世界最早的预测专著。易学卜筮的目的是预知未来,建立预防观。易文化的预防观主要强调天地人相关、见微知著和司外揣内。

这对中医产生了巨大影响,形成了中医"治未病"的思想。

　　当代学者普遍认为研究易学有利于探索中医学理论的来龙去脉,加深对前人理论的认识,但应恰如其分地评价其现实意义。中医学的很多理论是在传统文化影响下形成的,了解以易学为代表的传统文化,才能正确把握中医的本质,理清中医学术形成和发展的脉络,为中医理论和诊疗技术的进一步发展奠定基础,开拓思路。

参 考 文 献

[1] 黄寿祺,张善文.周易译注[M].上海:上海古籍出版社,2012.

[2] 李浚川,萧汉明.医易会通精义[M].北京:人民卫生出版社,1991.

[3] 邹学熹.易学精要[M].成都:四川科学技术出版社,1992.

[4] 张其成.中医文化学[M].北京:人民卫生出版社,2017:143-151.

[5] 臧守虎,贾成祥.中医文化学[M].北京:中国中医药出版社,2017:90-108.

[6] 张其成.易道主干[M].南宁:广西科学技术出版社,2007.

[7] 黄自元.中国医学与《周易》原理——医易概论[M].北京:中国医药科技出版社,1989.

[8] 何敏,张继.医易会通研究[M].南京:南京大学出版社,2014.

（薛芳芸）

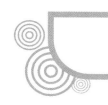

第八章 汉字与中医文化

汉字是世界上历史最悠久的文字之一,而且是当今世界上仅有的仍在通行使用的最古老的一种文字。汉字是联合国规定的6种工作语言之一(英语、法语、俄语、西班牙语、阿拉伯语、汉语),使用汉字的人口占世界人口总数1/5。汉字是流淌在中国人血脉中的文化,大气、美丽、端庄,气韵生动。从仓颉造字开始,我们古老的生命便以一种方方正正的方式存在。汉字与中医的起源和发展、人体的生命与健康有着千丝万缕的联系。著名史学家陈寅恪曾说:"凡解释一字即是作一部文化史。"这句话揭示了汉字内涵的丰富性。解读汉字,可以窥见中国本土文化的特色,感悟中国文化之根,领悟人体生命之道。

第一节 汉字的起源

探索汉字的起源与发展,是研究中国文化传承与发展的关键。我们的祖先首先是靠口头说话来交流思想的,但这种方式常常受到时间和空间的限制。随着社会的发展,人们需要将这些口头语言文字符号记录下来,汉字就逐渐产生了。关于汉字的起源,主要有三个传说,分别是"结绳记事""伏羲八卦"和"仓颉造字"。

一、结绳记事

结绳记事最早见于《周易·系辞下》:"上古结绳而治,后世圣人易之以书契。"《周易·系辞》郑玄注:"结绳为约,事大,大其绳;事小,小其绳。"东汉许慎在《说文解字·叙》中亦云:"神农氏结绳为治,而统其事。"结绳记事的做法,在世界上一些较为原始的民族地区直至晚清还有留存,如中国云南的傈僳族、哈尼族,台湾的高山族等。然而,结绳记事的方法,用来计数、计日或提示注意则可;用记复杂的事件、思想则不可,因为其结所蕴含的符号意义,须由结绳之人来解释。虽然有人认为,汉字如"十""廿""卅""卌"等,似乎反映出结绳的痕迹,不过,很明显,结绳还不是可以记录语言的成系统的符号。

二、伏羲八卦

《周易·系辞下》载:"古者包牺(伏羲)氏之王天下也,仰则观象于天,俯则观法于地,观鸟兽之文,与地之宜,近取诸身,远取诸物,于是始作八卦,以通神明之德,以类万物之情。"《尚书·孔序》:"古者伏牺氏之王天下也,始画八卦,造书契,以代结绳之政,由是文籍生焉。"八卦分别为乾(☰),代表天;坤(☷),代表地;震(☳),代表雷;艮(☶),代表山;离(☲),代表火;坎(☵),代表水;兑(☱),代表泽;巽(☴),代表风。八卦实际上,它只是上古先民原始的记事符号,后来演变为卜筮的符号,进而再度组合推演为六十四种卦象。应该说,无论是八种还是六十四种符号,均无法表述千差万别的世间万物。很显然,八卦也不可能成为记录语言的系统符号。

三、仓颉造字

《荀子·解蔽》记载:"好书者众矣,而仓颉独传者,壹也。"荀子认为,喜欢写字的人很多,唯独仓颉创造的汉字流传下来,是因为他用心专一。其后《韩非子·五蠹》《吕氏春秋·君守篇》都有仓颉作书的记载。许慎在《说文解字叙》中则说得更为详尽:"黄帝之史仓颉,见鸟兽蹄迒之迹,知分理之可相别异也,初造书契。"清代段玉裁在《说文解字注》中说:"史者,记事者也。仓颉为记事之官,思造记事之法,而文生焉。"相传仓颉是黄帝时代的史官,他的记事之职倒是颇合造字者的身份。《淮南子·本经训》记载:"昔者仓颉作书而天雨粟,鬼夜哭。"古人把创作汉字看作神圣的事情,因此文字的发明惊天动地泣鬼神。文字的出现,是中华文明发展到一定水平的重要标志。

第二节 汉字的形体和构造

汉字是我国劳动人民在长期生产和生活过程中逐渐创造的,从最早的图画文字和记事符号,发展到今天独具魅力的通行字体,经历了数千年的演进和变革,结构方正,形体美观。

一、汉字的主要形体

在漫长的历史长河中,汉字的形体不断演变,经历了甲骨文(殷、商)→金文(西周)→篆书(春秋、战国、秦)→隶书(秦、汉)→楷、草、行书(汉、魏、晋)→简化字这么一个过程。

在形体演变过程中,逐渐由图形变为笔画,由形义结合紧密到形义相离,由造字方法的表形表意到形声,由笔画繁复到简化。由于汉字是表意体系的文字,所以每个汉字都是形音义的结合体。

二、汉字的构造

关于汉字结构的分析,可以上溯到春秋时期,在《左传》中就有"止戈为武""皿虫为蛊"之类的记载。但真正形成关于汉字结构的理论体系,是在汉代。东汉许慎概括汉字的造字法有六种,称为"六书",即象形、指事、会意、形声、转注、假借。六书理论发展到清代,王筠《说文释例》提出了"四体二用"说,认为象形、指事、会意、形声是造字之法,转注、假借是用字之法。这种说法对后世影响很大。下面主要介绍前四种。

(一)象形字

许慎《说文解字·叙》:"象形者,画成其物,随体诘诎,日月是也。"顾名思义,象形是摹拟事物的外部形状造字的方法,是用尽可能简单的线条勾勒事物的轮廓,来表现事物最突出的形状特征。凡象形字,《说文解字》都注明"象形"二字或"象……之形"。如:

日　☉(甲骨文)☉(金文)日(小篆),象太阳之形。

月　☽(甲骨文)☽(金文)☽(小篆),象弦月之形、象月亮常缺之形。

水　╳(甲骨文)╳(金文)╳(小篆),象水流貌,象小河之形。

子　♀(甲骨文)♀(金文)♀(小篆),象大脑壳,两臂上扬的婴儿形。

雨　⌗(甲骨文)⌗(金文)⌗(小篆),象天上下雨之形。

心　♡(甲骨文)♡(金文)♡(小篆),象心脏之形。

西　♂(甲骨文)♂(金文)西(小篆),象盛酒之器,亦"酒"字初文。

册　　𝍤（甲骨文）𝍤（金文）𝍤（小篆），象编连一起的简册形。

果　　𝍤（甲骨文）𝍤（金文）𝍤（小篆），象树木上结果实形。

人　　𝍤（甲骨文）𝍤（金文）𝍤（小篆），象人体侧面之形。

木　　𝍤（甲骨文）𝍤（金文）𝍤（小篆），象树木之形。

右　　𝍤（甲骨文）𝍤（金文）𝍤（小篆），象右手之形。

大　　𝍤（甲骨文）𝍤（金文）𝍤（小篆），象正面站立伸开两臂两腿的人形。

（二）指事字

许慎《说文解字·叙》："指事者，视而可识，察而见意，上下是也。"所谓指事，是用象征性符号或在象形字的基础上加提示符号来表示字义的造字方法。指事字分为两种。

1. 纯粹象征性符号　例如：表示数目的"一、二、三"皆集画而成。上 ＝（金文），下 ＝（金文），二字是通过两个线条的位置关系来表现其意义的。

2. 在象形字基础上添加提示性符号

本　　𝍤（小篆），在木之根部添加提示符号。指树根。

末　　𝍤（小篆），在木之梢部添加提示符号。指树梢。

亦　　𝍤（小篆），在人之两臂之下添加提示符号。"腋"之古字。

元　　𝍤（小篆）在人之上添加提示符号。指人之头部。

刃　　𝍤（小篆），在刀之口部添加提示符号。以示刀刃之所在。

寸　　𝍤（小篆），在手之腕部添加提示符号。以示寸口。

天　　𝍤（小篆），在人之上添加提示符号。《说文解字》："颠也，至高无上。"实为人之头。

（三）会意字

许慎《说文解字·叙》说："会意者，比类合谊，以见指撝，武、信是也。"即把两个或两个以上的字组合在一起，并把它们的意义合起来，以显现一个新义，武、信二字就是这类会意字。武，下"止"表示步行，上"戈"表示兵器，会意为人荷兵器，征伐用武。信，从人从言，会意为人言诚信，说话真实。

从　　𝍤（甲骨文），会二人相随之意。

北　　𝍤（甲骨文），会二人向背之意。"背"之古字。

明　　𝍤（甲骨文），会日月之意。

益　　𝍤（金文），会水在皿上之意。"溢"之古字。

盥　　𝍤（金文），皿从双手从水。会洗手之意。

休　　𝍤（小篆），人依在木旁，会休息之意。

炙　（小篆），肉在火上，会烤肉之意。

男　（小篆），人用力耕田之意。

友　（小篆），从二手同一指向，会同志者为友。

卡　（小篆），上不上，下不下。

采　（小篆），手在树上摘东西。

莫　（金文），从日在艸中。"暮"之古字。

（四）形声字

许慎《说文解字·叙》："形声者，以事为名，取譬相成，江河是也。"形声是一种由表示意义类属的形旁加表示读音的声旁来结构汉字的方法，由这种方法造出的字叫作形声字。它是一种造字能力极强的造字方法。《说文解字》在注解形声字时都注明"从某，某声"。如：江，从水，工声。河，从水，可声。肝，从肉，干声等。

关于形声字，我们应注意它的结构形式。

左形右声：江、河、理、沐、腑、诂。

右形左声：期、胡、攻、顶、领、救。

上形下声：药、空、草、巅、宇、篇。

下形上声：基、盲、恭、炙、贡、裳。

内形外声：问、闻、闷、辩、凤、舆。

外形内声：裹、褒、固、闾、圃、鬻。

声居一角：旌、旗、咫、飓、徒、徙。

形居一角：修、颖、题、荆、旭、圣。

第三节　汉字与中医文化

中医学作为五千年中华文明的代表，以其独特的疗效和别具风格的理论思维立足世界科技之林，与汉字、国画、京剧一起被誉为中国四大国粹。汉语言文字和中医药的关系非常密切。就在汉字出现"隶变"而定型的秦汉时期，中医药也出现了历史上的第一个发展高峰。在两千余年的发展过程中，由于文字的普及、造纸术和印刷术的发明，古人为后世留下了数量巨大的中医古籍文献，中医药也因此具备了深厚的文化底蕴。在一定意义上，汉语言文字是中医药学的文化载体。

一、汉字对医药史实的反映

（一）毉—醫

最早的医字下半部是一个"巫"字,写法是"毉"。为什么把医字下半部写成了"巫"呢? 这就涉及医学起源问题——"医源于巫"。商周时期社会上出现了许多巫师,既能交通鬼神,又兼及医药。当时巫术盛行,人们缺乏医疗知识,人生病后以为是鬼神作祟或者是祖先处罚他们,因此巫师便用祈祷、祭祀、念咒等方法来治病,以求得祖先保佑他们,鬼神宽恕他们。甲骨文中就有"武丁"身体不好、牙痛、舌头生疮,祈求祖先保佑的卜辞。可是巫师的这些活动,对患者仅具有安慰、精神支持的心理作用,真正治疗身体上的病,还需要借用药物,或采取技术性治疗。因此他们不得不在求神拜祖的同时,采集一些民间有效的处方和药物来治病。《山海经·海内西经》就记载有巫咸、巫彭等10个巫医来往灵山采药的事。这就是古代将医字写成"毉"的原因。

后来随着社会的进步,人们的自然常识和医药知识逐渐丰富起来了。人类学会了酿酒,中国的酒主要是由谷物酿成的,属于水谷之精华,可使人通神明,还可以通行经脉,在医治疾病中,用酒的机会越来越多,自然地"酉"就代替了"巫","毉"字就变成了"醫"字。

（二）樂—藥

"藥"是"药"的繁体字,小篆写作"藥",《说文解字》曰:"药,治病草。"在甲骨文中它与"樂"(乐 yuè)字同源同构。"樂"的本意:下面为"木",表示架子,上面为两根丝线,代表琴弦,中间一个"白"字,表示调琴的器具。音乐可以使人快乐,所以"乐"又读作快乐的lè。药物以草木为主,在"乐 yuè"字上面加上"艹"字,组成"藥"。表示治疗疾病不仅要靠草药,而且通过音乐来调理人的心情。

（三）砭—箴—鍼

在针具的记载上,先后有"砭""箴""鍼"等字。"砭",《说文解字》称:"砭,以石刺病也。"砭,即指砭石,它是一种锐利的楔形石块,作为后世刀针的前身,是中国医药史上最早的医疗工具,既可以用来破开脓肿、排脓放血,又可以用来刺激人体的体表穴位。它的出现应该是在新石器时代之后,一般据此把针术的起始定在新石器时代。"箴""鍼"皆为"针"之古字,箴字从"竹",说明在历史上曾有过用竹针的时期,鍼字从"金",很显然则是进入了金属针具时代以后的事了。

二、汉字对生理病理观的反映

古人对于生理病理现象的认识,作为一种社会生活体验,很自然地也反映到了汉字的创造中来。如:

"心"字甲骨文写作"♡",像人体心的形状。古人认为,心主神志,主管着精神、意识、思维活动。因此,心部的字大多与思想、意识、感情、情绪等有关,如思、想、忘、志、忑、愁、虑、恐、怒、悲、意、念、感、愿、忆、怯、恼、慕、恨、情等("忄"与"小"为"心"之变体)。同时,古人还认为心居人身之中,因此,"心"又有中心、中央之意,如圆心、江心等。

"思"字小篆写作"恖",这是一个会意字,上部为"囟",代指婴儿的囟门;下部为"心"之象形。在古人看来,婴儿囟门的跳动与心脏的跳动节律一致,因此将两者联系起来,认为大脑和心脏都是与思维相关的器官,心主感知,脑主思考,二者结合起来便成为思。

三、汉字对疾病的认识

"疾病"现在是一个双音节词,但在古代,它们分别有着不同的含义。《说文解字》曰:"疾,病也。从疒,矢声。""病,疾加也。从疒,丙声。"可见,东汉时期的许慎认为,病为疾之重者。后世有人从甲骨文等字形来分析,认为"病"表示人卧床不起,浑身出汗,当指内科病证;"疾"字是一个象形字,在甲骨文和金文中,其字均像一个人腋下中箭之形。因此,"疾"字中的"矢"并非单纯表音,当兼表义,说明其与刀箭有关,而指外科病。后来二字间又连用,内外科区别消除,而发展至今,其轻重之别的程度界限也就消失殆尽了。

"蛊"是传说中一种人工培育的毒虫,专门用来害人,人受其毒则病。甲骨文中的"蛊"字,像虫在皿中,"皿"字上面有三个"虫"字,表示器皿里的虫子很多,它们互相吞噬,剩下最强最毒的一条叫蛊。皿是一种食器,虫在其中,人误食之,则进入人体,造成疾病。《说文解字》称:"蛊,腹中虫也",表示腹中的寄生虫。

"盲",指目不可见之病,它是一个形声兼会意字。《说文解字》曰:"盲,目无眸子也。从目，亡声"。"目"为形符，"亡"为声符，"亡"，本义为逃离、出走，亦有丢失之义，在此兼有表义功能，表示失去眼眸，眼失眸自无可见之理。

对于外伤类疾病，在字义中也有相应反映，如"伤、创、折、断"四字，就是对不同程度外伤的指称。如《礼记·月令》载"命理瞻伤察创，视折审断"。汉代蔡邕注为："皮曰伤，肉曰创，骨曰折，骨肉皆绝曰断。"较准确地区分了外伤的轻重程度。

四、汉字对脏腑组织形态的描绘与命名

对某些脏腑器官的形态已有所认识，如"心"是一个象形字，甲骨文中极像"♡"之形，小篆写作"♥"，更像心之剖面图形。这说明古人很早就对"心"之形态有了直观认知。

对于某些经穴的命名，利用汉字表意的功能，充分地反映了其生理特性。如太溪穴，为足少阴肾经经穴，在足内侧，内踝后方，当内踝尖与跟腱之间的凹陷处。"溪"字为"谿"字的异体字，《素问·气穴论》云："肉之大会为谷，肉之小会为谿，谿谷之会，以行荣卫，以会大气。"太溪穴在脚踝内侧，肌肉浅薄，故名曰"谿"。而合谷穴属手阳明大肠经经穴，位于手背虎口处，于第一掌骨与第二掌骨间，其处肌肉丰厚隆盛，故以"谷"名穴。

总而言之，由于汉字具有表义的功能，它所承载的丰富的传统文化信息是其他拼音文字所无法替代的，这也正是古诗文和中医药术语在译作其他文字时面临许多失真的原因所在。

第四节　趣谈中医药学中的语言文化现象

中医语言融科学性与艺术性为一体，不仅孕大含深，而且气韵生动。从独具匠心的汉字到言简意赅的成语典故，从富有诗意的药名到妙趣横生的对联，从充满智慧的神话传说到含义隽永的寓言以及形象深刻的比喻等，无不蕴涵着丰富的语言文化现象，无不与中医的起源和发展、人体的生命与健康有着千丝万缕的联系。通过解读这些趣味盎然的语言文化现象，来探索中医之渊源，领悟人体生命之真谛，揭示其深刻的文化意义。

一、寓意深刻的成语典故

中医药文化植根于传统文化的沃壤,传承这一文化的载体是语言,成语、典故是语言文化中的精华成分。作为与人类生命、生存、生活休戚相关的医学,毫无疑问是成语、典故产生的重要源头。例如,成语有肝胆相照、心惊胆战、精疲力竭、病入膏肓、三折肱知为良医、妙手回春、吮痈舐痔、六脉调和、薏苡明珠、乐极生悲、杯弓蛇影、起死回生、头昏脑涨、对症下药、讳疾忌医、如法炮制、上医医国等;典故有"岐黄""悬壶""杏林""橘井""青囊""坐堂"等,有的直观、形象或间接、含蓄地表述了中医学医理,有的揭示了中医学的源头,有的是对医学家精湛医技、高尚医德的赞扬。凡此种种,都与医学紧密相连,令人叹为观止、心悦诚服。

（一）悬壶济世

"悬壶"是中医行医的专用名词,典出《后汉书》卷八十二《方术列传》。壶公是东汉时一位卖药的老翁,有道术,常用符治病。每天悬一壶于市头卖药,"药不二价","治病皆愈","及市罢,辄跳入壶中,市人莫之见"。费长房发现此秘密,认为神奇。因此奉酒脯前往拜访,老翁邀他一起进入葫芦中,只见大厅布置得整齐华美,佳肴满桌,他立刻拜壶翁为师,学习医术与修仙之道,学成之后也开始悬壶行医。从此以后,"悬壶济世"就成为中医行医的专用名词。这一典故流传甚广,至今人们日常语言中还有"你葫芦里卖的什么药"这样的口语。

（二）杏林春暖

"杏林"是中医的别称,语出晋代葛洪《神仙传》:"奉居山不种田,日为人治病,亦不取钱。重病愈者,使栽杏五株,轻者一株,如此数年,得十万余株,郁然成林……奉每年货杏得谷,旋以赈救贫乏,供给行旅不逮者,岁两万余斛。"从此"杏林"一词就流传衍变为中医药的代名词了,人们在称赞医德高尚、医术精湛的医生时,也往往用"杏林春暖""誉满杏林""杏林高手"等词语来形容。

（三）橘井泉香

"橘井"一词与"悬壶""杏林"一样,在中医学界脍炙人口,出自晋代葛洪的《神仙传》卷九《苏仙传》,也与道医有关。相传汉代苏仙公得道仙去前,对母亲说:"明年天下疾疫,庭中井水,檐边橘树,可以代养。井水一升,橘叶一枚，可以疗人。"第二年，果然发生疫病，他的母亲便遵照嘱咐，用井中泉水泡橘叶施救众乡邻，活人无数，一时传为佳话。当代医学大师叶橘泉先生之名也出自此典故。

二、妙趣横生的药名诗词

（一）药名

在丰富多彩的中药宝库里，几乎每一味药名都很讲究，有的大方雅致，有的含蓄秀气，有的纯朴厚重，有的灵动飘逸，大都意韵丰富而充满诗情画意，让人过目难忘。如仙鹤草、何首乌、忘忧草、相思子、白头翁、三七、黄连、牵牛、人参、柴胡、当归、玉竹、独摇草、合欢、刘寄奴等，这些药名不仅与它的自然属性、药理功效有着密切关联，而且还与人们对自然界的美好希冀、对生活的美好愿望也有着深切的联系。如忘忧草，又名萱草、谖草。嵇康《养生论》记载"合欢蠲忿，萱草忘忧"，《诗经·卫风·伯兮》："焉得谖草，言树之背（通'北'）。"《毛传》言"萱草令人忘忧"。写一位少妇日夜思念数年在外从军的丈夫，心想哪里能找到忘忧草，种植在家的北面，借此解除思念之痛。

（二）药名诗词

在我国古代还曾有药名文学一说，所谓药名文学，就是以中药名为语汇创作的文学作品。如南朝时期，有萧纲《药名·朝风动春草》一诗，其中"烛映合欢被，帷飘苏合香"一句最是巧妙贴切。

宋代著名文学家辛弃疾曾有几首药名词流传于世，如《定风波·静夜思》：

云母屏开，珍珠帘闭，防风吹散沉香。离情抑郁，金镂织流黄，柏影桂枝交映，从容（苁蓉）起，弄水银塘，连翘首，惊过半夏，凉透薄荷裳。

一钩藤上月，寻常山夜，梦宿沙场。早已轻粉黛，独活空房。欲续断弦未得，乌头白，最苦参商。当归也！茱萸熟，地老菊花荒。

词中共用了云母、珍珠、防风、沉香、郁金、硫黄、柏叶、桂枝、苁蓉、水银、连翘、半夏、薄荷、钩藤、常山、宿砂、轻粉、独活、断续、乌头、苦参、当归、茱萸、熟地、菊花等药名。整首词以25味中药连缀得如穿线珍珠，深含亲切缠绵之意，读来饶有兴味，既表达了词意，又不显得牵强，作者文采、学识尽显其中。据传说妻子接信后，亦以药名回书：

槟榔一去，已历半夏，岂不当归也。谁使君子，寄奴缠绕他枝，令故园芍药花无主矣。妻叩视天南星，下视忍冬藤，盼来了白芷书，茹不尽黄连苦。豆蔻不消心中恨,丁香空结雨中愁。人生三七过,看风吹西河柳,盼将军益母。

信中句句嵌以中药名,表达了情意绵绵的思夫之情。

最典型的是文人雅士以春夏秋冬为题的中药名四季歌,不仅可帮助初入药房的学徒熟记药名,而且具有春光秋景的情趣。

春

春风和煦满常山,芍药天麻及牡丹。

远志去寻使君子,当归何必问泽兰。

夏

端阳半夏五月天,菖蒲制酒乐半年。

庭前几多红娘子,笑道槟榔应采莲。

秋

秋菊开花遍地黄,一回雨露一回香。

扶童便取葡萄酒,醉到天南星大光。

冬

冬来无处可防风,白纸糊窗一层层。

睡到雪消扬起石,户悬门外白头翁。

四首诗歌嵌有常山、芍药、牡丹、远志、使君子、当归、泽兰;半夏、菖蒲、红娘子、槟榔、防风、白芷、阳起石、白头翁;又拆分了地黄、茴香、童便、天南星等,是药名本字嵌入、谐音和拆分法的综合运用之典型,同时还饶有情趣。

三、充满智慧的药名谜语

明代唐伯虎博学多才,不但会吟诗作曲,能书善画,还通医道,常为亲朋好友治病。其处方怪异,却有奇效。有一次为好友祝元明的小儿子腹胀疼痛开了一张处方:"尖顶宝塔五六层,和尚出门慢步行,一把圆扇半遮面,听见人来即关门。"写完即将"处方"递给祝元明说:"将此物挑三个大的,同一撮韭白捣碎,外敷小儿肚脐眼,不日即愈。"祝元明一看处方,略一思索,笑了。忙命人去菜市场买"药",按医嘱为小儿治病,不到一天,小儿病愈。原来唐伯虎所开"药方"是"田螺"。

总之,这些药名诗词、对联、谜语、书信等给药物以活力,赋草木以生机,妙趣横生,寓意深刻,使人们既能得到艺术享受,又能增进中医药知识,对于学医者来说又便于记忆。

四、形象深刻的比喻

　　中医古籍中广泛地运用了比喻、拟人、排比、对偶、夸张、分承等各种修辞手法，文采斐然，笔力雄厚，虽非文学作品，却具有浓郁的古典文学色彩，好多篇章都可与历史上的文学名篇相媲美。如"危若冰谷"，"用药如用兵"，"德教，兴平之粱肉；刑罚，治乱之药石"，"心者，君主之官，神明出焉"等等。除此以外，治疗方法上也有许多新奇有趣的比喻，如"滋水涵木""培土生金""扶土抑木""补母泻子""泻南补北"等，借用取象比类的方法，把人体与自然界五行相生克的原理联系在一起。

　　综上所述，中医药文化是一种遵循自然、敬重生命、关怀健康的文化，既具有深刻的医学价值，又具有深厚的文化意蕴。然而浩如烟海的中医古籍往往是"上极天文，下穷地纪，中悉人事"，具有"其文简，其意博，其理奥，其趣深"的特点。不通古籍，就难以把握中医之道，更不可能成为中医名家。凡学医者，定当知文，才可为医；医文并晓，理义兼通，始成名医。正如人们所说的"文是基础医是楼"，"秀才学医犹如笼中抓鸡"。凡能阅读并汲取中医经典精华者，除了具备中医学知识外，还必须具备以语言学为功底的传统文化修养。这样才能透过简洁凝练、意蕴丰富的语言文化现象，把握到中医发展的脉搏，领略到中医文化的智慧和魅力，体悟出生命至尊至贵之道。

参 考 文 献

[1] 薛芳芸.趣谈中医药学中的语言文化[J].中医文化，2010.5（3）：54-56.

[2] 曲黎敏.从字到人养生篇[M].武汉：长江文艺出版社，2009：188-210.

[3] 新编说文解字大全编委会.说文解字大全集[M].北京：中华书局出版社，2012：130.

[4] 张其成.中国传统文化概论[M].北京：人民卫生出版社，2009：11-25.

[5] 图解经典编辑部.图解说文解字画说汉字[M].北京：北京联合出版公司，2014：395.

[6] 黄海波.中国传统文化与中医[M].北京：人民卫生出版社，2011：137.

（薛芳芸）

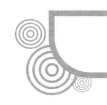

第九章　儒家与中医文化

　　儒学是以人文文化为中心的关于礼、乐、文教、刑、政的学术,是中国传统文化的重要组成部分。儒家积极入世,关注现实社会人生。其所倡导的仁礼学说、中庸思想、孝悌文化、正名思想、天人合一思想等符合社会的长治久安,故多为历代统治者所推崇,在长达两千多年的封建社会中,一直是中国传统文化的主流,长期占据官方意识形态的正统地位。儒家思想渗透到社会的各个领域,成为社会思想文化的主导,影响至今,远播海外,其学说对中医学、中医药文化产生了广泛而深远的影响。

第一节　儒家的主要代表

　　儒家在漫长的历史长河中可分为先秦儒家、汉代经学、宋明理学、清代实学。先秦儒家以孔子、孟子、荀子为代表。孔子成仁,孟子取义,荀子隆礼,其主旨是"极文明而道中庸"。汉代经学以董仲舒、郑玄为代表,以儒家学说杂以阴阳家阴阳五行之理。宋明理学以朱熹、二程为代表,以易学统贯儒释道,先四书而后五经,并以《易经》为五经之首。清代实学以王夫子、戴震为代表,提倡"通经致用""经世以务"的务实学风。下面根据儒学发展的不同时代,列举几个代表人物。

一、孔子与儒家学派的初创

　　孔子在中国文化史上具有继往开来的重要地位,他"祖述尧舜,宪章文武"是一个心存君国的救世主义者和理想主义者。

　　孔子(公元前551年—前479年),名丘,字仲尼,春秋末期鲁国昌平陬邑人(今山东曲阜人)。其先祖本为殷时贵族,孔子出生时,其家已沦为平民阶层,家境贫困,所以孔子说:"吾少也贱,故多能鄙事。"孔子一生非常好学,对西周的典章制度有浓厚兴趣。大约 30 岁时,他开始私人讲学,这是他一生的主要事业。他 51 岁出任鲁国中都宰,后升任司空、司寇,因不能实现政治理想。他在 54 岁时离开鲁国,带着弟子游说列国。十四年间,他到过宋、卫、陈、蔡、齐、曹、郑、蒲、叶、楚等国,自称:"如有用我者,吾其为东周乎!"结果各诸侯国君主都不采纳他的主张。他再回到鲁国时,已经 68 岁了。孔子晚年把主要精力用在古代文献的整理保存和教学工作中。孔子在中国思想文化史上的功绩主要有三点,一是他提出了早期的儒家思想,二是创立私学,三是整理了古代文献典籍。

(一)创立儒家学派

儒家学派是春秋末期孔子所创立的学派,是当时百家争鸣中的重要一家,居十家之首(儒家、道家、墨家、法家、名家、阴阳家、纵横家、农家、杂家、小说家)。儒学以孔孟之学为其学术代表。《论语》是孔子的弟子和再传弟子整理的孔子语录,载有孔子与弟子间的谈话,是后人研究孔子思想的基本资料。

《汉书·艺文志》说:"儒家者流,盖出于司徒之官,助人君顺阴阳,明教化者也。游文于六经之中,留意于仁义之际,祖述尧舜,宪章文武,宗师仲尼,以重其言,于道最为高。"其实,"儒"的名称,早在商代就有了,是对一种宗教职业人员的称呼。这种人员的主要职责是主持祭祀和接待宾客,也要掌握一些与迷信掺杂在一起的天文知识和礼仪规则,但春秋的儒,已经不再是与政治结合的教职人员,而成为以传授礼仪知识谋生的自由职业者。他们遇事尽量按礼的规定约束自己,出仕于朝廷,能够为公卿尽其忠顺;入居于家中,能够对父兄尽其孝悌。孔子曾教导他的学生要做"君子儒",不做"小人儒",提倡仁义、礼乐、尊尊亲亲,注重德教,讲求修身,因此,后人也就以"儒"讲求道德、学问而作为孔子学派的专称。

(二)整理文献典籍

孔子注释六经可谓我国阐释学的发端。相传孔子删诗书、定礼乐。其中《易》《诗》《书》《礼》《乐》五经为孔子所注,《春秋》为孔子所撰。这六本书被整个封建社会奉为经典,是古代每一个知识分子的必读科目。其中《诗》长于讽谏、《书》长于政治、《礼》长于行动、《乐》长于和谐、《易》长于变化、《春秋》长于治人与名分。庄子在《天下》篇对六经的另一种解释是诗以道志、书以道事、礼以道行、乐以道和、易以道阴阳、春秋以道名分。其中,《诗》原有3 000 余篇,孔子删为 305 篇;《书》原本是史官的记载,类似"公文"或"档案",孔子删为 100 篇;《礼记》讲冠、婚、丧、祭诸礼,共 17 篇;另外为《易经》作传,即《易传》;《春秋》则是孔子代行天子之职,为的是整顿纲常名教。

(三)创办民间私学

孔子三十岁时,他开始在民间创办私学,并以小型学术团体的形式,开始了儒家学派早期的学术活动。这时的孔子已是一个为鲁国人所周知的品德高尚、学问精深的知名人物,求教他的学生自远方接踵而至。从他三十岁起,一直到他仕鲁之前,在将近二十年的时间里,他的主要精力放在创立私学和从事传授"六艺"的教学方面。六艺,即礼、乐、射、御、书、数这六门课程,这主要是技艺、节文之事。这些课程在周代是属于小学的课程。其重点是培养德行,陶冶情操,多从事于政治军事外交方面的训练,准备由他们担负起闻道救世的重任。

孔子在鲁都杏坛讲学,但弟子们也跟着孔子四处出访,在实际的社会活动中,随时问难,这大概是中国古代最早的开门办学。孔子之前,"学在官府",只有贵族子弟有机会接受教育,一般平民是无资格得到求学机会的。自从孔子创办私学后,才打破"学在官府"的局面。这在当时是一件破天荒的大事,在鲁国引起很大震动。由于招收一大批学生,进行了认真的教育培养,造成了很大的社会影响,孔子逐渐成为一个著名的教育家。他强调的是以人性论为中心的人文主义,强调人的本性的可塑性,强调教育手段是改变人类行为的关键,同时也是解决紧迫的政治问题和社会问题的关键。这种观点深深地影响了我们的历史,直至今天,我们仍然相信道德教育会产生奇迹。

二、孟子对先秦儒学的继承

孟子(公元前 372 年—前 289 年),名轲,字子舆,战国时期邹国(今山东邹县)人,是孔子的第四代弟子。他曾游说齐、梁、鲁、邹、滕、薛、宋等国,做过齐宣王的客卿。但终因不合时局需求,"天下方务于合纵连横,以攻伐为贤",孟子却说"唐虞三代之德",他的学说被认为"迂远而阔于事情",不被当政者采纳。晚年,他与弟子埋头著述,有《孟子》七篇传世。南宋时朱熹将《孟子》与《论语》《大学》《中庸》合在一起称为"四书"。

孟子受业于孔门,以孔子的继承人自居。他的性善学说、仁政主张、民本思想,以及"万物皆备于我"的观点,都与孔子思想有渊源关系,并对孔子思想有新的发挥。孟子出生在孔子去世后大约一百年,孔孟之间的儒学传承关系有史可据的是"孔子→曾子→子思→孟子"这个系统。孟子思想的形成,标志着儒学发展到了一个新阶段。孟子继承和发展了孔子的思想,是孔子之后最重要的儒学大师。后人把他与孔子并称为"孔孟",并尊称孟子为亚圣。孟子的仁政思想对历代统治阶级都有借鉴作用,因此也受到了历代帝王的尊敬。

三、董仲舒与"独尊儒术"

董仲舒(约公元前179年—前104年),广川(今河北景县)人,是西汉时期的名儒,中国思想史上影响重大的第一位经学大师。他刻苦好学,专研究儒家经典《春秋公羊传》,曾三年不窥园,完成了经学巨著《春秋繁露》,晚年,他以病老辞归,专门从事著述。其著作有《举贤良对策》三篇、《春秋决事》十卷(已佚)和《春秋繁露》十七卷八十二篇。

董仲舒是西汉时期著名的经学家、哲学家、教育家,是中国儒学发展史和中国思想史上继孔子之后又一个里程碑式的人物。他继承并发展了以孔子为代表的先秦儒家学说,融合先秦法家、道家、阴阳家、墨家等各家学派的思想,建立了儒学的新体系,适应历史发展的客观要求,开创了汉代儒学的新局面。《汉书·董仲舒传》称他"为群儒首","学士皆师尊之"。董仲舒对儒学的最大贡献是提出了"罢黜百家,独尊儒术"的主张,使儒家由诸子百家而成独尊。汉武帝出于进一步强化中央集权、改换统治思想的需要,采纳了他的建议,并在此后大量任用儒生为官,使得通晓儒家经典成为为官为吏的必要条件之一。儒家思想从此成为中国社会的统治思想,也成为中国传统文化的核心。

四、宋明理学的集大成者朱熹

朱熹(公元1130年—1200年),字元晦,号晦庵,徽州婺源人。因长期寄居福建,其学派被称为"闽学"。他继承了程颢、程颐以"理"为核心的哲学思想,广泛吸收了周敦颐、张载、邵雍等北宋理学家的思想养分,成为理学的集大成者。他的学说构建起一个规模庞杂而又不失缜密精致的思想体系,在历代儒者中的地位及实际影响仅次于孔子和孟子。朱熹一生,著作颇丰,并大多保存。主要有《四书集注》《大学章句》《中庸或问》《论语精义》《孟子要略》《西铭解义》《太极图说解》《近思录》等。他的语录被编为《朱子语类》140卷,他的书信、题跋、奏章、杂文等被儿子朱在编为文集一百卷。

在理本论上,朱熹认为理与气二者不可分离,但理是首要的、第一性的,理先于气而存在,先有理,后有天地万物。在认识论上,朱熹推崇"格物致知"。朱熹还主张"存天理,灭人欲",他认为人被自己的私欲所蒙蔽,所以看不到自己的真实面貌,不能体悟到天地之理;要想体验到、找到万事万物的共同之理,就要除去人的私欲,其目的在于提升人的精神品格。

第二节 儒家的核心思想

儒家思想十分丰富,是中国传统文化的重要组成部分之一,也是中医文化形成、发展过程中的主要动因之一。本节着重对与中医文化关系比较紧密、对中医文化产生较大影响的仁礼思想、中庸思想、孝悌思想、中和思想、天人合一思想等儒家文化进行介绍。

一、仁礼学说

(一)仁学思想

"仁"是孔孟学说乃至整个儒学的核心,孔子把"仁"看作人类社会之中最高的价值原则,构建起了以"仁爱"为核心的儒学思想体系。而孟子承袭孔子的衣钵,为儒家的仁爱精神找到了"人性本善"的依据,而且比孔子更加深入地强调仁爱的政治意义,提出了"仁政"的思想。此后,不论是汉唐时期的经学还是宋明时期的理学,都在不同程度、不同角度地关注着"仁"这一儒学的核心内容。可以说,中国两千余年的儒学发展史中,仁学是不曾断代的学术论题,是中华儒文化思想体系的灵魂。"仁"是一种极为广泛的道德观念,几乎包含了一切优秀的道德品质。仁既包括了个人的心性修养、为人处世的态度,又包括了价值评价的标准。

(二)礼学思想

礼学是儒家思想的另一个重要组成部分。孔子"克己复礼",他以"复礼"为己任,不辞辛劳,周游列国,游说自己的主张,就是要恢复周礼。所谓"周礼",就是西周统治者制定的一整套经济、政治制度和道德规范、礼节仪式等。其中心内容就是以血缘关系为纽带的等级制、分封制和世袭制。简言之就是人与人相处的规矩和法度。礼就其实质而言,是用以维护人类社会和谐相处、安分于等级秩序的制度、习俗。因此,"礼"首先是指社会政治制度,其次才是伦理道德规范。孔子宣扬礼，是为了维系君君、臣臣、父父、子子的人伦关系。礼是治理国家的根本大法。《礼记·经解》说："有治民之意而无其器则不成。礼之于正国也，犹权衡之于轻重也，绳墨之于曲直也，规矩之于方圆也。"

（三）仁与礼的关系

孔子还把仁学注入礼学之中，阐述了仁与礼的关系。仁是内在的仁爱之心，礼是外在的行为规范。孔子说："人而不仁，如礼何？"孔子认为人们在具有这些外在的行为规范的同时，应具有仁爱之心。这就是说，仁是实施礼的根本。仁是人的思想根源、感情内涵；礼是仁的外在流露、形式体现。施礼时仁是根本，失去了仁，只追求礼，礼也就流于形式，变成形式主义，使人成为虚情假意、装腔作势的木偶。同时，仁的实现必然要遵循礼所规定的路径，所以子贡在问到如何培养仁德时，孔子回答："工欲善其事，必先利其器。"孔子认为实施礼仪是培养仁德的利器。这就是说，儒家培养人、塑造人要求仁与礼相统一，两者不可偏废，即所谓"文质彬彬，然后君子"。把仁与礼结合起来，这就揭示了礼的内在本质，阐述了礼的生命源泉，赋予了礼以深刻的内涵，使礼达到了更深更高的层次。仁与礼的学说，即"内仁义""外礼乐"，其本质就是所谓自古历圣一以贯之的"内圣外王"之道。

二、中庸思想

《中庸》云："中也者，天下之大本也；和也者，天下之达道也。致中和，天地位焉，万物育焉。""中和"是万事万物的存在根本和至高境界，人们应当努力保持"中"的态度，达到"和"的状态，从而实现平衡和谐，这就是"执中致和"的观念。《中庸》又云："喜怒哀乐之未发谓之中，发而皆中节谓之和。"所谓"中节"，就是指合乎礼仪法度，推而论之，也可以理解为适度，做事保持不偏激、不片面的状态。中节，或者说适度，是中和思想的灵魂，是在现实中实现"和"的基础和准绳。

儒家的中庸思想不仅仅在整个儒文化之中占有重要的历史地位，而且还与道家、佛家的和谐思想相互渗透、参照，为我国古代传统道德秩序、社会规则的确立提供了框架和要求，是我国儒文化，甚至是整个中国传统文化中最为精华的部分。儒家中庸思想内容不是简单的、单一的，而是有着丰富的内质，多维的视角，是对人与自然、人与人、人与社会、人的身心之间全方位的和谐关系的阐释。

三、正名思想

孔子把春秋时代，看作是"礼崩乐坏""杀君弑父""邪说暴行"不断发生的糟得很的大乱局面。例如，公元前607年，晋国赵穿杀了晋灵公。公元前548年，齐国崔杼杀了齐庄公。虽然晋灵公和齐庄公都是极端暴虐的统治者，但臣杀君，在孔子看来就是犯上作乱的"暴行"。孔子认为要制止各种"邪说暴行"的流行，就必须恢复周礼的权威，重新肯定宗法等级制度的秩序，而其要害就是要正名。他说："名不正则言不顺，言不顺则事不成，事不成则礼乐不兴，礼乐不兴则刑罚不中，刑罚不中则民无所措手足。"这就是说，只有正名，才能挽救秩序的崩溃，促进周礼的复兴；也只有正名，才能恰当地运用刑罚，制止邪说暴行的产生和流行。至于正名的具体内容，就是他所说的："君君，臣臣，父父，子子。"然而当时的实际情况已不是如此，孔子就想提出这个理想标准的"名"，来纠正那些不符合周礼情况的"实"。孔子这种用名以正实的观点，就是后来所谓的"名教"。

四、孝悌思想

"孝悌"是儒家伦理思想的一个重要范畴，不仅涉及家庭的和睦，也关乎国家的和谐，"养亲敬亲，重体贵生；尊礼守法，以孝为忠"。孝悌的出发点是奉养父母双亲，这不只是让人们从物质上赡养父母，而且还要对父母怀有感恩之心，让父母内心平和，心情舒畅，也就从精神上尊敬父母，此为"养亲敬亲"。儒家把自己的身体看作是父母身体的延续，如《孝经·开宗明义章》曰："身体发肤，受之父母。不敢毁伤，孝之始也。"因此行孝道就要善待自己的身体，重视自己的生命。儒家又将养亲、敬亲以礼法的形式规定下来，并推而广之，使之成为君王行仁政的基础和全社会"泛爱众"的前提，孝悌思想也就上升到了国家政治层面。最终实现了"孝亲"与"忠君"之间的关联，行孝必然尽忠，尽忠首先行孝。以孝悌思想为核心的中华孝文化是儒文化的集中体现，更是中华民族的传统美德和华夏文明的传承基因，在整个中国文化里，占据着不可替代的地位。

五、天人相应思想

汉代大儒董仲舒的哲学思想突出地表现在天人关系,提出了天人相应的思想。董仲舒将"天"与"人"之间的形体容貌作了一番奇特的比较,得出的结论是两者在形体方面是完全一致的,如《春秋繁露·人副天数》所云:"春生夏长,百物以兴;秋杀冬收,百物以藏。故莫精于气,莫富于地,莫神于天。天地之精所以生物者,莫贵于人。人有三百六十节,偶天之数也;形体骨肉,偶地之厚也;上有耳目聪明,日月之象也;体有空窍理脉,川谷之象也;心有哀乐喜怒,神气之类也"。

第三节 儒家对中医文化的影响

作为中国传统社会的主流文化,两千多年来儒文化已经渗透到我们社会生活的方方面面,对中国人的思维方式、价值理念、行为心态等都产生了重大影响,也在诸多方面参与了对中医文化的塑造,尤其是"仁""孝""礼""和"等思想观念对中医文化产生较大影响,成为中医生命观、诊疗观、养生观、道德观的重要组成部分。

一、仁爱思想与中医学的伦理道德观

"仁"是儒家思想体系的核心和归宿,内涵丰富。其围绕"仁者爱人"所体现出的重视人的生命与现实生存是最主要的内容,这与中医学的关注点不谋而合、殊途同归。宋代以后大量儒家知识分子进入中医领域,强调"医乃仁术",将从事医学作为践行仁道的重要途径和具体方式,使得"仁爱"思想成为中医伦理道德的核心和基础。"医乃仁术",是对中国传统医德思想的高度概括,是儒家的道德准则,也是"仁"在中医文化和临床实践中的具体体现。它不仅准确表述出传统医学是通往"仁"的途径这一根本性质,而且以儒家的德行修养为模板,为传统医学树立起道德伦理规范。将医术称为"仁术",体现了传统医学对从医者道德的高标准、高要求。在仁学背景下,儒医同样可以通过提高自身修养和勤于实践达到古代知识分子"立德,立功,立言"的人生三大目标。正如《临证指南医案·华岫云序》称赞叶天士云:"良医处世,不矜名,不计利,此其立德也;挽回造化,立起沉疴,此其立功也;阐发蕴奥,聿著方书,此其立言也。一艺而三善咸备,医道之有关于世,岂不重且大耶!"儒与医的结合,仁与术的贯通,使中医学不再局限于技艺层面,而真正成为道与术结合的传统文化的代表。

二、正名思想与中医学脏腑功能描述

在儒家文化中有一个很突出的观念就是"正名"思想。所谓"正名",就是正其名分,名实相符。正名思想的实质就是要维护社会既已存在的等级秩序,各司其职,各尽其责,君王至高无上。同时,儒家文化提倡积极入世,做官是中国知识分子的精神追求和人生目标。这些重秩序、官本位的思想反映在中医学中,就是人体的脏腑也各自具有了官阶等级、贵贱之分。《素问·灵兰秘典论》对人体脏器的贵贱排列座次为:"心者,君主之官,神明出焉。肺者,相傅之官,治节出焉。肝者,将军之官,谋虑出焉。胆者,中正之官,决断出焉。膻中者,臣使之官,喜乐出焉。脾胃者,仓廪之官,五味出焉……凡此十二官者,不得相失也。故主明则下安……主不明则十二官危"。借用君主、相傅、将军等不同的官位职名,对人体脏腑的主要功能及其相互关系进行描述。此外中药组方、药物的作用也以君、臣、佐、使为比喻。如《神农本草经》把药分为上、中、下三品:上品药为君,中品药为臣,下品药为佐使。李杲在《脾胃论》中指出:"君药分量最多,臣药次之,使药又次之。不可令臣过于君,君臣有序,相与宣摄,则可以御邪除病矣"。

三、中庸思想与中医学的阴阳平衡观

中庸思想是儒家文化的基本精神,历代儒家都把它看作道统正传,在儒学中占有重要地位。中庸要求既不能"太过",又不能"不及",要保持无过无不及。《黄帝内经》所建立的阴阳平衡理论无不与儒家的中庸思想相关联。《内经》认为,健康的人就是阴阳均平和谐的人,"阴阳匀平,以充其形,九候若一,命曰平人"。平人就是阴阳不偏,无过不及,故曰"平人者不病。"一旦阴阳不和、失衡不平,人就处于疾病状态,《素问·生气通天论》"阴阳乖戾,疾病乃起"。治病的最终目的就是恢复病人的阴阳平衡,即《灵枢·通天》所云"寒者热之,热者寒之,温者清之,清者温之,散者收之,抑者散之,燥者润之,急者缓之,坚者软之,脆者坚之,衰者补之,强者泻之。"以达到平衡。

四、天人合一思想与中医学的整体观念

　　传统文化中,"天人合一"的内涵比较复杂,反映在中医学方面,就是人与自然是一个统一的整体。一方面,人作为自然之一物,必须顺应自然的变化,如"春夏养阳,秋冬养阴,以从其根"。另一方面,人体本身也反映着自然的变化,比如正常的脉象为"春应中规,夏应中矩,秋应中衡,冬应中权"。即春弦,夏洪,秋浮,冬沉。此为"人与天地相参也,与日月相应也"。而人体本身又是一个有机的整体,它以五脏为中心,"心者,五脏六腑之大主也",通过六腑经络、四肢百骸等构成的各个组织器官的沟通协调,相互联系,相互为用,完成人的各种生理功能,或在病理上相互影响。故在治疗上采用"上病下取,下病上取""从阴引阳,从阳引阴"的治则,在治疗过程中要考虑季节气候、地区地域、个人体质等特点,做到整体论治。

五、孝道等观念对中医学的制约

(一)孝道观念对中医解剖学发展的制约

　　孝道观念在促进中医学发展的同时,又使中医学的发展受到严重的阻碍。《灵枢·经水》曰:"若夫八尺之士,皮肉在此,外可度量切循而得之,其死可解剖而视之。"《三国志·魏书·华佗传》言:"若病结积在内,针药所不能及,当须刳割者,便饮其麻沸散,须臾便如醉死,无所知,因破取。"可知中医学的解剖水平曾经绝世之高。但是《孝经·开宗明义章》曰:"身体发肤,受之父母,不敢毁伤,孝之始也。"受这种观念的影响,中医解剖学一直没有得到正常的发展,更没有形成一个专门的解剖学科。

(二)贞节观念对中医的影响

　　《孟子·离娄上》云:"男女授受不亲,礼也。"宋明理学以后,男女之别尤其是男权社会的妇女贞节观念一直影响着中国的女性。程颐曰:"饿死事极小,失节事极大。"元代明善《节妇马氏传》记载:"大德七年十月,(马氏)乳生疡,或问当迎医,不尔且危。马氏曰:吾杨氏寡妇也,宁死,此疾不可男子见。竟死。"鲁迅先生在《我之节烈观》一文中称这种道德为不顾情感的"畸形道德"。另外,在医学诊疗方面,中国古代有蒙帕切诊、悬丝诊脉之说。这些贞节

观念严重影响了古代中国妇女的健康。

（三）艺成而下对中医的影响

《礼记》云："德成而上，艺成而下。"意思是说，道德方面取得成就居上位，技艺方面取得成就居下位。因为技艺属于"小道"。子夏曰："虽小道，必有可观者焉：致远恐泥，是以君子不为也。"朱熹注："小道，如农圃医卜之属。""小道"是儒家对礼乐政教以外的学说、技术的称谓，是封建社会中儒家对农圃、占卜等技术的贬称。由此可以明白，身怀绝世医技、创制"五禽戏"、发明"麻沸散"的名医华佗，最终被曹操所杀害；能"起死回生"的神医扁鹊被太医令李醯所杀害。这些都说明医生的地位在当时十分低下。

参 考 文 献

［1］杨国荣.中国哲学二十讲［M］.北京：中华书局，2015：64-73.

［2］张其成.中国传统文化概论［M］.北京：人民卫生出版社，2009：65-77.

［3］李俊.中国古代哲学［M］.北京：人民卫生出版社，2017：23-33.

［4］张万红.中国传统文化概论［M］.北京：北京师范大学出版社，2012：67-78.

［5］贾成祥.中国传统文化概论［M］.北京：中国中医药出版社，2013：80-120.

［6］臧守虎，贾成祥.中医文化学［M］.北京：中国中医药出版社，2017：144-145.

（薛芳芸）

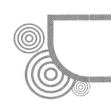

第十章 道家与中医文化

　　道家产生于先秦时期,是中国文化史上除儒家之外的一个最为重要的学派,对中国文化产生了深远的影响。任继愈先生曾指出:"儒道两家的思想主导了中国两千多年思想文化的发展。"英国李约瑟博士在《中国科学思想史》中评价道家说:"中国如果没有道家,就像大树没有根一样。"道家思想为中国古代哲学大厦的构建奠定了根基,对中医学的思维方式、中医理论的构建、中医养生观念的形成与发展等起了重要的作用。

第一节 道家的主要代表

　　道家是以先秦时期老子、庄子关于"道"的学说为中心的学术派别。诸子之学起于春秋战国时期,当时道家学说乃其主流。班固撰《汉书·艺文志》将诸子概括为"九流",道家居二,"九流"即儒、道、阴阳、法、名、墨、纵横家、杂家、农家。据此可知,在诸子百家中,道家实为一大显学。道家在发展中经历了不同的存在形态,大体而言有三个阶段。分别是先秦道家、汉初黄老之学、魏晋玄学,先秦道家的主要代表人物有老子和庄子。

一、老子

(一)老子及其著作

　　老子,姓李名耳,字聃,春秋时期的思想家,道家学派的创始人。司马迁《史记·老子韩非列传》中记载:"老子者,楚苦县厉乡曲仁里人也,姓李氏,名耳,字聃,周守藏室之史也。"老子晚年见世道衰微,决意隐居,在隐居之前,"老子乃著书上下篇,言道德之意五千余言而去,莫知其所终"。老子留下的"五千余言"即今流传的《老子》一书,汉以后被称为《道德经》。《道德经》又称《道德真经》《老子》《五千言》《老子五千文》等。《道德经》提出了"道"是宇宙的本原,而且阐述了"道"的内涵,是道家哲学思想的重要来源。

（二）老子主要思想概说

老子的思想可以从三个层面来概括。其一,在哲学上,老子认为道是天地万物之始之母,阴阳对立与统一是万物的本质体现,物极必反是万物演化的规律;其二,在伦理上,道家主张纯朴、无私、清静、谦让、贵柔、守弱、淡泊等因循自然的德性;其三,在政治上,老子主张对内无为而治,不生事扰民,对外和平共处,反对战争与暴力。这三个层面构成了《道德经》的主题,同时也使得《道德经》一书在结构上经由"物理至哲学至伦理至政治"的逻辑层层递进,由自然之道进入到伦理之德,最终归宿于对理想政治的设想与治理之道。

（三）老子相关典故

孔子问礼:根据《史记》记载,孔子到了周,向老子问礼。老子说:你所说的人与骨头都腐朽了,只有他的言论尚存。况且作为一个君子,当时机成熟时就出仕为官,当时机不成熟时就随遇而安。有盛德的君子,看他的容貌,仿佛是一个愚钝的人。去掉你身上的骄傲之气与过多的欲望,把你那些不必要的做派与好高骛远的志向都去掉,这些对你的身体没有什么好处。孔子离去后,对他的弟子说:鸟,我知道它能在天空飞翔;鱼,我知道它能在水中游动;兽,我知道它能在森林里奔跑。能飞翔的鸟,我可以用箭去射它;能游动的鱼,我可以用鱼竿去钓它;能奔跑的兽,我可以用网子去捕捉它。至于龙我就不知道了,它是不是能腾云驾雾而上天? 我今日见到老子,感觉他就像龙一样。（根据《史记·老子韩非列传》翻译）

二、庄子

（一）庄子及其著作

庄子,名周,宋国蒙人,生卒年不详,是继老子之后最重要的道家学派代表人物。《史记·老子韩非列传》记载:"周尝为蒙漆园吏,与梁惠王、齐宣王同时。其学无所不窥,然其要本归于老子之言。故其著书十余万言,大抵率寓言也。作《渔父》《盗跖》《胠箧》,以诋訾孔子之徒,以明老子之术。"其代表作《庄子》,又名《南华经》。《庄子》论述广泛,思想丰富,涉及伦理、哲学、政治、人生、美学、艺术、语言、养生等诸多方面,语言汪洋恣肆,在中国文化发展史上居于独特的地位。

（二）庄子主要思想概说

庄子继承了老子关于"道"的思想并有所发展、有所变异,但在核心学说"道"的认识上与老子完全是一脉相承的。庄子把"道"的自然观推及社会生活及人性上,独到之处有以下几点:其一,庄子主张万物齐一。《齐物论》云:"天地与我并生,万物与我为一。"人的生命与其他一切生命一样,都只是宇宙演变过程中的一刹之间,人是万物中的一类,主张万物平等,否定人类以自我为中心。其二,庄子在老子有关无与有、是与非、大与小、长与短、美与丑、柔与刚、弱与强等事物相互依存、相互对应、相互转化关系的认识基础上,突出了"是非相对"的认识论。他认为除了产生万事万物的"道"是绝对不变的存在外,宇宙间的一切事物都是相对的。其三,庄子向往无限的精神自由。他从老子道法自然的思想出发,认为充分而自由地发挥自然本性,任其自性发展是非常快意的事情。而违背自己的天性,或做力所不及的事是最让人痛苦的。庄子在《秋水》中说:"牛马四足,是谓天;落马首,穿牛鼻,是谓人。"生动地诠释了天性和人为。其四,重视养生之道。《养生主》云:"为善无近名,为恶无近刑,缘督以为经,可以保身,可以全生,可以养亲,可以尽年。"论述了遵循中正之道、顺其自然之理的养生处世之道,体现了庄子的人生观。

（三）庄子相关典故

1. 庄子拒相　楚威王闻庄周贤,使使厚币迎之,许以为相。庄周笑谓楚使者曰:"千金,重利;卿相,尊位也。子独不见郊祭之牺牛乎? 养食之数岁,衣以文绣,以入大庙。当是之时,虽欲为孤豚,岂可得乎? 子亟去,无污我。我宁游戏污渎之中自快,无为有国者所羁,终身不仕,以快吾志焉。(《史记·老子韩非列传》)

2. 庄周梦蝶　昔者庄周梦为胡蝶,栩栩然胡蝶也,自喻适志与,不知周也。俄然觉,则蘧蘧然周也。不知周之梦为胡蝶与,胡蝶之梦为周与? 周与胡蝶,则必有分矣。此之谓物化。(《庄子·齐物论》)

3. 鼓盆而歌　庄子妻死,惠子吊之,庄子则方箕踞鼓盆而歌。惠子曰:"与人居,长子老身,死不哭亦足矣,又鼓盆而歌,不亦甚乎! "庄子曰:"不然。是其始死也,我独何能无概然! 察其始而本无生,非徒无生也而本无形,非徒无形也而本无气。杂乎芒芴之间,变而有气,气变而有形,形变而有生,今又变而之死,是相与为春秋冬夏四时行也。人且偃然寝于巨室,而我嗷嗷然随而哭之,自以为不通乎命,故止也。"(《庄子·至乐》)

第二节 道家思想的核心内容

《老子》一书的问世,标志着道家思想的产生,此后《庄子》《列子》《管子》《淮南子》《黄帝四经》等著作进一步继承和阐发了道家思想,强调了"道为宇宙的本源""阴阳和合""道法自然""无为而治""有无相生""崇阴贵柔""重生贵命""致虚守静"等观点。

一、道生万物与道法自然

(一)道生万物

老子提出了"道"是万物生成的本源。作为万物之宗的"道",它是不能直接派生出物质世界的。于是,老子在"道"的框架内引进了"气"的概念,把"气"看成是"道"生万物的物质材料,是由"道"向宇宙万物转化与过渡的中间环节。由宇宙终极本原的"道"到万物的生成过程,即"道生一,一生二,二生三,三生万物。万物负阴而抱阳,冲气以为和。""道"作为无从感知、无可名状的实体,具有无限的能量和创造力,它是自然界最初的发动者,是天地之母,万物之宗。万物的生生不息、欣欣向荣都源于道的潜能。在这里,老子阐述了由"气"逐渐产生出万物这样一个由少到多、由简到繁的循序渐进的发展过程,阐释了宇宙万物生成和变化的总规律。

(二)道法自然

《老子》二十五章云:"人法地,地法天,天法道,道法自然。"这就是说,人以地为根,地以天为据,天以道为宗,"道"以其自身的本然状态为自己立命,而"道"即自然法则。道家的"自然"主要包括两层含义:一是指万物、人和社会的本然状态,即自然如此、本来如此之意;二是指千差万别、纷繁复杂的事物所组成的自然界。《老子》二十五章又云:"道大,天大,地大,人亦大……域中有四大,而人居其一焉。"《庄子·齐物论》云:"天地与我并生,而万物与我为一。"《吕氏春秋·情欲》云:"人与天地也同,故人治身于天下者……必法天地也。"这些论述进一步阐发和明确了"道法自然"思想的机理是人与万物有着同一的物质基础,所以人与万物应遵循同一的规律,效法自然,顺应自然,而不可任意妄为。

二、致虚守静与无为而治

(一)致虚守静

《老子》第十六章提出"致虚极,守静笃。"老子认为作为万物之总根源的"道",其特征是"自然无为","道"本身就是处于虚静状态之中,主张人的行为也应该能够致虚守静。司马谈《论六家要旨》中指出道家思想是"以虚无为本",此论可谓对老子思想非常精辟的概括。老子喜欢用"谷"来比喻"虚",他说:"上德若谷",我们今天也常说"虚怀若谷","虚"是一种为人之道。老子所说的"虚",大致有两方面的意思:其一是"虚空能容",其二是"谦虚敛藏,不自满,不自是"。老子还非常注重"静",第二十六章说:"重为轻根,静为躁君。"充分认识到厚重、沉静的意义。所谓"静",即回到本性。他在第十六章说:"归根曰静,静曰复命。""归根"和"复命"都是指回归本性。尤其是修身养性和治理国家都必须注重这一原则。

(二)无为而治

老子提倡无为而治,目的是要顺其自然而为,按客观规律行事。不仅表现在日常生活中,也表现在国家治理上。第六十章云:"治大国,若烹小鲜。"即治理一个大的国家,不能够朝令夕改,瞬息万变,致使人心不稳,而应如同烹饪小鱼,不能随便任意搅动,要慢慢地煎炸,轻轻地翻动,这样才能把鱼煎好。汉初文景之治,采取"休养生息"的政策,就是典型的"无为而治"的体现。

庄子继承了老子这一思想,其《胠箧》中有一段与老子"小国寡民"类似的描述:"当是时也,民结绳而用之,甘其食,美其服,乐其俗,安其居。邻国相望,鸡狗之音相闻,民至老死而不相往来。若此之时,则至治已。"庄子认为人人都保持浑朴本真的天性,社会就达到了最好的治理。

老庄的"无为而治"思想发展到汉代黄老学说就成了"顺自然之道、行人为之事"。《淮南子·修务训》指出"夫地势水东流,人必事焉,然后水潦得谷行。禾稼春生,人必加工焉,故五谷得遂长。"这就是说,尽管说水往低处流,但不用人工,水流不会纳入河道;虽然禾苗可以自然地在春天生长,但是没有人工的种植和培育,禾苗不能长出好的庄稼。也就是说人要依自然条件而作为,不是听任万物摆布而不为。因此,人们应该顺应大道、辅助自然运化,行人为之举。

三、贵无轻有与崇阴贵柔

（一）贵无轻有

"无"和"有"是标志中国古代关于宇宙本原和本体问题的一对重要范畴。在"无"和"有"的辩论中，始终存在着贵无论和崇有论、辩证法和形而上学的争论。老子认为，一切事物都不是孤立的存在，而是以对立面的存在作为自己存在的前提和条件，事物的特性总是在与其对立面的对比中凸显出来的。《老子》第二章云："有无相生，难易相成。""有"与"无"是互为因果的。从宇宙观上来讲"天下万物生于有，有生于无。"是说宇宙间的一切有形有名的事物均源于"有"，而"有"则本于"无"。在《老子》一书中"无"是"道"的同义词。《老子》依次把宇宙生成过程描绘成"道生一，一生二，二生三，三生万物"。这个"道"生万物的过程就是"无生有"的过程。天地万物始于"无"，最后又复归于"无"。

（二）崇阴贵柔

在母系氏族社会，人们认为种族自身的繁衍是非常重要的。由于生殖崇拜的原因，人们崇拜产生自然万物的水，将其称为"母亲"。《列子·汤问》云："缘水而居，不耕不稼。"十分形象地说明了在中国这个以农业立国的古老国度，水崇拜作为一种根植于农业社会生活土壤中的自然宗教影响十分强大。这些因素产生了水为宇宙万物之本原的观念，如《尚书·洪范》论五行时讲到"一曰水，二曰火……"把"水"作为五行之首，与古人以"水"为"万物本原"的观念有关。《管子·水地》云："水者，何也？万物之本原也，诸生之宗室也。"《淮南子·原道训》云："水，万物弗得不生，百事不得不成。"《老子》第八章云："上善若水，"水善利万物而不争，处众人之所恶，故几于道。"由于水属阴，因此可以认为这就是"崇阴"观念的源头。

《周礼》记载，上古三代有三易：夏代《连山易》、商代《归藏易》、周代《周易》。《周易》讨论阴阳的对立统一，注重"阳刚"的主导地位，而《归藏易》则恰恰相反，强调"阴柔"为主导力量。道家继承《归藏易》，以坤卦为首卦，强调阴柔的归藏包容功能，以贵柔尊阴、自然无为、致虚守静为首。如《老子》四十章云"弱者，道之用"，《吕氏春秋·不二》载"老聃贵柔"。老子由水之柔弱推及物、人之柔弱。柔弱的东西看似没有力量，然而极有韧性，如"滴水穿石"。人也一样，只有具备韧性的人，才能屈伸自如，游刃有余。道家的"贵柔"思想不仅是为人处世之哲学,也是治国全身之大道。

四、重生贵命与淡泊名利

"重生贵命"是道家整个思想中的重要组成部分。道家极其看重"个体生命"的价值,认为在世界万物中,个体生命是一种最高贵的存在,人的生命是生命体演化的最高、最完美的形态。伤害生灵、漠视生命是违背天意的。重生贵命,表达了一种看穿世界、摆脱外在诱惑、超凡脱俗,与"道"相冥合的人生态度。《老子》五十章提出要"善摄生"的主张。庄子《让王》云:"以随侯之珠弹千仞之雀,世必笑之,是何也?则其所用者重而所要者轻也。夫生者,岂特随侯之重哉!"告诫人们:名位利禄正如高空的鸟雀,而人的生命却是远比随侯宝珠珍贵得多,舍本逐末,因名位利禄而伤身实在是得不偿失。所以,大智慧的人宁愿安贫乐道,也不会因外在的东西而给自己带来伤害。

第三节　道家思想对中医文化的影响

儒家文化重在社会伦理道德,致力于建设和谐有序的社会,虽然也对中医学产生了重要的影响,但主要在于医德医风之建树。而道家文化致力于探究宇宙之根源与规律,不但主张以"道"观宇宙人生,而且力主人应顺道而行,通过遵循自然之道来实现人生命的完满与和谐。这种根基于自然之道上的科学探究思想和生命完满理念,对中医思维方法、精气学说、阴阳平衡观及中医养生理念等,都产生了积极而深远的影响。

一、对中医思维方法的影响

(一)直觉体悟的思维方法

以老子、庄子为代表的道家,在体认天道万物时呈现出一种直觉体悟的思维倾向。即通过内心直接观照的方式体悟、把握天道,最终指向物我相融、物我两忘的玄妙之境。在老子那里,"道"是天地万物生发的本根,是一种大而全的整体性的存在,又是一种混沌未分的模糊性的存在。"道"无名无形,无声无臭,视之不可见,听之不可闻,搏之不可得。正所谓"道可道,非常道。名可名,非常名"。"道"的这种模糊性,决定了它既不是感官可以感知的,也不是理性思维所能推究的,唯一可能便是直觉来领悟。这种直觉体悟的思维方式对中医学的认知方法、藏象、脉诊、针刺、养生等学说都产生了深远影响。如《后汉书·郭玉传》记载:"医之为言意也,腠理至微,随气用巧,针石之间,毫芒即乖。神存于心手之际,可得解而不可得言也。"这段话不仅强调了医生针刺时意念要专一,而且强调医生治病时,感觉、神明、悟性的重要性。"医者,意也""只可意会,不可言传""心中易了,指下难明"等名言都说明中医之"道"与道家之"道"都有其神妙之处,强调直觉体悟的重要性。

（二）审时度势的思维方法

司马谈在《论六家要旨》中总结道家思想时指出:"其术以虚无为本,以因循为用……虚者,道之常也。因者,君之纲也。"这段话说明道家思维的另外一个显著特征是因时循势。如道家的核心思想"道法自然"就是这一思维方式的写照。庄子《渔父》提出:"道者,万物之所由也,庶物失之者死,得之者生;为事逆之则败,顺之则成。"告诉人们万事万物都要遵循自然之道。这些论述都体现了道家审时度势的思维方法。中医学十分重视这一思维方法,早在《黄帝内经》中就有论述,而后历代有所发挥。《素问·四气调神大论》云:"春三月,此谓发陈,天地俱生,万物以荣,夜卧早起,广步于庭,被发缓形,以使志生,生而勿杀,予而勿夺,赏而勿罚,此春气之应。"可见,中医学在道家思想的影响下,在治疗养生等多方面应用了"审时度势"的思维方法。

（三）辨证论治的思维方法

老子是先秦时代的辩证法大师,他开创了尚柔、主静、贵无的辩证体系,与其后《易传》开创的尚刚、主动、贵有的辩证体系形成鲜明的对照。老子大量揭示了客观事物矛盾统一的现象和规律,五千余字的文章中,论述相互对立的概念达七八十对之多,他不仅认识到了事物之间的对立关系,而且也论述了对立物之间的统一。《老子》第二章明确指出:"有无相生,难易相成,长短相形,高下相倾,声音相和,前后相随。"表达了相反相成、对立统一的思想。又如五十八章云:"祸兮福之所倚,福兮祸之所伏。"中医学的辨证论治思维方法深受老子辩证法思想的影响,不仅运用阴阳对立统一和五行生克乘侮阐释人体的生理、病理,指导疾病的诊断与治疗,并提出了"阴阳表里""升降出入""虚实邪正""寒热进退""病之逆从""标本缓急"等诸多对立的概念,从逻辑上看,这种词汇特点正是道家辩证法思想的反映。

二、对中医精气学说的影响

《老子》中的"道"是化生宇宙万物的本原,如第四十二章说"道生一,一生二,二生三,三生万物,万物负阴而抱阳,冲气以为和",强调在阴阳化生万物的过程中,气是中介、是载体。《内经》继承了道家这一朴素思想,肯定天地万物是因气而产生的。《素问·天元纪大论》云:"在天为气,在地成形,形气相感化生万物矣。"《素问·宝命全形论》云:"人以天地之气生,四时之法成。"人不但由气化生,人的生命、生理活动也体现了气运行的原则。如《灵枢·脉度》所云:"肺气通于鼻,肺和则鼻能知臭香矣……肾气通于耳,肾和则耳能闻五音矣。"《老子》既讲"气",也讲"精",如第五十五章云:"心使气曰强……骨弱筋柔而握固,未知牝牡之合而朘作,精之至也。"但《老子》是把"精"与"气"分开来讲。到战国时期,《管子》在老子思想基础上才正式提出"精气"这一概念,《水地篇》云:"人,水也,男女精气合,而水流行。"管子认为人的形体与生命是由精气和合而成。《黄帝内经》将道家的精气理论用以说明人的本质,《灵枢·经脉》指出:"人始生,先成精,精成而脑髓生。""精"为根本,是构成人体的基础;"气"为运动之物,推动着人体的运化;在"精"与"气"两者的基础上而产生"神",即人的生命力与精神,"神"是生命活动现象的总括。精、气、神与有形的躯体相结合,构成实际存在的人。

可见在《内经》构筑的较完整的中医理论体系中,"气"是一块基石,"气"是《内经》医学理论体系的核心概念,无论是人体还是自然界、生理还是病理、正常还是异常,举凡一切现象《内经》都用气来说明,可以说没有气就没有现在的中医理论体系。

三、对中医阴阳平衡观的影响

道家认为阴阳和合方生万物,一旦阴阳失衡,万物的运化也会出现问题,这种阴阳和合的思想也是中医理论的核心内容。《素问·至真要大论》云:"谨察阴阳所在而调之,以平为期。"在人体正常生理状态下,保持阴阳相对平衡,一旦这种平衡被破坏,出现一方偏衰,或一方偏亢,就会使人体正常的生理功能紊乱,出现病理状态。人无论是饮食起居、精神调摄、自我锻炼等,都离不开协调平衡阴阳的宗旨。阳虚则阴盛,阴虚则阳亢,阳胜则阴病,阴胜则阳病,故防治疾病贵在调和阴阳，正如《素问·生气通天论》所云："阴平阳秘，精神乃治；阴阳离决，精气乃绝。"《素问·至真要大论》云："寒者热之，热者寒之，温者清之，清者温之，散者收之，抑者散之，燥者润之，急者缓之，坚者软之，脆者坚之，衰者补之，强者泻之。各安其气，必清必静，则病气衰去，归其所宗，此治之大体也。"种种治疗方法，从平衡阴阳关系着手，采取表里双解、攻补兼施的方法，这样人体的寒热、虚实、阴阳、表里才能达到一种和谐与平衡的有序状态。

四、对中医养生理念的影响

养生学是中医学的重要组成部分，也是其精髓所在。"养生"一词，始见于道家经典《庄子·养生主》。文惠君听庖丁解牛的讲解后说："吾闻庖丁之言，得养生焉。"古人论养生，理常托黄老之言，术常称老君之法，处处可见道家哲学思想的影响。

（一）以道法自然为养生原则

道家的核心思想是"道法自然"，中医养生吸收了道家这一思想精华，以道法自然为养生原则。如《灵枢·顺气一日分为四时》云："春生、夏长、秋收、冬藏，是气之常也，人亦应之。"《素问·四气调神大论》云："故阴阳四时者，万物之终始也，死生之本也，逆之则灾害生，从之则苛疾不起，是谓得道。道者，圣人行之，愚者佩之。从阴阳则生，逆之则死，从之则治，逆之则乱，反顺为逆，是谓内格。"《灵枢·岁露》指出"人与天地相参也，与日月相应也"。《黄帝内经》的许多篇章，充分说明人与自然界存在着十分密切的关系，人们必须顺其自然而为，使人体之气与自然四时阴阳之气相和谐，从而达到保护精气、养护生命的目的。

（二）以未病先防为养生宗旨

《老子》第六十四章云："为之于未有，治之于未乱。"是指事物在安静、平稳、正常时容易把握，一旦发生动荡、祸乱、病患就难以驾驭；事前没有发生预兆时容易谋划，力量脆弱时容易消解，问题微细时容易解决。因而，无论治国处世，抑或养生，皆当在未兆之先、脆弱之际、微小之时、未乱之顷，防患于未然，消弭于无形。《老子》这种防患于未然的思想被引入中医学，发展为"治未病"理论。如《素问·四气调神大论》所云："是故圣人不治已病治未病，不治已乱治未乱，此之谓也。夫病已成而后药之，乱已成而后治之，譬犹渴而穿井，斗而铸锥,不亦晚乎。"告诉人们一定要"未病先防"。

（三）以形神兼养为养生要本

形与神是养生学中非常重要的一对概念,对于形与神的关系,在肯定二者统一的前提下,不同学派有所侧重。从总体上看,道家侧重于养神,认为养生首在养神,神定则形安。如《庄子·刻意》云:"纯素之道,惟神是守;守而勿失,与神为一;一之精通,合于天伦……平易恬淡,则忧患不能入,邪气不能袭,故其德全而神不亏。"要做到保养精神,就要做到恬淡虚静,不为外物所动。在重视保养精神方面,道家也肯定形与神的统一,认为形是生命的载体,养生离不开养形。如《庄子·刻意》又云:"形劳而不休则弊,精用而不已则劳,劳则竭。"

道家的这些思想渗透在中医学中,极大地丰富了中医养生理论。如《素问·上古天真论》云:"恬惔虚无,真气从之,精神内守,病安从来？是以志闲而少欲,心安而不惧,形劳而不倦,气从以顺……故合于道。"完全是根据道家理论进行的阐发。道家在注重保精养神的同时,也不忽视形体的运动锻炼。但由于道家注重虚静,即使形体的运动锻炼,也认为应当适度而止。如陈寿《三国志·华佗传》中所说:"人体欲得劳动,但不当使极耳,动摇则谷气得消,血脉流通,病不得生。譬犹户枢不朽是也。"道家发明的诸多炼形方法,也都有静柔的特点,体现出与道家思想的一致性,如华佗创编的五禽戏以及后来的八段锦、太极拳、气功等作为形体锻炼的手段,极大地丰富了中医养生文化。

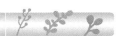

参 考 文 献

[1] 黄济. 国学十讲[M]. 南京:江苏教育出版社,2010:111-116.

[2] 张其成. 中国传统文化概论[M]. 北京:人民卫生出版社,2009:78-86.

[3] 贾成祥. 中国传统文化概论[M]. 北京:中国中医药出版社,2013:126-157.

[4] 张万红. 中国传统文化概论[M]. 北京:北京师范大学出版社,2012:80-87.

[5] 杨国荣. 中国哲学二十讲[M]. 北京:中华书局,2015:77-84.

[6] 臧守虎,贾成祥. 中医文化学[M]. 北京:中国中医药出版社,2017:144-145.

（薛芳芸）

第十一章　道教佛教与中医文化

第一节　道教与中医文化

一、道教的产生与发展历史

作为中国本土宗教,道教以"道"为最高信仰,是在中国古代鬼神崇拜观念的基础上,以道家思想为理论,继承战国以来的神仙方术等内容,逐渐衍化而成的,距今已有近2 000年历史。道教与中国本土文化紧密相连,具有鲜明的中国特色,并对中华文明的各个层面产生了深远影响。

(一)道教的产生

春秋战国时代的道家思想,如老子的"道""德"思想、庄子的神秘主义和养生思想等,在后世流传过程中,逐渐与神仙方术等内容相结合,成为一种神学理论体系。西汉中期以后,民间出现的黄老道,可视为道教的前身。东汉末年,太平道、五斗米道作为宗教团体正式出现,成为道教最早的两大教派。

(二)道教的发展历史

魏晋南北朝时期,道教的天道自然观、人道养生观,受到当时士人尤其是玄学家的推崇;道教因而逐渐进入上层社会,并经由门阀士族道教徒的改造,在理论和组织上不断发展。唐王朝自称老子后裔,大加扶持道教,列其为三教之首,极大地提升了道士的社会地位;宋王朝同样注重扶持道教,以神化和巩固其统治地位;在统治阶级的推动下,唐宋时期涌现了孙思邈、成玄英、陈抟、张伯端等大批著名道教学者,道教的思想教义、修持方术和科仪制度日益完善。明清时期,统治者对道教实行利用和严加控制的政策,加上宋明理学的兴起、西方文明的进入,道教不断走向衰落。

（三）道教的宗派

东汉末年，太平道昙花一现便即消亡，五斗米道成为正统道教。魏晋南北朝时期，主要有葛洪为代表的金丹派、寇谦之创设的新天师道、陶弘景为代表的茅山上清派、奉持《灵宝经》的灵宝派等。隋唐至北宋时期，道教宗派有正一派、上清派、楼观道、北帝派、镇元派、孝道派等，颇为繁盛。宋金元对峙时期，道教内部不断分化，正一、上清、灵宝三大旧道派继续传播，但在教义和道法上已有革新；同时，全真道、太一道、真大道、金丹派南宗、天心、神霄、清微、东华、净明等新道派相继涌现；各派教义虽有区别，但大都宣扬三教合一，注重内丹修炼。元朝统一后，逐渐形成以内丹为主的全真道和以符箓为主的正一道两大派系。明清时期，除正一道、全真道两大教派之外，又有武当、三丰、内丹东派、内丹西派等诸道派。

二、道教文化的主要内容

道教自汉末创立以来，不断发展演进，逐渐形成独具特色的文化系统，并集中体现于道教典籍中。其内容包罗万象，对中国古代社会的政治制度、学术思想、思维方式、价值观念、风俗民情、文学艺术、医药科技等各方面产生了深远影响。总体而言，道教文化包括了道教的哲学思想、基本信仰、修行方式等内容。

（一）道教哲学

道教以道家哲学为主要理论根源，并深受儒家思想和佛教哲学的影响，形成了独具特色的道教哲学，并对宋明理学产生了重要影响，成为中国哲学的重要组成部分。

1. 道为根本　道教以道家提出的道生万物、气化、阴阳等哲学思想为基础，从宗教哲学的角度，将"道"视为宇宙的根本。如《玄纲论》言"道"为"虚无之系，造化之根，神明之本，天地之元"，《太平经》言"道"是"万物之元首，不可得名者。六极之中，无道不能变化。元气行道，以生万物，天地大小，无不由道而生者也"。出于信仰的需要，道教进一步将"道"人格化为主神加以尊奉，如《老子想尔注》言"道"是"散形为气，聚形为太上老君"，即神化老子，将之视作"道"的化身。此外，在"道"的基础上，道教还以气、阴阳、五行、八卦等解释宇宙的生成；并吸收儒、佛思想，创建了道、一、玄、有无、动静、元气、精气神、心性等一套独特的哲学范畴。

2. 天人合一 道教在道家天人合一思想的基础上,形成了不同于儒、佛思想的天人观念。道教从人道合体、追求生命永恒的视角看待自然,认为自然大道既具有超越性、同时又内在于万物,人类生命与自然本体及宇宙万物息息相通。如《道德真经广圣义》言"有天道焉,有人道焉,有神道焉,大无不包,细无不入,宜遵之焉",将"道"进行了划分,"天道"主要包括天的形成与构成,以及居于天中的神;"人道"主要包括人的形成、人与自然神鬼的关系,以及人的行为规范等;"神道"主要包括人死后去所、鬼之分类,以及人鬼关系等。彼此虽有区别,又密切联系。因此,道教极力探寻自然界的奥秘,并试图用道术驾驭自然,实现生命的超拔——即所谓的长生成仙。

(二)基本信仰

基于对宇宙和社会的基本看法与认识,道教形成了独特的信仰和教义,主要体现为尊道贵德与重生求仙。

1. 尊道贵德 道教以"道"为最高和最根本的信仰。《云笈七签》言"学道君子,非路而同趣,异居而同心",即指出,道教修炼的最高追求就是返本归元,与"道"同体。

"道"在人和万物中的显现就是"德",因而道教不仅信仰老子之"道",而且还信仰老子所言之"德",认为万物莫不尊道而贵德,"德"与"道"同为道教教理教义的基本原则,是信仰和行为的总准则。故《道教义枢》言"道德一体,而具二义,一而不一,二而不二",《玄纲论》言"天地、人物、灵仙、鬼神,非道无以生,非德无以成,生者不知其始,成者不见其终"。道教其他诸多教义,如"无为而无不为""清静""自然""寡欲""慈、俭、让""抱一"等,皆从"道""德"引申而来。

道教进一步认为,"德为道之基",要想得道,必须积德。故《太平经》言"道者,天也,阳也,主生;德者,地也,阴也,主养",《抱朴子》言"非积善阴德,不足以感神明"。

2. 重生求仙 道教对"道"的信仰,促进了对自然与生命奥秘的探索,进而衍化出神仙信仰和对长生不死的追求。所谓"仙道者,长生之道也",成仙不但可以摆脱死亡的威胁,还能达到一种完全自由的、与大道合一的境界,因而重生求仙也是道教的基本信仰之一,是道教各派修炼的出发点与归宿。

《庄子》对神仙形象进行了最初的描述,文中记载有神人、至人、真人、圣人等各类形象,如《逍遥游》言"藐姑射之山,有神人居焉,肌肤若冰雪,绰约如处子。不食五谷,吸风饮露,乘云气,御飞龙,而游乎四海之外",《齐物论》

言"至人神矣！大泽焚而不能热,河汉沍而不能寒,疾雷破山而不能伤,飘风振海而不能惊"。其后,历代道教典籍中载有大量神仙,如东晋葛洪《神仙传》记有仙人92位,宋代陈葆光《三洞群仙录》录有神仙1 000多位。这些神仙成为道教徒尊崇和追随的对象。

道教认为,求仙应以重生为基础。如《太平经》言"要当重生,生为第一"。长生成仙是道教徒的终极目标,而长寿则是道教徒的直接目标。道教认为万物皆本源于"道",人天生即具有"道"的属性,所谓"人与天地禀受一同",因此,人可以通过修道而与天地相通,从而获得长生。道教重生,首先强调要修道积德,正如《抱朴子》言"天地之大德曰生。生好物者也,是以道家之所至秘而重者,莫过乎长生之方也"。同时,"道"作为人潜在的一种属性,需要不断加以修炼,才能获得巩固和开发,正如《太平经》言"夫道若风,默居其傍,用之则有,不用则亡"。

（三）修行方式

道教的信仰和教义落实到具体的宗教活动中,主要表现为道教礼仪、方术行为以及教徒戒律。

1. 道教科仪　中国自古尊崇礼教,道教礼仪同样十分丰富。道教要处理神、人、鬼之间的关系,而沟通神、人、鬼则需要一定的典礼仪式,道教称之为"科仪"。

道教科仪丰富多样,其拜师、诵经及行、住、坐、卧皆有科仪。但其主体是斋醮,亦称斋醮科仪,俗称"道场"。"斋"为斋戒、洁净之意,指在祭祀前必须沐浴更衣,不饮酒茹荤,不行房事,以示对神灵的虔诚;"醮"本是古代冠娶礼祭,亦指祭祀礼仪。道教斋醮仪式是中国古代祭祀仪式的变易,最初的内容和形式都十分简单,后经魏晋南北朝时期上清派、灵宝派的推演,尤其是经过寇谦之和陆修静等人的整编修订,逐渐形成一整套的仪范和程式。唐、宋、元时期,道教发展繁盛,斋醮科仪亦随之盛行;唐末五代道士杜光庭新修《太上正一阅箓仪》《洞神三皇七十二君斋方忏仪》《道门科范大全集》等斋醮书多种,是道教斋醮科仪的集大成者。明代以后,道教转衰,斋醮科仪随之简化,流传于民间。

根据斋醮仪式的使用范围和功能,道教传统上将其区分为内斋与外斋。内斋指道士内修的斋法,由个人进行。外斋指道士为他人他事举行仪式的斋法,大多由集体进行。

2. 道教方术　道教重视方术,认为方术是推行大道的方法,道与术是体与用的关系,故《云笈七签》言"道者虚无之至真也。术者变化之玄伎也。道无形,因术以济人;人有灵,因修而会道",《道法会元》亦言"道乃法之体,法乃道之用"。道教所行之方术颇为驳杂,这些方术有些来自古代原始宗教或民间文化,有些出自历代高道法师的创造,还有些是汉唐时期陆续从西域或印度传来的。

3. 道教戒律 道教戒律是约束道教徒言行,指导其生活、修炼的准则,是道教仪范的重要组成部分。

道教初期原无正式戒条。至两晋南北朝时期,由上清派、灵宝派、新天师道等沿袭佛教戒律,制定"五戒""八戒",并汲取儒家忠孝纲常观念而制定"十戒"和其他戒律。金代,全真道丘处机开创传戒制度。元明之际,道教仍袭于佛教,于戒律之外另设清规,用以惩处犯律道士。现存道教戒律主要收入《正统道藏》三洞之戒律类,《云笈七签》和《道藏辑要》亦有收录。总体而言,道教戒律是融合儒、释、道三教思想而成,但其核心思想乃是基于老子的大道无为、见素抱朴、清虚寡欲等理念,其目的在于维护道教自身的宗教尊严和秩序,维系道门的严肃、清静和纯洁,督促教徒修行,使道教的信仰教义得以落实。

三、道教与中医文化

道教深入朝堂、民间,流行甚广,对中国文化产生了全面而深刻的影响。道教既以修道成仙为目的,必然会瞩目于生命现象,着力于探究生命规律,从而与医学形成了天然的密切联系,也就不可避免地对中医学术思想、养生保健、治疗方法、民俗医药文化等方面都产生重要影响。

(一)深化中医学术思想

许多著名医学家同时也是道林中流砥柱,如众所熟知的葛洪、陶弘景、孙思邈、杨上善、王冰等。葛洪为东晋道教学者、著名医药学家。所著《肘后救卒方》,是中国第一部临床急救手册,记述了各种急性病症或某些慢性病急性发作的治疗方药、针灸、外治等法,书中对天花、恙虫病、脚气病等的描述都属于首创,尤其是对于狂犬病的治疗,被认为是中国免疫思想的萌芽。陶弘景生活于南朝,历经宋、齐、梁三朝,既是道教学者,也是博物学家,对本草学贡献尤大。所著《本草经集注》,收载药物730种,首创沿用至今的药物自然属性分类方法,对本草学的发展具有承上启下的重要意义。孙思邈为唐代道教学者,其所著《备急千金要方》《千金翼方》被誉为中国最早的临床百科全书,书中所载医论、医方,较系统地总结了唐代以前的医学成就。杨上善、王冰亦为唐代道教学者,他们在《黄帝内经》的整理研究方面作出了巨大贡献。

又如道教内丹学,是道教人士为追求长生不死而对人体生命规律进行深入探索的宝贵成果,以"人身一小天地"的天人合一、天人相应思想为指导,进行性命的修炼,以人体为鼎炉、精气神为药物,在体内修炼结丹,以达到强身健体、延年益寿,甚至成仙的目的。这种对身体生命本原的探索,深刻地影响了中医学的命门学说,促进了中医学命门学说的成熟。受其影响,明清时期的中医养生学特别强调命门元精元阳对人身的重要作用,继而形成了"顾护命门为养生第一要义"的主张,成为明清中医养生学的一大特点。

(二)拓展中医养生实践

道教注重生命,如《太平经》言"凡天下人死亡,非小事也。一死,终古不得复见天地日月也,脉骨成涂土。死命,重事也。人居天地之间,人人得一生,不得重生也",即指出,每个人的生命只有一次,人最宝贵者就是生命,必须要珍惜自己的生命。因此,道教经典中贯穿着积极的养生观念,如《老子河上公章句》言"修道于身,爱气养神,益寿延年,其德如是,乃为真人"。

这些积极的养生观念广为流传、深入人心,有力地促进了中医养生学的不断发展。以明代正统、万历年间先后刊印的《正统道藏》和《续道藏》为例,所收的养生书约20种,气功导引书达120多种,如梁代陶弘景的《养性延命录》、宋代蒲虔贯的《保生要录》、宋代陈直的《养老奉亲书》、元代丘处机的《摄生消息论》等著名的养生专著,均为道士所著。一些道教经典著作,如《太平经》等亦存有大量养生内容。

道教还形成许多独特的养生方法,如存思、存神、守一、外丹、内丹、导引、行气、服饵、咽津、服气、符箓、房中及炼丹术等。总体而言,道教养生,从理论到实践,都建树颇多,对中医养生学产生了非常深远的影响。

(三)丰富中医临床疗法

道教学者普遍重视医药。如葛洪,即竭力主张道士兼修医术,认为修道者如不兼习医术,一旦"病痛及己"便"无以攻疗",不仅不能长生成仙,甚至连自己的性命也难保住。进一步,葛洪还认为,行医治病是修道者积累功德的必要手段,将治病救人与个人的修行仙道紧密联系起来。

道医的不断涌现,壮大了中医的队伍,丰富了中医的疗法。其中,带有巫术色彩的咒禁疗法,非常具有特点。咒禁疗法起源于原始社会的巫医不分,周代时巫与医已分道扬镳,专业医生出现,医学开始独立发展。但自魏晋起,医药领域的巫术色彩再度复返,这与葛洪、陶弘景、孙思邈等道教学者及道教文化的影响密切相关。这种影响还体现在官方的医学教育与分科中,自隋代建立太医署,设立医学教育机构,咒禁作为独立的一科,延续至清代。

客观而言,咒禁(或称祝由)这类具有明显道教色彩的疗法,包含了心理疗法、暗示疗法等科学属性,在一定程度上丰富了中医的临床疗法。

第二节 佛教与中医文化

一、佛教的产生与发展历史

"佛"是梵文"佛陀"音译的简称,也作"浮屠""浮图"等,是"智者""觉者"之义,即认识真理的人。佛教旨在发现生命和宇宙的真相,并最终使人超越生死痛苦、断尽一切烦恼,得到究竟解脱。

(一)佛教的产生

佛教创始人本名乔达摩·悉达多(约公元前565年—约前486年),世人称为释迦牟尼。释迦为族名,牟尼即"圣人"之义;释迦牟尼,即尊称其为"释迦族的圣人"。

释迦牟尼本是古印度北部迦毗罗卫国(今尼泊尔境内)的王子,属刹帝利种姓。其父净饭王是释迦族族长,母亲是摩耶夫人。虽然自幼过着奢侈的王族生活,但他并不沉迷于其中,而是一直思考人世生、老、病、死等诸多问题。在十九岁那年的一天夜晚,他下定决心舍弃王族生活,偷偷离开了王宫,来到一座深山,开始了出家修行。经过五年游历,遍访各派名师;又经过六年苦行,日食一麻一麦;在三十一岁那年的一天夜晚,他终于在菩提树下大彻大悟,成就佛道。成佛以后,释迦牟尼便开始在印度北部、中部恒河流域一带广传教法,不辞辛劳,共计说法四十九年、谈经三百余会。至八十岁那年,释迦牟尼在拘尸那迦城的娑罗双树之间涅槃。

(二)佛教的传播历史

古印度摩揭陀国孔雀王朝的阿育王(公元前273—前232年在位),为佛教的世界性传播作出了巨大贡献。这一时期,佛教积极向外发展:北传至中国,形成汉语系佛教;南传至南亚和东南亚国家,及中国云南部分地区,形成巴利语系佛教;又传至西藏,形成藏语系佛教。

1. 汉传佛教　又称北传佛教、汉语系佛教,经中亚西亚传入新疆,再至长安、洛阳,最初主要在黄河流域流行,后逐渐扩展到长江流域。汉传佛教属于大乘佛教,佛经被翻译成汉语,融合了儒家、道家等中国本土文化,成为中国传统文化不可分割的一部分,影响人口数量最多,对中国传统文化的影响深远。汉传佛教以汉文化为传播载体,进一步传至朝鲜、韩国、日本、越南等国。

2. 南传佛教　又称上座部佛教、巴利语系佛教,由印度南传至斯里兰卡、缅甸、柬埔寨、老挝、泰国等地,以及我国云南省的傣族、布朗族、德昂族地区。南传佛教遵照佛陀及声闻弟子们的言教和行持过修行生活,属"声闻乘佛教"或"小乘佛教";其佛教经典的语言文字属巴利语,即古代印度流行的一种大众语言。

3. 藏传佛教　又称喇嘛教、藏语系佛教。经尼泊尔传入西藏,并在我国青海、内蒙古及距离西藏较近的地区流行;又从西藏沿中国西北传到内蒙古、蒙古及俄罗斯远东地区。藏传佛教以密教为主,其佛经使用藏语。随着藏传佛教在西藏的发展,上层喇嘛逐步掌握地方政权,形成了独特的政教合一现象。

（三）佛教的汉化

佛教大约在两汉之间由印度从西域传入中国。据史籍记载,东汉明帝于永平七年,派遣使者前往西域访求佛法;使者于途中遇见迦叶摩腾、竺法兰两位尊者,恳请其东来传教;二位印度高僧遂用白马驮载佛经、佛像,与使者一道,在永平十年返回洛阳;永平十一年,汉明帝敕令在洛阳西雍门外兴建僧院,为纪念白马驮经之功劳,取名"白马寺",此即中国佛教祖庭;两位尊者在寺中开始了佛经的翻译工作,最初完成的佛经即《四十二章经》。从此,佛教开始了与中国本土文化的融合历程,大致可分为以下三个阶段。

1. 依附儒道阶段　两汉魏晋时期,佛教作为外来宗教,受到了严重的抗拒和排斥,被儒生视为与"尧舜周孔之道"相对立的"夷狄之术"。面对非议,佛教徒善巧方便,积极与中国本土文化思想相融合,努力寻求与儒家、道家甚至玄学思想的共同点,不断拓展信众基础。

2. 独立发展阶段　南北朝至隋唐五代时期,乱世与盛世的交替,给佛教的传播提供了历史舞台,佛教开始了独立自主的蓬勃发展时期。南北朝战乱频发、民不聊生,佛教的慈悲与智慧带给普通民众莫大的精神慰藉,从而使佛教获得了社会的广泛接纳。隋唐盛世,经济繁荣,佛教也呈现出欣欣向荣之象,中国成为世界上佛教最为发达的地区,禅宗、法相唯识宗、净土宗、律宗、华严宗、三论宗、天台宗、密宗等诸宗并弘,中国化佛学体系正式出现。

3. 三教合一阶段　宋元以后,佛教继续潜移默化地渗透到中国思想文化的各个方面,其自身理论精华还被宋明理学所吸收,逐渐形成中国传统文化三教合一、三足鼎立之势。

二、佛教文化的主要内容

佛教探求人生和宇宙的"真谛",指示众生受苦的根源,以及解脱苦难的方法和途径,其内容涉及宇宙观、世界观、人生观、本体论、认识论、方法论等。总体而言,佛教文化包括了佛教的理论观点、基本信仰、修行方式等内容。

（一）佛教理论

1. 四圣谛　"谛"就是真理。"圣谛"是圣人所知的绝对正确的真理。"四圣谛"说的是四种真理,即苦谛、集谛、灭谛、道谛。

（1）苦谛:苦谛指现实存在的种种痛苦现象。包括生苦、老苦、病苦、死苦、怨憎会苦、爱别离苦、求不得苦、五取蕴苦共八种苦;前四苦是对人生过程的描述,是肉体上的痛苦;后四苦是对人的情感、思想、意识的描述,是精神性的痛苦。

（2）集谛:集谛指造成痛苦的原因和根据。集,指集合、汇聚之意。集谛就是探求痛苦之所以产生的原因。佛教从"五取蕴""十二因缘""诸行无常""诸法无我""一切皆空"等方面论证了人生空幻、人生痛苦的根源。

（3）灭谛:灭谛指佛教最高理想的无痛苦状态。灭,指人生苦难的灭寂、解脱。灭谛就是灭尽贪欲、根绝欲望,从而灭除痛苦的道理。要脱离人生苦海,就必须从根本上摆脱生死轮回,进入涅槃境界。

（4）道谛:道谛指实现佛教理想境界应遵循的手段和方法。道,指道路、途径、方法。道谛就是引向灭除痛苦、证得涅槃的正道。

2. 缘与性　"缘起性空"是佛教术语。所谓"缘起",是指世间上没有独存性的事物,没有常住不变的事物,一切事物都是因缘和合而产生。所谓"性空",是指因缘和合而产生的事物,其本性是空的,是虚假不真实的。

（1）缘起说:佛教认为,一切事物都由因缘和合而成,都生于因果关系,都是有条件的。离开了条件,也就无所谓存在。"缘"指条件、起因,"起"表示"缘"的一种功用。一切事物都由缘而起,都是在一定条件下存在的。如《杂阿含经》言:"此有故彼有,此生故彼生;此无故彼无,此灭故彼灭。"

（2）性空说：佛教认为,宇宙万物都是由各种条件（缘）而产生的,任何事物都是"缘生则生""缘灭则灭",即产生该事物的条件具备了,该事物就产生而存在；条件不具备,就不能产生。因此,事物不能离缘而存在,即"无自性",亦即"性空",如所谓"四大皆空"。

（二）基本信仰

1. 因果业报　佛教认为,"业"是行为或造作的意思,身、口、意所造作的一切有意念的活动,均称为"业",包括了思想、语言和行为中的方方面面。如《本事经》言："世间诸有情,皆随业力转；业为其眷属,业为其伴侣；随业而往生,不定如轮转；或处天人中,或居四恶趣。"不同的业力决定产生不同的果报,这一思想强调了个人言行的自我责任,强调一切都是自作自受,强调由自身行为来决定自我命运,强调命运掌握在自己手里。

2. 六道轮回　轮回,又称流转、轮转、生死轮回,是指众生生死相续,循环不已,恰如车轮之回转,永无止境。其中,业是众生轮回的主因,众生因业受报,随业转生。佛教指出,根据业报的不同,众生有六个去处,即为六道,依次为天道、人道、阿修罗道、畜牲道、饿鬼道、地狱道。众生在六道中轮转不休,形成了迁流不息的生命轮回。而佛教的最终目的,即是教众生脱离六道轮回,达到涅槃彼岸。

（三）修行方式

1. 三无漏学　即三学,包括戒、定、慧,出自《楞严经》"摄心为戒,因戒生定,因定发慧,是则名为三无漏学"。戒指戒律,即防止行为、语言、思想三方面的过失；定指禅定,即摈除杂念,专心致志,观悟四谛；慧指智慧,即摒除一切欲望和烦恼,专思四谛、十二因缘,以窥见法,获得智慧解脱。戒、定、慧分别对治人的贪、嗔、痴三毒。

2. 八支正道　即八正道或八圣道,意谓达到涅槃境地的八种方法和途径。正见,正确体见诸法；正思维,离诸杂念；正语,不妄语、绮语、恶口、两舌；正业,不做杀生、偷盗、邪淫等恶行；正命,过符合佛法的正当生活；正精进,努力修善断恶；正念,学会觉知自己；正定,摒除杂念,心不散乱,专注一境。

3. 六波罗蜜　即六度。梵语"波罗蜜多",意为"到达彼岸",故又称"度",即将众生从烦恼的此岸度到觉悟的彼岸。六度,就是六个到达彼岸的方法,一曰布施、二曰持戒、三曰忍辱、四曰精进、五曰禅定、六曰智慧。此为大乘佛教最主要的中心教义,乃佛教积极之法、菩萨所修之行也。

三、佛教与中医文化

佛教对整个中国社会与文化都产生了深刻的影响。就中医药学而言,佛教的影响也是无所不在,从医学理论,到治疗方法,从医德规范,到临床实践,都可见佛教的印记。

(一)佛理融医理

佛教所阐发的解脱众生苦难的各种理论,为医治众生心病和身病提供了理论与方法。依于此义,佛教可以视为广义的医学,是治疗人生疾苦的良方,能使世人觉悟世间生老病死之根源,能引导世人得到心身的宁静与安和。故佛教经典中常比喻道:"佛为医师,法为药方,僧为看护,众生如病人。"

此外,佛教还全面吸收了印度医学的成就而有所发展。《大藏经》收录了许多医籍,其中专论医理或涉及医理的经书约四百部,蕴藏着丰富的医药学知识,汇集了生理解剖、药物、临证治疗、摄生保健、心理咒禁等多方面的内容,蔚为大观,独具特色。如《奈女耆域因缘经》《温室洗浴众僧经》《龙树菩萨药方》《人身四百四病经》《婆罗门诸仙药方》《天竺经眼论》《婆罗门药方》《佛医经》《医喻经》《疗痔病经》《治禅病秘要经》《咒齿经》《除一切疾病陀罗尼经》《咒时气病经》《金光明最胜王经》《四分律》《五分律》《十诵律》《摩诃僧祇律》等。

佛教的极微说和中医的元气论,佛教的缘起法与中医的天人感应,佛教的诸行无常与中医的恒动观,佛教的四大学说与中医的阴阳五行说,佛教的中道观与中医的整体观等,颇多相似之处。因此,中医学在发展过程中,积极从佛教中吸收有益的理论,如陶弘景、孙思邈等人的著作中,就多处引用、借鉴了佛教的医学成就。

(二)佛药多良药

随着佛教的传入,许多印度特有的药材也大量传入中国,丰富了中医的药物资源。如《名医别录》首载沉香、薰陆香(乳香)、鸡舌香、藿香、枫香、苏合香、紫真檀木等,《唐本草》首载安息香、龙脑香、苏方木、胡椒等。这些香料原本是用于制作佛香,在寺院广泛使用,除心理气氛的营造作用外,焚香过程中释放出的化学物质还具有环境消毒的作用,香汤沐浴和涂香更能通过皮肤的直接吸收而达到防病保健的效果。明代李时珍编撰《本草纲目》时,还参考了佛教的《金刚经》《金光明经》《圆觉经》《法华经》等,记述了20余种印度药物。

佛教药方也传入中国,唐代著名方书《备急千金要方》《千金翼方》就载有 10 余首,如耆婆百病丸、耆婆治恶病方、耆婆汤、耆婆大士补益长生不老方、阿伽陀圆、服菖蒲方等;《外台秘要》也载有 20 多首,如莲子草膏、酪酥煎丸、治肺病方等。此外,东汉传入的《温室洗浴众僧经》,详细论述了人体洗澡的卫生意义,书中谈到用杨枝洁齿,令人"口齿香好,方白齐平",丰富了我国古代的卫生保健方法。

（三）度人兼济世

慈悲是佛教的根本,大慈与一切众生乐,大悲拔一切众生苦,孙思邈《大医精诚》即体现了佛教慈悲济世的胸怀。历代高僧及佛门弟子中多有习医之人,借行医而弘扬佛法普度众生。他们医术高明,为医疗实践积累了丰富的经验,成为古代医疗队伍中的重要力量。

如《天竺经眼论》中的金针拨障术,是我国有史可考的手术治疗白内障的最早记载,由印度僧人传授。《外台秘要》对这一方法进行了记载:"用金篦决,一针之后豁若开云而见白日。"由于这种手术疗效显著,被医家广泛采用,融入我国眼科学。至《目经大成》所载金针拨障八法——审机、点睛、射覆、探骊、扰海、卷帘、圆镜、完璧,已达到极高的水平。又如《龙树菩萨方》的七十二眼方,也直接影响了中医眼科学的发展,至今仍运用于临床。

又如晋代僧人支法存,少以聪慧入道,习医,遂以医名。适当时北方士大夫于永嘉之际南渡,不习水土,多患脚弱(即脚气),其症凶险,众医不能治,唯支法存以其医技治之,存活者不计其数,因此名扬天下,并成为我国脚气病防治学的先驱。所著有《申苏方》五卷,其佚文散见于后世医著如《备急千金要方》《外台秘要》等书中。此外,支法存对岭南常见的热带病疟疾及寄生虫感染等均有所成就,还启迪了后世的蒸熏疗法。

又如南北朝医僧深师,精通佛学、医学,深得朝廷仕宦之崇仰,亦以善疗脚气病而闻名,为医立法拟方颇具仲景风范。当时王文州大子病疟,结实积热,深师即以恒山大黄丸治愈。曾撰录支法存所用诸家旧方成《僧深药方》,所载脚气病效方百余首,为《外台秘要》《医心方》等引录。

又如唐代僧人蔺道人,骨伤科医家,精于骨伤理论和医疗技术,一面修道,一面为贫病者、伤折患者诊病治伤。会昌年间,唐武宗灭佛,改寺院为馆舍,勒令僧尼还俗,蔺道人遂离开长安,流落民间,并传下《理伤续断方》一书,后世称为《仙授理伤续断秘方》,是我国现存最早的骨伤科专著,对前人的成就和他本人的经验做了较全面的总结,强调骨折的整复、固定、活动及内外用药的治疗原则,记载了骨折脱位的多种整复方法、全身麻醉药方和内服外用的治疗方剂,书中记载的肩、髋、肘、腕关节复位术及开放性骨折的手术治疗乃是医籍中之首载,所创制的内服方不少至今仍属可取。作为中国骨伤科学的奠基之作,《仙授理伤续断秘方》对后世骨伤科学的发展产生了巨大影响。

(四)修行即养生

佛教虽然认为“四大皆空”,身体为“臭皮囊”,但并不否定一个好身体对于修行的重要意义。相反,佛教的修行方法本身,还具有独特的调养身体的功效。

1. 观想调摄 佛教独特的哲学思想,能够调节修行者的精神状态,从而使修行者的心身获得良好的状态。

如因果论作为佛教重要的认识论,可以引导修行者关注疾病的根源,坚持“八正道”,恪守正确的思想和生活方式,及时地对疾病进行预防,从而在根本上逐除疾病,提高生命的质量。

又如缘起说,同样是安定心志的良方。让修行者认知四大皆空的真谛,从而破除一切执着,到达彼岸世界以获得解脱。若能深刻领悟佛教四大皆空的宗旨,做到无念、无相、无住,就自然会“精神安乎形”。克服外界六尘的诱惑和内心情欲的困扰,摒弃一切欲望,达到眼不见色、耳不闻声、鼻不嗅香、舌不知味、身不触觉、意不缘法,心无挂碍,彻底摆脱烦恼,精神就能够专注、安详,彻底根除“心病”,达到养神养身之目的。

2. 禅定调摄 佛教修行方法中的禅定,通俗地讲就是静坐。于静谧通畅处,着宽衣松带,盘腿而坐,可采取跏趺、单盘或散盘三种姿势。全身放松,脊柱正直,口唇微闭,舌抵上腭。两手仰掌,一掌叠于另一掌上,拇指相对,置于大腿根部。调整呼吸至细微绵长,使心念处于宁静安详的状态。佛学修行往往寓动于静,静中有动,静坐可视为静止的运动,能调整呼吸、宁静心神、舒畅关节、按摩肌肉,若深入之后尚能明心见性。坐禅入定是内修,佛门的坐禅是一种人体的元气调息活动。在佛教徒的修习上,禅定是关键,它不但是修身良法,还是养生妙方,因而在佛门受到极度的重视,佛教徒通过禅修去探求生存的奥秘,追寻人生本真。

配合禅定的内修,还有对筋骨肌肉进行锻炼的外修。筋骨肌肉的锻炼最好是采用武术形式,还有经行。经行是于一定之地按顺时针方向旋绕往来。如禅宗的跑香、净土宗的绕佛。跑香讲究甩手阔步、朝气蓬勃,原本是防止坐禅久后昏昏欲睡而设,时常练习又可养身疗病。绕佛应当缓步从容、气定神闲,边走边唱念"南无阿弥陀佛"。经行是适度的全身运动,其中还蕴含着宗教仪式,较之普通的跑步、行走更富于庄严、欢喜的氛围。

3. 斋戒调摄 佛教修行对于饮食做出了较为严格和全面的规定,素食和节食的禁忌为中医养生文化提供了有益的补充。

(1)戒荤:佛教戒律规定不得食五荤。五荤是五种具有刺激性气味的菜类,葱、韭、薤(薤即小蒜)、蒜、兴渠(产于印度)。《楞严经》载:"诸众生求三摩提,当断世间五种辛菜。是五种辛,熟食发淫,生啖增恚。如是世界食辛之人,纵能宣说十二部经,十方天仙嫌其臭秽,咸皆远离。"这五种菜类,具有特殊的刺激性气味,生吃使人容易动怒,熟食让人容易起淫,不利心神的清宁。

(2)吃素:素食不仅是中国佛教之优良传统,而且具有养生的道理。如《素问·生气通天论》曰:"高粱之变,足生大丁。"马莳《黄帝内经素问注证发微》注曰:"又人有嗜用膏粱美味者,肥厚内热,其变饶生大疔。"张景岳《类经》注:"厚味太过,蓄为内热,其变多生大疔。"

(3)节食:百丈大智禅师《二十条丛林要则》中明确提出"疾病以减食为汤药。"佛教修行提倡过午不食,甚至日中一食。这种饮食方式不仅是僧人乞食化斋的宗教规范,也是养生却病值得借鉴的饮食习惯,与《素问·上古天真论》提出的"食饮有节"异曲同工,不谋而合。这是应普遍遵循的养生理念和方法。

参 考 文 献

[1] 臧守虎,贾成祥.中医文化学[M].北京:中国中医药出版社,2017:125-129,169.

[2] 骆新泉.从女冠情词考察女冠的人生境遇[J].常州工学院学报(社会科学版),2014,32(02):31-36.

[3] 许敬生,耿良.道教内丹理论对明清中医养生学的影响[J].中医药文化,2006(03):22-24.

[4] 周彭.佛医对中医哲学思想构建的影响[N].中国中医药报,2013-9-27(003).

(梁 飞)

第十二章　影响中医文化的其他因素

第一节　兵家与中医文化

一、兵学与中医学的发展融合

兵者，杀人之器也；医者，活人之术也。凶器与仁术，从意义上讲当分属事物的不同类别。但是，我们纵观五千年华夏文明发展的历史，就不难发现，医学界大有寓兵学之道于医学的医家，同样，在军事学领域里，亦有用医学之理于兵学的良将。究其原因，是因为兵学与中医学在几千年社会发展的历史进程中，它们蕴含的智慧早已互相渗透，水乳交融，难以割裂。

（一）战争刺激了兵学与中医学的发展

上古时期，战争频发。黄帝战蚩尤、伐赤帝，经历了七十余战之后，撰写了兵学著作《握奇文》。战争破坏了生态平衡，导致热性病的流行。《黄帝内经》虽托名黄帝所作，但也是通过黄帝与岐伯、伯高、雷公、少俞、少师、仲文等六臣子的问答形式，阐明了医理，是中医学理论的纲领，位列中医四大经典之首。

兵家伊尹，出则为将，后为汤相。他看到战争带来疾疫流行，悯民生之疾苦，撰成《汤液经》。

先秦及春秋战国时期，频繁的战争丰富了兵家的实践。而战争的残酷性，使得进步的兵家逐渐认识到应以"仁本"为第一，希望尽早结束战争。如《司马穰苴兵法》《孙子兵法》。在百家争鸣的学术背景下，又产生了像《管子》这部兵学与中医学的跨学科著作。这一时期，因战争导致金疮、烧烫伤的疾病时有发生，从而刺激了外科学的发展，产生了《扁鹊外经》《白氏外经》《黄帝外经》等可能属于外科方面的著作。

秦汉时期，大规模的战争实践，为《黄石公三略》提供了丰富而又实际的经验教训,黄老道家思想的流行,又为这部著作提供了思考问题的方法。战争使尸体横陈,血染河川,其散发的病毒(古人称之为"疫气")均能引起疫病的流行。此外,战争还直接带来外科的发展,如 20 世纪 80 年代出土的《武威汉代医简》中便有"治金疮肠出"的内容,说明远在西汉时期,医家就开始大胆尝试进行腹壁、肠管等方面的手术,为华佗将中医外科学发展到登峰造极的程度积累了一定的经验。可以说,汉代是中国历史上学术界的黄金时代。中华传统文化发展到汉代,中医学的基础理论著作《灵枢》《素问》成书。东汉末年的疫病流行,加之战争环境的磨难,也促成了"医圣"张仲景撰写《伤寒杂病论》16 卷,系统总结了汉代以前诊治外感热病的丰富经验,奠定了祖国医学辨证论治的基础。

魏晋南北朝时期,先有"八王之乱",后有五胡十六国之乱,使人民陷入名副其实的"乱世"。战争使医家皇甫谧、陶弘景先后转来注释兵家纵横家类著作《鬼谷子》三卷等书。这一行为,进一步密切了兵学与医学的交融和发展。

隋唐时期,有兵书《李卫公问对》,"药王"孙思邈避战争之乱,隐居著述,撰写《千金方》,书中也有关于治疗外伤方面的记载。

宋元时期,民族矛盾激化,民族战争居于主要位置。战争磨炼出了岳飞、李纲、宗泽等名将。与此同时,外科理论已形成体系,出现了临江陈自明辑《外科精要》三卷。赵宋南渡以后,中国北方人民蒙受深重的战争灾难,同时也产生了《太平圣惠方》《圣济总录》等比较完整的外、伤科学术著作。长期战争导致热性病流行,而伤寒旧法又不能完全适应热性病的治疗,刘完素提出"古方不能治今病"的主张。他的《河间六书》不囿于仲景详寒略温之论,系统阐发火热病机,以救时弊。

明代中叶,倭寇经常扰乱我国东部沿海各地,使得明政府穷于应付。名医张介宾、杨继洲等不得不弃医从戎,穷研各类兵法学著作。崇祯年间,与努尔哈赤的几场战争,使得东部沿海地区疫病流行,才有了名医吴又可的《温疫论》问世。

清朝康熙年间,有讨伐准噶尔的战争,造成了温热病流行。其后,温病学家叶桂的《温热论治》一书问世。吴瑭又继承叶桂的理论,认识到战争与温热病的关系,著《温病条辨》一书来补充和阐发温病学理论。

综上所述,古代战争固然促使兵学的发展,也因为战争造成了疫病的流行,同时又刺激了中医学的发展。由此可以看出兵学与中医学的密切关系。但是,战争毕竟是无情的,它也摧残了兵学与中医学的有关著作,如先秦时期一系列的兵学著作已失传,张仲景的《伤寒杂病论》问世不久就遭到战乱的破坏,致使原书 16 卷残缺不全。

(二)兵家时空观与时间中医学

1. 战机与病机 兵家的战机与中医学的病机都体现着时空观念。战机是指有利于我、不利于敌的作战时机;病机是指病理机制,可以随着时间而转移,随着病人身体素质的强弱、治疗是否得当而有所变化,治疗疾病一定不能失掉病机。

战机的出现,一般说来在时间上是比较短暂的,有稍纵即逝之势,必须审时度势。兵家可造就时势,时势也可以造就英雄。病机也十分注重时与势,如小儿麻疹,上午高热阳盛,下午突然汗出热退,面色㿠白、脉弱小,呈一派阳虚之象。此因小儿脏腑脆弱,传变迅速,非时间所能左右病势的突变。

2. 战机与病机举例 任何战争都要在一定的空间和一定的时间内进行,战机的作用和地位就需要将领特别加以重视。春秋时期的长勺之战,体现着很强的时空观,是选择战机的典型战例。当时,齐军强盛,处于进攻态势,鲁军较弱,处于防御地位。齐军仗着优势向鲁军发起正面进攻,鲁庄公见势沉不住气,想下令击鼓反击,被曹刿阻止了。齐军只好返回阵地。稍过一会儿,齐军第二次击鼓突击,曹刿仍不让鲁庄公反攻。当齐国接连第三次击鼓时,士卒已经疲敝,锐气先挫,这时曹刿才同意鲁庄公击鼓反攻,一举将齐军打退。鲁庄公又想乘胜追击,又被曹刿阻止。他下车仔细观察齐军后退的车辙杂乱,再登上车看到齐军退却时旗帜也同样很乱,曹刿才同意鲁庄公下令追击,最后取得战斗的胜利。这就是战争史上有名的"曹刿论战"。曹刿就是抓住"一鼓作气,再而衰,三而竭,彼竭我盈"这个时机,故能克敌制胜。

病机的变化也充分反映着这种时空观念。《本事方》记载一则医案:"昔有乡人邱生者,病伤寒,予为诊视。发热头痛,烦渴,脉虽浮数而无力,尺以下迟而弱。予曰,虽病麻黄证,而尺迟弱,仲景云:尺中迟者,荣气不足,血气微少,未可发汗。予用建中汤加当归、黄芪,令饮。翌日脉尚尔,其家煎迫,日夜督以发汗药,言几不逊矣,予忍之。但只用建中调荣而已。至五日,尺部方应,遂投麻黄汤,啜至第二服,发狂,须臾稍定,略睡,已得汗矣。"医案中的医者临证时真有大将之风,辨证施治时贵在"忍"字,小不忍(督汗冷语)则乱大谋(病机)。因病机提示尺脉不应,倘当时发汗,必然招致亡阳。说明六经辨证充满着时空观。

3. 战机与病机理论的相关性 战机与病机常常处于变动之中。良将和良医在抓住时机时切莫犹豫,犹豫是丧失战机的致命弱点。医者也应牢牢掌握时间的主动权。中华传统文化的特点是互相影响、互相渗透。兵家是审时用兵,医家是审时用药。《孙子兵法》中有"朝气锐,昼气惰,暮气归"等士气变化的一般规律。朝气为早晨八九点钟,人体经过一夜的休整之后,精力恢复,士兵斗志旺盛,打起仗来锐不可当。继而渐次趋于懈怠。太阳西落后,暮气加重,人的精力和士气就逐渐衰竭了。古人认为,治兵如治水,对于来势凶猛的强敌,应避其锋芒,采取分导引流的办法,各个击破。这又与《黄帝内经》中的"平旦人气生,日中而阳气隆,日西则阳气已虚,气门乃闭"的时间观念颇为符合。这些理论充分反映兵家、医家时间观念的共通性。

（三）兵家气象观与中医气象学

古人的天文、气象知识来自观察真实宇宙的现象,他们把宇宙、天地、地球、万物、人类、疾病作为一个整体来观察和研究,虽然并不了解宇宙天体运动的原因,但也一样可以从外部的"象"观察与总结出合乎自然的变化法则。

《黄帝内经》中的"运气学说",就是把整个宇宙作为一个整体,从总结天体变化规律中推算出气候的变化规律,并进一步推出气候的正常与异气时对人体发病的影响,指出宇宙中万事万物都在变,它的变化是可知的、可推算的。兵家与医家都共识气象变化对用兵、对人体疾病的影响。如高原寒冷,日温差别就较大,这就对人体的阳气与体温产生了相应的变化。一般情况下,海拔高度每升高 100 米,气温则下降 0.56℃。高原多寒邪,易伤人体的阳气;寒性收引,寒性凝滞,所以高原人多见寒型的痰喘、胃痛、痹证。同样道理,兵家用兵,又何尝不是利用恶劣气候以攻敌不意,还可以利用反常气候暂待时机,养精蓄锐。

（四）兵家对中医学的贡献

以我国第一部军事学著作《孙子兵法》为例,军事家孙武所论的兵,有士兵与兵器的双重含义。兵家谋略与中医学治病有着极其相似之处。"用药如用兵,用医如用将"便是这一思想的体现。

1. 重战慎兵与慎用中药理念相通　战争与国家安危密切相关,因此孙武认为应尽量避免战争。但是面对战争要精思熟虑,擅用精兵强将,不打无把握之仗。中医学认为,人的生命是最宝贵的,医生治病用药如同用兵打仗一样,必须严谨慎重,不能轻易用药。是药三分毒,即使是补药,使用不当也会物极必反,为身体健康带来不同程度的损害。

2. 不战而胜与"治未病"思想相同　兵家注重防患于未然,把不战而屈人之兵视为克敌制胜的最高境界。中医学自古就将"治未病"视为最高宗旨，为了预防疾病的发生，就要注重培补正气来预防邪气的侵袭，这与兵家不战而胜的思想不谋而合。

3. 全面运筹与整体观念一致　《孙子兵法》指出，战争中要全面分析敌我双方的利弊情况，从全局出发考虑用兵之道。中医学认为人体本身、人与自然是一个有机的整体，中医诊治疾病和维护人体健康都是从整体出发。因此，整体观念贯穿于中医学的病因病机、诊法、辨证和治疗等各个方面。

4. 兵贵神速与急则治标同理　孙武在作战方针上主张速战速决，认为久战于国于民不利。中医学治病也有标本、主次、先后缓急之说，其中急则治标就是体现其辨证施治原则的一项重要内容。当遇到突发病症、危重病症时，就要快速解除急症，在病情得到缓解后再行根治其本。

5. 机动灵活与辨证论治同归　战争变化莫测，用兵之道亦应当灵活机动，虚实转变，墨守成规是兵家大忌。中医学认为，天地之气、居住环境等与人的年龄、性别、体质等个体差异不同，病症的临证表现也不同。因此，临床实践中应详审病因病机。张仲景确立的辨证论治原则至今仍是中医学的重要特色之一。

二、医学经典著作中的兵学内涵

中国传统文化中的天人合一、顺应自然、防微杜渐和治乱于未萌等思想，不仅指导了军事家管理军队，政治家治理国家，也指导着中医的养生防病。这种思想是中华传统文化的闪光点，早已深深印刻在中华民族的灵魂之中。因此，常常在兵学与医学中有所体现。

（一）《黄帝内经》的兵学内涵

兵学理论主张，统治者应根据自然万物春生、夏长、秋收、冬藏的规律来治理民众，这与中医学理论中的天人合一观基本一致。《黄帝内经》认为人与天地相参，与日月相应。人与自然息息相关，禀受天地之气而生存，按照四时的法则成长，自然界的运动变化无时无刻不对人体产生影响。《素问·四气调神大论》专门针对春夏秋冬气候的特点，对四季的起居作了详细论述。所以顺应自然是保持人体健康、预防疾病的重要方法之一，人的起居应符合季节、气候的变化，如能顺四时之序则诸病不起，逆四时之序则百病丛生，体现了人类的养生应遵循天地四时的变化的道理，是中医学"人与天地相应"整体观的反映。

很多疾病会随着天气变化而变化,如风湿患者病情常在阴雨天加重,这也是天人相应的一种表现,因此医生在临证时遣方用药也需要顺应天气变化。1956年,石家庄流行乙型脑炎,当地名医郭可明先生使用张仲景的白虎汤,疗效超过世界水平。次年唐山、北京又流行乙型脑炎,再用白虎汤则疗效欠佳。名医蒲辅周分析认为,当年夏季北京地区雨水过多,乙脑患者不仅有高热,而且湿邪重,于是在白虎汤中加入一味苍术,病死率又从30%下降到10%以下,有效扼制了此次乙脑的流行。这是天人相应观在医学应用中的著名案例,证实了中医的科学性。

关于兵学理论中的防微杜渐思想,又与《黄帝内经》的"治未病"思想异曲同工。《黄帝内经》指出,疾病虽未发生,但已出现某些先兆,或处于萌芽状态时,应采取措施,防微杜渐,从而防止疾病的发生。当人体已处于未病与已病之间的亚健康状态或"病前状态"时,尽管体内已经开始发生某些异常变化,但病象尚未显露,或虽有少数临床表现,却不足以确诊病症,其有可能发展为具有明显症状的疾病。若能及时治疗,则能够阻止其发展,从而使亚健康状态向健康方向转化。

(二)《伤寒杂病论》的兵学内涵

古语有云:"医之临病,胜于临敌,运筹帷幄之中,决胜千里之外,良将是也;存乎呼吸之间,而远退二竖之舍,良医也。"中医治疗疾病亦如行军打仗,要胆大、心细、行方、智圆,方能鼓舞正气,击退敌邪,以获全功(《古今医彻·医箴·疗医》)。如果把张仲景的理论和兵学结合起来探讨,我们就会发现《伤寒杂病论》关于预防、超前截断、安内攘外、攻补兼施、六经传变等寓意十分精深。张仲景发展了《黄帝内经》的六经概念,提出六经辨证,是世界上最早运用兵学理论指导医学临床实践的一位伟大医家,他创造性地将古代自然科学与社会科学结合起来研究,并且有所突破。

《伤寒杂病论》首先从外感病开始论述。所谓"外",是指风、寒、暑、湿、燥、火六淫之气。人体正气与外感邪气之争便是一场没有硝烟的战争。六经之中,太阳为人身之藩篱,主肌表。外邪侵袭,太阳首当其冲。正气奋起抗邪,首先表现为太阳病。太阳病之初作,出现"脉浮,头项强痛而恶寒"的表证。邪气伤人后迅速热化,邪热伤卫,即出现"发热汗出,恶风脉缓"之中风证。若邪气郁束在表,慢慢化热,则出现"恶寒,体痛,呕逆,脉阴阳俱紧"之伤寒证。虽说未病先防是最理想的积极措施,但疾病已经发生,则应防止病邪由表传里,步步深入。怎样判断疾病是否深入了呢? 张仲景给出了观察和辨别的方法及应对之法。伤寒初起在表,如果脉象平和,说明邪气尚未开始内传;如果在得病两天后,没有见到阳明及少阳证,也说明邪气并未内传,仍在太阳,治疗仍当使邪随汗出。如此仔细甄别,便可知己知彼,采取正确的策略以反击敌人,解表以祛邪,邪既出于外,表气疏则里气畅,则诸症得以平息。

中医学重视正气的作用,认为人体正气旺盛,气血充盈,卫外固密,则病邪难于侵入,疾病无从发生。只有在人体正气相对虚弱,卫外不固,抗邪无力的情况下,六邪方能乘虚而入。因此,正气在疾病的发生、发展和转归中起着重要的作用。若适逢腠理不固之人感受风寒,虽前有卫气奋争,但营阴不能内守,故虽有汗出而邪气不能祛除,此时应仍用汗法,却是要散中有补。为了鼓舞正气,张仲景还要求病人服药后接着服用热稀粥,借助水谷精气充养中焦,使外邪速去而不致于复感。服药中,不能使病人大汗淋漓,徒耗正气。兵家在练兵打仗时,亦是极其重视保存和壮大自身实力。行军打仗是用兵一时,前提是先得养兵千日。若平素不锻炼体能、操练军队、鼓舞士气,待到战争之时,哪里有足够的体力和勇气去冲锋陷阵,击溃敌寇。保存实力,就拥有了战胜的希望。

(三)《景岳全书》的兵学内涵

《景岳全书》由明代杰出的医学家张介宾所著,全书 64 卷 100 多万字,内容全面而精详,是张介宾毕生医学理论和临床经验的集大成之作。书中开篇序言:"医之用药,犹用兵也。治病如治寇攘,知寇所在,精兵攻之,兵不血刃矣。故所著书,仿佛八阵遗意。古方,经也;新方,权也,经权互用,天下无难事矣。"既通军事理论,又精于医学的张介宾,将两者的智慧融会贯通。书中兵法学思想与医学思想相结合,以兵法部署方略,用药即如用兵。

《景岳全书》认为心存医理方可为医,要研究事物当先明其理,而医学执掌人的性命,为世间至大至要之术,明确医理对于医生的作用尤为重要,好比国家与国家之间发动战争也要师出有名。疾病种类繁多,每一种疾病都有病因病机,医者若能在临证之时明确医理,洞察疾病之本,则治则、治法、方药也明确无疑,这就体现了辨证的重要性。张介宾还将中医学的阴阳表里虚实寒热这八纲与兵法中的八阵并列,阐述其中的共通性。书中还以运用人才之法来阐述处方用药贵乎精一的道理,正如作战部队,胜败不在兵力的多寡,而在正确的排兵布阵,识人善任。告诫人们容易犯"骄兵必败"的错误,仗着自身优越的先天条件,做不到保心神、调情志、避寒暑、节饮食,结果必会导致失其强。反之的话，就是"哀兵必胜"。医生在用药的时候也不能克伐太过，犹如国家穷兵黩武，终会招致元气耗伤。《景岳全书》中多次以军理比医理，把军事理论广泛深入地融入医理，并且获得良好效果。

（四）《温病条辨》的兵学内涵

清代名医吴鞠通在他的著作《温病条辨》中指出：医者，治病有如将军之风，始能救人于水火。将领，为统兵之人，其性果断。医生治疗外感病，就要像将军指挥战争一样勇猛果断。保家卫国与治病救人，事虽易但理相同。

古代将军指挥打仗，多出其不意，攻其不备，速战速决。外邪侵犯人体，起病急，来势猛，传变快，变化多，应该趁其正气未伤、邪气未传之时，或从表解，或从里清，或攻下以泻热，或渗利以祛湿，使病邪早日离开人体，以免停留日久，损伤正气。

《温病条辨》一书中记载了诸多吴鞠通使用大黄的病案，大黄用量最多达到八钱，说明只要药证相合，果断应用，就会取得立竿见影的效果。如，初一日，患者谵语、大便闭，吴鞠通首张处方中大黄便用到五钱；初二日，患者虽得快便，但由于仍谵语神昏，大便闭、面赤症状不减，吴鞠通便将大黄的用量果断地加大到八钱。又如患者初六日有谵语，吴鞠通首次便将大黄用到八钱，至初十日，患者清醒，唯余心中躁，才将大黄减用到三钱。大黄有将军之称，可斩关夺隘，乃峻猛烈药，而温病则可一日数变，故而取效之后，应及时变更药量或停止用药。吴鞠通对大黄的配伍进行了丰富和规范，并创立了五承气汤。从吴氏所选用的承气类方中不难看出其选方用药之妙，组方以承气贯之，用药灵活化裁，紧扣病机脉证，他的攻下法使用精当，内涵丰富，以果断勇猛的将军之风，将大黄的将军之力发挥得淋漓尽致，为后世医家所推崇。

参 考 文 献

［1］刘振声. 兵学与中医学［M］. 福州：福建科学技术出版社，1994：2-6.

［2］张介眉. 兵学与中医学［M］. 北京：中国中医药出版社，2017：37-46.

［3］严世芸，朱伟常. 经子医读［M］. 北京：中国中医药出版社，2019：141-156.

（周　蓉）

第二节　饮食与中医文化

俗话说"民以食为天"，古人治国安邦，主张足食足兵，战事打仗，粮草为重中之重，"兵马未动，粮草先行"，就体现了食的重要性。民间亦有开门七件事——柴米油盐酱醋茶，"食"被视为人们的头等大事。人们首先必须吃、喝、住、穿，然后才能从事政治、科学、艺术、宗教等活动。中医学作为一种传统文化，是我国优秀民族文化遗产的重要组成部分，其形成、发展也和饮食文化有着千丝万缕的联系，并且随着饮食文化的发展而不断完善。

一、饮食文化的发展与中医学的起源

中国历来是一个崇尚饮食文化的国家，世界上几乎没有任何一个国家的饮食能同中国饮食相媲美。中国饮食文化处处彰显出中华文化的无限魅力。

（一）造石器是人类文化的源头

原始社会，人类主要以天然植物来充饥，偶尔也会捕食一些昆虫、鱼、兔等小动物，人类基本处于衣不蔽体、茹毛饮血的生活状态。为了生存、安全和繁衍，人们本能地使用天然石块、树枝和木棒作为获取食物的工具和防御野兽侵害的武器。随着历史的发展，人类逐渐开始用石块制造出"石器"作为劳动工具，成为人类认识自然、改造自然、征服自然的最初武器。尖状石头可以用来切割动物肉、挖掘植物的根茎，有刮削作用的石头可以用来刮削木棒和剥取兽皮，有砍砸作用的石头可以用来砍砸食物，砭石可以用来治病。

旧石器时代，我们的祖先在没有任何医药知识的情况下，当身体出现不适时，就随便抓起被火堆烘烤过的石头进行热敷和刮拭以减轻痛苦。结果经过不断地经验积累，他们慢慢发现一些特殊的石头对于病痛是有治疗效果的。虽然这一时期的石器还十分粗糙，但是已经可以对食物进行初步的加工处理，从而为原始烹饪奠定了最初的基石。疾病伴随生命而存在，原始人的食物特点是生、冷、硬，腥臊恶臭而不洁净，给他们带来了不少病痛，其中以牙周病、肠胃病、食物中毒最为常见。

（二）火的发现是人类生活的变革

食物的熟化是原始烹饪的开始，也是人类饮食的第一次革命。熟食大大缩短了食物的消化过程，而且更有利于人们对营养物质的吸收，促进身体和头脑的发育。火的使用使人类获得了征服自然的力量,是饮食文化生活的重要里程碑,对人类的进化起着决定性作用。也揭开了饮食卫生的序幕。人类从生食过渡到熟食,不但改善了身体的营养状况,而且通过烧烤、煮食,还能把附在食物上的寄生虫、细菌及其他致病微生物消灭,具有消毒作用,减少了疾病的发生。

(三)陶器的发明是人类饮食的飞跃

火的使用,帮助人类发明了制陶的方法。陶器的发明使人类拥有了炊具和容器,为制作发酵性食品提供了可能,还使人们的饮食卫生条件发生了显著改善。古代最常见的陶罐,大多是烹饪器皿和贮藏食物的器皿,和人们的日常生活息息相关,得到广泛和普遍的使用。陶器的使用,使人类的饮食文化水平进一步发展,减少了食物被污染的机会,也为中药汤液的产生提供了物质条件。

我国的饮食文化历经几千年的发展,并且在世界上享有盛誉的原因,一是由于我国农耕时代时间长,而且历代统治阶级基本重农轻商,始终以农业为中心,使得百姓不得不对饮食温饱给予更多的关注;二是由于我国历史悠久,文化传统代代传承;三是由于我国地域广大,物产丰富,为饮食文化的发展提供了更为广阔的空间和资源;四是由于我国人民具有学习、借鉴的品质,在几千年的生产生活实践中,创造和融会了儒、释、道、医等各家饮食文化的精髓,也能广泛吸取国内外各民族饮食文化之长。

二、饮食生活与医药起源

古人云:民以食为天,食为民之本。人类的生存离不开饮食。原始社会的先民们在生产和生活中,最重要的事情就是如何生活下去。要生存,就必然有疾病。从自然界获取的天然食物,既可以致病,也可以治病。因此,人类还需要不断地和疾病进行斗争。这样,饮食和医学就产生了密切的联系。

采集生活时期,先民们以植物的果实为基本食物,其次是鱼蚌之类的水生动物。由于没有经验,起初先民们不能辨别这些食物是否有毒。有些食物香甜可口,有些则苦涩难咽,有的还会引起恶心、呕吐、腹泻,严重者可导致昏迷甚至致死等中毒情况,但他们也发现有些植物能使一些病痛得到缓解。在长期的饮食生活实践中,人类逐渐认识和掌握了植物的性能,把一些植物作为充饥、果腹、维持生命的食物,把一些能缓解病痛的植物也记录下来。经过漫长的积累,在采集、品尝、实践中,人类以生命为代价积累了对饮食和植物性能的认识。《史记·补三皇本纪》:"神农氏以赭鞭鞭草木,始尝百草,始有医药。"像这一类经典著作中的记载,比较生动地反映了饮食生活与医药的密切关系。

(一)《诗经》

《诗经》是我国最早的一部诗歌总集,收集了西周初年至春秋中叶约500年间的诗歌305篇。它在反映劳动人民生产、生活、采集食物过程的同时,记载了很多动植物药,被后世本草学著作收录。如:

苍耳:"采采苍耳,不盈顷筐。"苍耳即苍耳子、苍耳草。《神农本草经》认为:"主风头寒痛,风湿周痹,四肢拘挛痛,恶肉死肌。"现多用来治疗风湿痛和鼻渊。

苤苢:"采采苤苢,薄言采之。"苤苢即车前草。《神农本草经》认为:"主气癃,止痛,利水道小便,除湿痹。"现主要用来治疗小便不利、水肿病。

萎:"言刈其萎。"萎即萎蒿。《食疗本草》认为其有补中益气、长毛发令黑、治痢的功效。

葑:"采葑采菲,无以下体。"下体指根,葑的根茎皆可食用。葑即蔓菁,在《名医别录》中称为"芜菁",味苦性温,无毒,利五脏、轻体益气,可治咳嗽,止消渴。

麦:"爰采麦矣。"麦有小麦、大麦之别,历来是人们的主食。《本草纲目》认为其味甘,性微寒,无毒,除客热,止烦渴咽燥,利小便,养肝气。大麦味咸,性微寒,主治消渴,除热,益气调中。

桑葚:"于嗟鸠兮,无食桑葚。"《新修本草》认为它"单食止消渴"。《本草纲目》认为"捣汁饮,解中酒毒,酿酒服,利水气,消肿"。

菽:"中原有菽,庶民采之。"菽即大豆。《本草纲目》认为黄大豆味甘性温,无毒,宽中下气,利大肠,消水胀肿毒。又有黑、白数种,均可入药及食用。

谖:"焉得谖草。"谖草即合欢,食之令人忘忧。《神农本草经》说它"安五脏,和心志,令人欢乐无忧"。今人用它做养血安神之品。

蓷:"中谷有蓷。"蓷,即益母草。《本草纲目》认为它有"活血破血,调经解毒"的作用。今多用于治疗妇科疾病。

桃:"园有桃,其实之殽。"殽即桃仁,也是活血化瘀之药。张仲景的桂枝茯苓丸和桃仁承气汤均配有本品。

《诗经》中的植物及食物,还有很多至今依然作为中药在使用。它们是古人在长期饮食实践中分辨出来的,是饮食与医药密切相关的力证。

（二）《山海经》

《山海经》32 篇,是一部集大成的百科全书,大约成书于战国至秦汉之间,内容丰富,是研究上古社会的重要历史文献。书中记载具有药理作用的动物、植物、食品也被医学界高度重视。《山海经》载药 100 余种,多明确记载了药物的名称、产地、形态、功效和使用方法,还包括具有食疗功能的动物,是有关食物治病的最早记载,为后世药物学著作奠定了一定的基础。

《山海经》中记载的具有药用价值的动植物,其治疗作用大多是通过食用来实现的。草木类、动物类、鱼类中的药物,均详细描述了它们的药用价值及食用时的注意事项。从中可以看出,书中记录的动植物药品是先民们饮食经验的积累,其中的药物也是依据食物对人体的不同作用而分辨出来的。可以说,没有饮食活动就不会有药物的发现,医药与饮食息息相关。

（三）《吕氏春秋》

《吕氏春秋》是在秦相吕不韦主持下,集合众多门客而编著的一部著作,成书于秦始皇统一六国之前。全书十二卷,一百六十篇,二十余万字。《吕氏春秋》博采众家学说,以道家思想为主,兼收各诸子百家言论。书中提出了许多节制饮食的主张,如《尽数》篇、《本生》篇、《重己》篇等,均强调饮食要有节制,不要过饥也不要过饱,与中医学理论观点正相契合。

总而言之,饮食文化与中医学息息相关,二者相互促进,共同推动了饮食的多元化及中医学的世界化。

三、饮食文化与《黄帝内经》

《黄帝内经》是中医学理论的经典巨著,位列中医四大经典之首。全书包括《素问》及《灵枢》两部分,18 卷 162 篇,其中涉及饮食方面的理论 40 余篇,可以看出古代饮食文化和中医学之间的密切关系。

（一）饮食结构

自古以来,中国地大物博,农产品极其丰富,人们长期从事农牧业生产,形成了以素食为主的杂食型食物结构。《黄帝内经》提出了人们在日常饮食中应注意的搭配原则,即"五谷为养,五果为助,五畜为益,五菜为充,气味合而服之,以补精益气"。这个原则要求人们应当杂食,以植物性食物为主体、以动物性食物为辅助,饮食上还要有主次。各类谷物是人们的主要营养成分,瓜果、蔬菜、肉类等是营养的补充。这个饮食结构是世界上最早提出的较为完善的食物体系,不仅丰富了中医学内容,也丰富了中国饮食文化的内涵。

《黄帝内经》中提到的五谷,泛指谷类和豆类,具体指粳米、麻、大豆、麦和黄黍。五谷杂粮含淀粉和蛋白质较多,豆类则含有丰富的脂肪,二者混合食用,提供了人体所需的热量和蛋白质,而且还弥补了谷类蛋白质所缺乏的赖氨酸、豆类蛋白质所缺乏的蛋氨酸,使蛋白质中的氨基酸取长补短。五果泛指水果,具体指枣、李、栗、杏、桃。水果中含有丰富的维生素、无机盐和纤维素,是维护人体生命的重要物质,作为食物的辅助,水果不可或缺。五畜是指牛、犬、猪、羊、鸡。其肉中富含氨基酸,是机体生长、发育不能缺少的物质,作为主食的补充,不可缺少。五菜泛指所有的蔬菜,具体指葵、藿、韭、薤、葱。蔬菜中含有多种维生素和多量的无机盐,是机体生长代谢的必需物质。蔬菜中丰富的纤维素可促进肠蠕动,加速体内代谢产物的排泄,利于人体健康。

《黄帝内经》提出的这种杂食为主的饮食结构,是对中华民族早期饮食文化的科学总结,对整个东方地区饮食文化思想的形成和发展都具有很大影响。以植物性食物为主的饮食结构,大大减少了西方国家因高蛋白、高脂肪饮食而导致的高脂血症、高血压、糖尿病、心脑血管疾病、肥胖症及结肠癌等众多疾病的发生,提高了中华民族的整体健康水平。

(二)饮食性味

中华民族在饮食活动中追求美味,研究美味,享受美味,还用美味调节人体的气血阴阳平衡,达到治疗疾病的目的。但是我们对味的认识是经历了漫长的过程的。人类使用火之前,先民们只能品尝到天然的味道,而且不避腥臊。火出现以后,用火熟食的方法化去腥臊恶臭不洁之味,就是"调味"的开始。在追求美味的饮食生活中,逐渐认识和掌握了食物的性味和人体气血阴阳、脏腑经络之间的关系。人们将五味(酸、苦、甘、辛、咸)分别归属于五行(木、火、土、金、水),根据阴阳、五行相生相克规律,指导人们日常生活的调味,增加食欲,另外,在预防疾病、治疗疾病中也应用食物或药物性味的偏胜以纠正或调和人体各部分不协调的状态,总结出中医学的性味学说。

美味寓于食物之中。古人认识到饮食是味的载体,进食各种不同的食物,实际上就是食用各种不同味道的过程。饮食进入体内,变化为水谷精气,通过"味"的作用,维持各脏腑的正常功能活动。各脏腑生理功能不同,组织结构各异,因此,各脏腑所需要的物质营养的种类和来源都不相同。各类食品所含的物质不同,对各脏腑的作用也不同。《素问·宣明五气》云:"五味所入,酸入肝,辛入肺,苦入心,咸入肾,甘入脾,是谓五入。"把饮食、味、脏腑有机地结合在一起,论证了饮食五味对人体不同组织的营养作用,指导人们的饮食生活,也给后代食疗的发展提供了理论依据。

《黄帝内经》提出各种饮食的性味不同,进入人体后,发挥作用的方式也不同,因而食物的性味与治疗疾病的关系十分密切。《素问·藏气法时论》指出:"辛酸甘苦咸,各有所利,或散或收,或缓或急,或坚或软,四时五脏,病随五味所宜也。"表明调和饮食,其滋味要合乎时序,要注意时令,还要注意根据所病脏腑的生理、病理不同,选择具有不同性味的食物进行调节。日常生活中,根据《黄帝内经》的性味理论,人们使用不同性味的食物治疗不同的疾病。如辛味具有发散的作用,在感冒发热时,选用辛味的食物,以葱、姜煎汤服用。再如咸味具有散结和软坚的作用,在治疗瘿瘤(甲状腺肿大)、瘰疬等硬结疾病时,选择含有咸味的食物,海带、海藻、海蜇等。

(三)饮食方式

《黄帝内经》十分注重食物的寒热温凉属性对人体健康的影响,论述了饮食寒热对脏腑、气血的影响,以及与疾病的关系,告诫人们饮食要温饱适中,不要过寒过热。《黄帝内经》还提倡饮食清淡,不赞成多食肥甘厚味,因为"肥者令人内热,甘者令人中满",多食这些食物容易发生痈疽疔毒、消渴病(今糖尿病)、偏枯病(今脑血管病)等。

《黄帝内经》的这些论述,揭示了饮食结构和疾病发生发展的关系。伴随着西方国家高热量、甘甜肥美的饮食习惯而多发的一些诸如糖尿病、肥胖症、高血压、心脑血管等疾病,再看我们的先人关于饮食与疾病关系的先见之明,无不彰显着中华民族的聪明才智。

(四)五味调和

在历史发展的进程中,先民们发现人体摄入的饮食、五味必须调和,五味调和,才能使五脏六腑功能正常,气血阴阳平衡,正气旺盛,抗病力强。当饮食五味失调,则会导致脏腑功能失常,正气受损,邪气乘虚而入,产生疾病。《黄帝内经》还从五脏的功能紊乱,脏腑之间相互制约的关系受到破坏着眼,指出了五味所伤造成的弊端。比如其中所说,过食咸味食物会发生"脉凝泣而变色"的临床表现,这一说法和今天的心脏病患者不注意盐的摄入,加重心功能的损害而出现心力衰竭,使血液循环发生障碍,静脉系统淤血,血色变深,周围发绀等表现极其吻合。

《黄帝内经》从古人的饮食活动中发现饮食五味对人体所患疾病有不同的影响,也归纳出不同疾病的饮食宜忌。在指出饮食五味对五脏及其所主的筋、气、血、骨、肉等人体组织器官营养作用的同时,也说明了这些组织器官患有疾病时,过量食用会加重其疾病的辩证关系。《灵枢·五味》"肝病禁辛,心病禁咸,脾病禁酸,肾病禁甘,肺病禁苦",根据病变脏腑病位的不同,直接指出应禁忌的饮食五味。

上述这些饮食原则,几千年来一直指导着我国人民的饮食活动、医疗实践,经证实,是适合我国人民的身体素质和生活习惯的智慧,至今具有极高的科学价值。

四、食疗与中医学

中医食疗起源于原始社会,我们的祖先在与自然做斗争的过程中,逐渐发现了有些动、植物既可以充饥又可以保健疗疾,从而积累了食物治病的经验。陶器的使用,烹调方法日益多样化,食物的味道也更加可口。这一时期还出现了酒,最初是粮食作物和果实自然发酵而成的,后来又出现了复合成分的食用酒和药用酒。商朝大臣伊尹改革了烹饪器具,发明了羹和汤液,开创了煮食和去渣喝汤的饮食方法。周朝还出现了专门掌管饮食营养保健的"食医",食医负责调配王室贵族饮食的寒温、滋味、营养,相当于现代的营养师。

中医理论的确立,食疗作为中医的一门分支学科,被古代医家论述。《黄帝内经》曰:"大毒治病,十去其六;常毒治病,十去其七;小毒治病,十去其八;无毒治病,十去其九。谷肉果菜,食养尽之,无使过之,伤其正也。"这一论述,高度评价了食疗的作用。

东汉张仲景在治疗外感病的时候,提出服用桂枝汤后要"啜热稀粥一升余,以助药力",告诫病人在服药期间忌生冷、黏腻、辛辣的食物。饮食在辅助治疗方面的作用已经得到具体应用。隋唐孙思邈的《备急千金要方》卷二十四专论食治,他主张:"夫为医者,当须先洞晓病源,知其所犯,以食治之。食疗不愈,然后命药。"人的健康应以合理的饮食为基础,而不要擅自服药。医生应该弄清疾病的起因,先以食疗治病,食疗效果不好,再用药治疗。宋代的《圣济总录》中专设食治一门,介绍各种疾病的食疗方法。陈直著《养老奉亲书》,专门论述老年人的卫生保健问题,其中重点论述了饮食营养保健的重要作用。元代太医忽思慧编撰的《饮膳正要》,继承食、养、医结合的传统,对健康人的饮食做了诸多论述,堪称我国第一部营养学专著。明代李时珍《本草纲目》收录谷物、蔬菜、水果类药物300余种,动物类药物400余种,皆可供食疗使用。

（一）春季食疗

1. 枸杞红枣粥　春三月，阳气生发，万物复苏，自然界一派生机盎然的景色。

俗话说，气血是人的根本，是健康与否的决定性因素。气可以推动血液运行，血可以载气，气血相互滋生，气虚则血少，血少则气虚。一般来说，气血不足的人，脸部就会黯淡无光，而且气血推动无力，血管里的垃圾就会沉淀在面部，形成各种各样的斑点，影响美观。枸杞红枣粥中，枸杞子是补气养血的滋补佳品。《神农本草经》记载枸杞子"久服，坚筋骨，轻身不老"，红枣补血，能够滋养全身细胞。

做法很简单：枸杞子 30g、红枣 3~5 颗、大米 60g。先把枸杞子和红枣清水浸泡清洗，大米加入少量清水煮至米粒开花，再添入适量清水，并依次放入枸杞子与红枣，大火煮至沸腾后，再转为小火煮 15 分钟，出锅即可食用。

2. 芪精大枣汤　每到初春，人们常常会发生春困，这其实是人体对季节变化的一种生理反应。中医食疗方中，芪精大枣汤是消除春困的不错选择。黄芪 15g，黄精 10g，大枣 6 枚，水煎服，一日一剂。黄芪甘温，善入脾胃，为补中益气之药品，还有抗疲劳的效果。黄精甘平，能够补气养阴，健脾益肾，也属补益类药物。大枣补血又补气。

冬天万物封藏，气血处于缓慢运行状态。这样导致春天来临的时候，气血不能迅速适应身体状态，而此时用黄芪、黄精、大枣补气行气、补血活血，可以让身体气血活跃起来。另外，科学的饮食对解决春困也有积极的效果。春季宜食用清淡、新鲜、易消化的食物，如青菜、胡萝卜、芹菜、小白菜等，尽可能少吃油腻的肉类食品，便于肠道的消化吸收。适量多吃一些葱、姜、蒜等辛味食物，它们具有祛湿、辟秽浊、促进血液循环、兴奋大脑中枢的作用。最主要的是要顺应天时，多出去运动，舒展筋骨。

3. 姜茶饮　春三月，万物复苏，同样各种各样的病毒、细菌也在不断滋生。随着人们户外活动增多，疾病容易在人群中传播。所以，春季是流感特别盛行的季节。

每天一杯"姜茶饮"，是对付流感的一种中医食疗方法。生姜 10 片，绿茶 7g，热水泡茶趁热服用。中医认为，姜是助阳之品，干姜温中散寒，健胃活血，人的身体阳气充沛，就有了抵御外来病毒入侵的能力。绿茶含有多种药用成分，可以增进人体健康，其所含的抗氧化剂有助于增强人体的免疫功能，抵抗病毒细菌的侵袭。

4. 菊花茶　中医理论认为,肝开窍于目。肝血的作用之一是营养眼睛,保护视力。因此"肝和则目能辨五色矣"。肝的功能正常,往往可以从目上反映出来。肝血充足,则双目有神,视物清晰;肝血不足,目失所养,则两目干涩昏花,视物不清。

春天是养肝的季节,养肝就等于养目。春季阳气上升,易搅动肝内蓄积的内热,导致肝气亢盛,有些人会出现情绪急躁、双目赤红等症状。菊花味甘苦,性微寒,正好可以疏风清热,起到清肝明目的作用。菊花茶的种类很多,有菊花山楂茶、三花茶、菊花蜜茶、八宝菊花茶等。

(二)夏季食疗

1. 绿豆莲子百合汤　炎热的夏季是人体消耗最大的季节,人们的生理和营养代谢必然会受到一定的影响,最明显的表现就是会出现心烦、心乱、心慌等症状。中医理论认为,夏天和五脏中的心相对应。心是"精神之所舍",主宰着人的情志和思维意识活动,天气炎热容易让人心火旺盛,自然容易烦躁不安、心神不宁。因此,夏季养生重在养心。

绿豆莲子百合汤的制作方法:百合(干)25g,莲子(带心)50g,绿豆50g,冰糖20g。先将绿豆用清水浸泡2小时以上,莲子洗净备用,百合洗净后掰成片备用;再将泡好的绿豆加水,大火煮沸,直至煮到绿豆炸开后转小火,加水并加入莲子继续熬煮;最后小火煮约10分钟后加入冰糖和百合瓣调味,一边煮一边搅拌,冰糖完全化开后即可出锅,放凉后服用。

中医理论认为绿豆性凉,味甘,具有清热解毒、消暑除烦、止渴健胃的功效,能预防中暑,治疗食物中毒等。莲子中间带有的青绿色胚芽,称为莲子心。心主火,肾主水,莲子心可以助心火往下走,肾水往上走,起到了很好的灭火作用。百合性微寒,入心经,它可以起到清心除烦、宁心安神的作用。

2. 百合银花粥　夏天阳气入心,则心火旺盛。心又藏神,到了晚上神该回到心内休息的时候,"家"里却热得像火炉一样,很容易出现心烦躁热而失眠的现象。

百合银花粥具有很好的助眠功效。具体做法是,选用百合50g,金银花10g,粳米100g。先将百合、金银花和粳米洗净,粳米入锅添水煮至浓稠时放入百合和金银花,再煮10分钟后起锅,加入适量白糖食用。

百合入心经,性微寒,能清心除烦,宁心安神。金银花是一种具有悠久历史的常用中药,性寒味甘,同样可以清心泻火。两味药进入身体后,就像冰箱的制冷机一样,能将心中的火气迅速降下去,我们的神就可以安心回家了,人也就能很快进入睡眠。

3. 自制凉茶　中暑是在高温环境下发生的急性疾病。对于中暑的症状,我国医学早有记载,中医称之为"暑温"。古代没有空调、风扇,古人防暑就用"凉茶"。凉茶是以中医养生理论为指导,以中草药为原料,通过长期食用总结出的一种具有清热解毒、生津止渴、祛火除湿等功效的饮品。

最常见的自制凉茶有酸梅汤、绿豆汤、菊花粥等。

酸梅汤:乌梅 100g,红糖 500g。将乌梅洗净,与红糖同放锅中,加入清水1 500ml,小火煮 30 分钟,滤去乌梅,取汁待冷,放入冰箱待用。乌梅味酸,最善于生津止渴。

绿豆汤:绿豆、白糖适量。将绿豆加水 5~6 倍,大火煮沸,改小火炖至绿豆熟烂,放入白糖即可食用。

菊花粥:菊花 15g,粳米 100g,冰糖适量。先将菊花加水煎汤,沸后煮 3~5分钟,去渣取汁,粳米入锅中煮粥。熟后放入冰糖、菊花汁,略煮数分钟即可。适用于暑热烦渴,头昏头痛等症。

4. 马齿苋方　夏季是腹泻的高发季节,与之对应的食疗方法可以用到一味药食同源的植物——马齿苋。马齿苋味酸、性寒、无毒,归大肠经、肝经,有清热解毒、凉血止血、止痢的作用。我国民间常使用马齿苋煎水喝治疗急性肠炎、痢疾、腹泻等。

治疗腹泻时,用马齿苋 100g,凉开水反复冲洗干净,切碎,加白糖 20g、大蒜泥 20g,和匀,一次服下,一日服两次。本方中,大蒜也有温中健胃、消毒杀菌的功效。马齿苋生食、熟食均可,平常饮食中,适当加入马齿苋,也可以起到预防腹泻的效果。

(三)秋季食疗

1. 桂圆红枣银耳汤　秋天天气比较干燥,人体也会变得比较干燥,这是由于气候转入秋天,气温下降,空气湿度也随之下降,皮脂和汗水减少,使得皮肤得不到"水"的滋润。虽然喝水是秋季补水的一种方式,但却不是最好的方式。因为进入人体的水液因为没有营养物质,会很快通过消化道进入血液中,然后从肾脏排出去。相对于纯水来说,汤液中含有各种营养物质,它们会吸附很多水分子,延缓水分的吸收速度,阻止它们很快地被排泄掉。这样也就有更多的时间使人体感觉滋润。

桂圆红枣银耳汤:银耳 3 朵、红枣 5 颗、桂圆 2 颗、冰糖适量。先将银耳用清水泡发,再剪去蒂部,用手撕成小块备用;红枣与桂圆用清水浸满半小时,取出放入锅内,再加入备好的银耳及冰糖、清水,先大火煮沸后改小火煮25分钟左右即可食用。银耳是一味滋补良药,特点是滋润而不黏滞,具有补脾开胃、益气清肠、养阴润燥之功。桂圆有润肤美容的作用。因此,此汤具有改善肌肤气色、滋润皮肤、令肌肤富有弹性的作用。

2. 什锦蔬菜汤 秋季天气转凉,树叶飘落,很多动物会掉毛,人也一样,有时掉头发会多一些。这是因为气温变化引起头皮皮脂腺分泌减少,毛囊萎缩,头发摄取营养的渠道出现闭塞,所以头发干燥、失去光泽、甚至掉发。对此,中医食疗中的"什锦蔬菜汤"就是一个不错的方法。

胡萝卜1个,杏2个,苹果半个,西芹40g。把胡萝卜、杏、苹果去皮,与西芹一起放进搅拌器,充分搅拌后服用。胡萝卜含有丰富的胡萝卜素,有保护视力、滋润皮肤、提高免疫力的作用。杏有生津止渴、润肺定喘的功效,用于治疗秋燥引起的口渴咽干、肺燥喘咳等。苹果营养丰富,能够补充人体所需的各种微量元素。西芹具有降血压、镇静、健胃、利尿等疗效。

3. 杏仁蜂蜜汤 根据中医五行与季节相应的理论,秋季对应的是肺。而肺脏十分娇弱,需要特殊呵护。进入秋季之后,白天燥热,晚上寒冷,一热一冷的变化,导致秋季是哮喘的高发期。按照中医理论,哮喘的宿根为"痰饮伏于内,胶结不去"。宿根之邪平常在肺脏之内关押,肺脏相当于看护病邪的守门人。一旦气候变化,或感冒风寒,或燥热伤津,肺脏就会生病。这就给"宿痰"以可乘之机,从而为非作歹。因此,秋季呵护好肺脏就可以预防或减少哮喘的发作频率。杏仁蜂蜜汤就是一道不错的养护肺脏的中医食疗偏方。

杏仁9g,蜂蜜30g。杏仁去皮尖,与蜂蜜共放锅中,加水适量,炖汤服用。中医理论认为,杏仁具有生津止渴、润肺定喘的功效。《本草纲目》中列举杏仁的三大功效:润肺,清积食,散滞。蜂蜜有补中、润燥、止痛、解毒、止咳等多重功效,可以提高人体的免疫力。

4. 川贝炖雪梨 咳嗽是指以干咳或伴有咳痰为临床主症的疾病。中医临床上将咳嗽分为风寒咳嗽、风热咳嗽、气虚咳嗽、痰热咳嗽等诸多类型。秋季来临常会出现一种咳嗽,表现为干咳无痰,或痰少而黏,不易咳出,咽喉痒、干痛、口鼻发干,声音嘶哑,舌干而少津液,中医将此种咳嗽称为"秋燥咳嗽"。

中医认为,燥为秋令之主气,秋燥之邪易通过口、鼻、呼吸道或皮毛侵犯于肺,影响肺脏清润的功能,气机失常才会引起咳嗽,此时选用滋阴润燥、养肺止咳类食材或药物,即可达到止咳的目的。雪梨、陈皮、川贝、萝卜、杏仁等,都具有养肺润燥、润肠通便、预防咳嗽的作用。

川贝炖雪梨：川贝粉 10g，雪梨 1 只。削梨皮，挖去梨心，切片，加冰糖 15g，与川贝粉一同放碗内，加适量水，隔水炖蒸，文火炖 1 小时左右，分两次服，饮汤食梨。雪梨具有清心润肺、利便、止咳润燥的功效。川贝是常用的化痰止咳药。此方对治疗燥咳痰少有辅助作用。

饮食是疾病预防中重要的环节。要预防秋咳，就要尽量避免辛辣食物的刺激，从而保证体内津液不受损耗。同时，饮食宜清淡，可以多摄入一些水果、蔬菜等易于消化且富有营养的物质，给身体补充水分。

（四）冬季食疗

1. 冬日神仙粥　冬季气温骤降，肾的阳气受到抑制和损伤，肾阳对机体有温煦、激发、兴奋、蒸化、封藏、制约阴寒等作用。冬天寒邪偏盛，如果身体内阳气不足，就无法抵抗寒邪的进攻，容易产生头痛、流涕、咳嗽等风寒感冒的症状。对此，有食疗方可以治疗风寒感冒引起的诸多症状，特别是患病三天内服用，即可收到明显的效果。

做法是，选葱白 7 根约 30g，生姜 7 片约 15g，米醋 50ml，粳米 50g。先将粳米洗净，与生姜片放入锅内添水煮开，然后放入葱白，文火熬制，等到粥快熟的时候加入米醋，搅拌均匀，再熬制一两分钟即可食用。趁热服下后，便上床盖被静卧，直至身体微微出汗，一般连续服用 3~5 次，感冒就会痊愈。

此方中，生姜性味辛温，入肺、胃、脾经，有发表散寒、温肺止咳的作用。淋雨或涉水之后，喝一碗热腾腾的姜汤，既能补充体内丢失的水分，起到降温、退热和杀菌作用，又能帮助发汗和排尿，有利于排出体内毒素。葱白具有发汗解表，通达阳气的功效。治伤寒头痛，可用连须葱白汤。米醋是众多种类醋中营养价值较高的一种，具有开胃、养肝、强筋、暖骨、醒酒、消食的作用。粳米有滋阴补肾、健脾暖肝、明目活血的功效。无论煮粥还是煲汤，均是滋补佳品。常服用有延年益寿的功效。

2. 紫苏生姜红枣汤　胃位于人体的中心位置，为四周脏腑百骸提供营养物质。这些营养物质可以化生阳气，对身体起到温煦的作用。胃的特点是喜温恶寒，特别怕凉。在冬天，气温骤降，胃靠近腹壁，没有肌肉、脂肪等物质在外围包裹，极其容易受凉，这样阳气缺乏营养供给而减弱，间接导致手脚冰凉。因此，驱寒暖胃对冬季维持身体生命活力至关重要。

温暖的食物也可以帮助驱散胃中的寒气，振奋身体阳气。紫苏生姜红枣汤的做法是：鲜紫苏叶 10g，生姜 3 块，红枣 15g。先将红枣放在清水里洗净，然后去掉枣核,再把姜切成片。随后将鲜紫苏叶切成丝,与姜片、红枣一起放入盛有温水的砂锅里煮沸,之后改用文火慢炖 30 分钟。最后将紫苏叶、姜片捞出来,继续用文火煮 15 分钟,即可趁热饮下。

紫苏是一味解表散寒、行气和胃的药物。生姜与紫苏搭配,生姜辛温,有发汗散寒之功,风寒感冒时,一晚热姜汤就能收到奇效。红枣具有滋阴、补阳、补血之功效,常用于治疗脾胃虚弱、食少便溏、气血亏虚等疾病。

3. 感冒食疗方

(1)葱白豆豉煲豆腐:中医将感冒大致分为"风寒感冒""风热感冒"两个证型。感冒初起,风寒、风热的区分尚不明显,此时病情较轻,葱白豆豉煲豆腐即能起效。取葱白 15g,淡豆豉 10g,豆腐 250g。豆腐切块,加水 2 小碗煮开,然后加入淡豆豉煮至 1 碗量,随后放入切段的葱白滚煮,片刻即可,调味食用。方中葱白辛温,具有发汗解表、通达阳气的功效,主要用于外感风寒。淡豆豉苦寒,具有解表、除烦、宣郁、解毒的作用。此食疗方口味清淡,营养丰富,适合感冒初起时食用。

(2)姜糖苏叶饮:治疗风寒感冒的关键需要发汗。中医指辛温解表,宣肺散寒,通过发汗驱除身体内的凉气。姜糖苏叶饮:苏叶 5g,生姜 3g,葱白 2 条,红糖 10g。将生姜、苏叶、葱白洗净后放入锅中煮沸,放入红糖搅匀即可饮用。苏叶能发散表寒,开宣肺气。葱白发汗解表,通达阳气。生姜辛温,其辣味可以帮助打开毛孔,将寒邪驱除出去。

(3)薄荷鸡蛋肉丝汤:随着病邪的发展,风寒感冒可以转化成风热感冒,风热感冒宜用辛凉之剂疏散风热,消炎祛肿。薄荷鸡蛋肉丝汤:薄荷叶 100g,鸡蛋 2 个,肉丝 50g,食盐适量。先将薄荷叶放在水中浸泡 10~15 分钟,锅中盛水烧开,放入肉丝先滚 5~10 分钟,然后放入新鲜薄荷叶,同时将调散的鸡蛋倒入锅中调味食用。薄荷辛凉,有疏散风热、清利头目、利咽透疹的作用。配合温补的鸡蛋和肉丝,非常适合冬季的风热感冒。

参 考 文 献

[1] 张铁忠,裴晓华.饮食文化与中医学[M].北京:中国中医药出版社,2017:1–6.

[2] 张明,朱嵘.趣说食疗[M].北京:中国中医药出版社,2018:24–81.

(周　蓉)

第三节　古代文学与中医文化

中国是一个具有悠久历史的文明古国,作为人类共同的文化遗产,医学与文学的产生均与人类的历史同样古老。中国古代文学,以语言作为载体记录了古代中国人民的思想情感与社会生活,形象生动地反映了古人认识人类、自然、社会与自身的心路历程。而中国古代医学则是在中医理论的指导下,通过一定的医疗手段进行疾病的预防、诊断、治疗,从而不断地改善人类的生存环境。虽然医学与文学所属不同的学科,但是都与人类的社会生活和身心健康息息相关,都是中国传统文化的重要组成部分。两千多年的文学史上,产生过一大批伟大的文学家,涌现出了无数优秀的作品,《诗经》《楚辞》、汉赋、唐诗、宋词、元杂剧、明清小说等,都蕴含着丰富的中医药文化知识。下面分别从诗词歌赋与中医、笔记散文与中医、古代戏曲与中医、古典小说与中医四个方面进行阐释。

一、诗词歌赋与中医文化

诗词歌赋是中华民族传统文化凝炼的精髓。中医药知识虽然与诗词歌赋有着很大的差别,但是两者却同根、同源、同基于中华民族传统文化,因而这两者之间存在着相通相融的关系。下面列举数例。

桃:《诗经·周南·桃夭》:"桃之夭夭,灼灼其华。"《诗经·卫风·木瓜》:"投我以木桃,报之以琼瑶。"桃仁入药有活血化瘀、益气止痛等功效。

丁香:杜甫《丁香》诗曰:"丁香体柔弱,乱结枝犹垫。细叶带浮毛,疏花披素艳。"形象地描绘了丁香的形态:枝干柔软绕结,细叶上生着浮毛,开花疏淡清丽,给人以婀娜素淡的美感。

仙灵脾:柳宗元《种仙灵毗》:"及言有灵药,近在湘西原。服之不盈旬,蹩躠皆腾骞。"诗歌叙述诗人被贬谪到永州(湘西)后,当地隆冬不寒,气候温暖潮湿,瘴疠之气浓重,所以患了腿脚病,服用了当地盛产的仙灵脾,不到十天,居然就能健步如飞了(蹩躠皆腾骞)。

牵牛:明代吴宽《牵牛》:"本草载药品,草部见牵牛。薰风篱落间,蔓生甚绸缪。谁琢紫玉簪,叶密花仍稠。日高即揫敛,岂是朝菌俦。阴气得独盛,下剂斯见收。便须作花庵,谁与迂叟谋。"诗歌开头两句点明牵牛是草本植物,可以入药。接下来六句介绍了牵牛的美丽形态和生长特性。牵牛苦寒有毒，是泄气之药，可以消水肿、痰饮，通利大便。诗歌的最后两句写牵牛子泻水通便的药效，"便"指大小便，"花庵"即茅厕。牵牛子作用迅猛，应该加以注意，慎重使用。吴宽的这首《牵牛》，从药物的形态、生长特性一直写到它的药性、功用、注意事项，就像是一篇诗化了的中药科普作品，语言流畅自然，确实是很好的中医文化与诗歌相结合的作品。

决明子：明代顾同应的七绝《决明花》："个个金钱亚翠叶，摘食全胜苦茗芽。欲教细书宜老眼，窗前故种决明花。"决明是一种豆科植物，它的嫩苗可以食用，但最有价值的还是决明的种子——决明子。《神农本草经》早就记载决明能"治青盲、目淫肤赤白膜、眼赤痛、泪出"等眼病。没有眼病"久服益精光"，也有保健作用。《本草纲目》就说"（决明）以明目之功而名"。诗的后两句用谐趣的笔触，点明了决明治疗眼病的功效。

冬虫夏草：清代文学家蒲松龄《冬虫夏草》："冬虫夏草名符实，变化生成一气通。一物竟能兼动植，世间物理信难穷。"冬虫夏草是一味滋肺补肾的良药。古人认为它冬天是一条蛰伏于泥土中的虫子，到了夏天钻出地面，整个身体化为植物，生性十分奇特。实际上它是一种叫冬虫夏草菌的菌类植物寄生在蝙蝠蛾幼虫身上的虫体。诗人借这种药物的特性，感叹大千世界事物千奇百态、变化万端，知识难以穷尽。诗歌富有哲理，读后引人深思。

春兰、秋蕙、杜衡、白芷：屈原《离骚》："余既滋兰之九畹兮，又树蕙之百亩兮。畦留夷与揭车兮，杂杜衡与芳芷"。诗人栽培了大片的春兰，种下了百亩的秋蕙，种植了芍药与揭车，还将马蹄香与白芷套种其间。春兰、秋蕙、辛夷、揭车、杜衡和白芷不仅是香草，还是药材，具有药用价值。兰的根、叶、花、果、种子均有一定的药用价值。根可治肺结核、肺脓肿及扭伤，也可接骨；叶治百日咳，果能止呕吐，种子治目翳。春兰全草治神经衰弱、蛔虫和痔疮等病。杜衡具有散风寒、下气消痰、行水破气血的作用。白芷具有祛风湿、活血排脓、生肌止痛的功效。在这首诗歌当中作者并非宣扬其药用价值，而是用来比喻诗人品质的高洁，后世文人借用药草的属性抒发情感就是吸收了屈原《离骚》的笔法。

纵观古今名医巨匠，不乏填词吟诗的高手。他们常常以诗言志，以词抒怀；或以诗会友，或吟诗论药言疾。举凡世事沧桑，人生感悟，事业兴衰，临床心得，以及生活情趣等，无不见之于诗赋文句之中。

二、笔记散文与中医文化

笔记是古代的一种文体,也称随笔、笔谈、札记、杂识、杂志等。笔记所记录的内容,多为作者亲身经历体验或耳闻目睹的事,比较真实可信,是研究古代中医的重要资料。如宋代洪迈的《夷坚志》、苏轼的《东坡志林》、沈括的《梦溪笔谈》,明代谢肇淛的《五杂俎》,清代褚人获的《坚瓠集》、梁章钜的《退庵随笔》《浪迹丛谈》等书,都是记录中医药内容很丰富的笔记散文。

(一)关于治病方法

古代笔记记录了大量的治病方法和药物以及许多非药物治疗的方法,它们简便易行,有些方法、方药都是经过作者本人验证过的,有可靠的疗效。例如:

宋代苏轼的《东坡志林》有一条关于外气治病的资料。书中写道:"学道养气者,至足之余,能以气与人。都下道士李若之能之,谓之布气。吾中子迨,少羸多疾,若之相对坐为布气。迨闻腹中如初日所照,温温也。"苏轼的儿子苏迨患病,道士李若之用发外气的方法为他治疗。这则资料是苏轼目睹所记,十分可信,它为外气治病法提供了一条有力的佐证。

洪迈的《夷坚志·再补》也有一则关于腿部骨折后遗症的康复疗法记载:

道人詹志永,信州人。初应募为卒,隶镇江马军。二十二岁因习骑坠马,右胫折为三段,困顿且绝。军帅命舁归营医救,凿出败骨数寸,半年稍愈,扶杖缓行。骨空处骨皆再生,独脚筋挛缩不能伸。既落军籍,沦于乞丐。经三年,遇朱道人,亦旧在辕门,问曰:"汝伤未复,初何不求医?"曰:"穷无一文,岂堪办此。"朱曰:"实不费一文,但得大竹管长尺所,钻一窍,系以绳,挂腰间。每坐则置地上,举足搓滚之,勿计时日,久当有效。"如其言,两日便觉骨髓宽畅。试猛伸之,与常日差远;不两月,筋悉舒,与未坠时等。

用竹管搓滚,以恢复腿脚的功能,治疗骨折后遗症,这种方法不费一分钱,并没有地点及时间的限制,又简便有效。类似这样来自民间的治病方法和方药在笔记中不胜枚举,有待人们进一步加以发掘整理。

(二)关于药物采摘

古代强调"知医为孝",文士多数通晓医学,有的还亲身参与过医学实践,因此笔记中除了记载一些医学见闻以外,也有不少探讨医学理论或者药物种植、采摘的篇章。例如:宋代沈括《梦溪笔谈》记载:"古法采草药多用二月、八月,此殊未当。但二月草已芽,八月苗未枯,采掇者易辨识耳,在药则未为良时。"他指出,由于各种药物的使用部位不同,成熟期必然不一样;即使是同一种药,由于生长环境条件的差异,成熟期也有区别,因此药物的采收时间应该根据各种药物的具体情况而定,不能一概而论。这篇文章对于以往的知识提出不同的质疑,对以后人们采药有重要的启发。

（三）关于地理环境

由于文人出仕时足迹的移动或听闻的广泛,有的笔记还记载了地理、环境对人体疾病的影响。例如明代谢肇淛《五杂俎》卷二《人部》云:

余在京师数年,每至五六月,其暑甚于南中,然一交秋,即有凉色。闽、广从五月至八月,凡百余日,皆暑,而秋初尤烈。但至日昃,必有凉风,非如燕京六月,彻夜烦热也。京师住宅既逼窄无余地,市上又多粪秽,五方之人,繁嚣杂处,又多蝇蚋,每至炎暑,几不聊生,稍霖雨,即有浸灌之患,故疟痢瘟疫,相仍不绝。

此文作者比较了京师与闽、广每年的气候变化,指出京师的夏天比南方福建、广东气温更高,且早晚无风,彻夜烦热,但是只在五、六两个月间热不可耐,一到秋天就会凉快下来。而福建、广东两地高温天气要历五、六、七、八月,共四个月,且初秋时节,更是热气袭人。所幸的是闽、广两地虽然高温天数多,但每天一到傍晚,就会凉风习习。而京师夏天高热,且住宅密集,人口众多,市场上垃圾不能及时处理,到处都是,容易滋生苍蝇蚊子,只要一下雨,屋里就会受到污水的浸入。由此,疟疾、痢疾、瘟疫等各种传染性疾病不断发生。这就是地理环境对于人体疾病产生的重要性,这是对中医因地治疗很好的诠释。

（四）关于道地药材

清人赵翼的《檐曝杂记》有一条关于肉桂产地的资料:

肉桂以安南出者为上,安南又以清化镇出者为上。粤西浔州之桂,皆民间所种,非山中自生者,故不及也。然清化桂今已不可得。闻其国有禁,欲入山采桂者,必先纳银五百两,然后给票听入。既入,恐不得偿所费,遇桂虽如指大者,亦砍伐不遗,故不复遗种矣。安南入贡之年,内地人多向买。安南人先向浔州买归,炙而曲之,使作交桂状,不知者辄为所愚。其实浔桂亦自可用,但须年久而大合抱者,视其附皮之肉松若有沙者便佳。然必新砍者乃润而有油,枯则无用也。

肉桂又名官桂、玉桂,中医取其树皮入药,有补肾暖胃、通血脉、消积冷的功效,是一味较为贵重的中药。肉桂都是以产于越南热带丛林中者为佳,但是从此文可以看出，由于过度无休止的采伐，到清朝开始，野生肉桂已经遭受很大的创伤，"无复遗种"，甚至作为贡品时也不得不向内地购买。梁章钜《浪迹丛谈》指出："惟浔州之瑶桂条，狭而皮粗、肉薄而油足者较佳。红油、紫油者虽厚亦不佳，惟以黑油者为上品。"赵、梁两人曾在广西边疆生活过，所以对肉桂的出产情况及道地药材的鉴别都相当熟悉，所记均为第一手的资料。

三、古代戏曲与中医文化

宋元时期很多涉医作品都通过戏曲的表现形式传播到大众的视野，比较通俗易懂，在娱乐的同时也能够学习到医学知识。戏曲家关汉卿就写过一首药名曲《中吕·普乐天》。但更值得一提的是元代孙叔顺创作的散曲套数《中吕·粉蝶儿》，《中吕·粉蝶儿》全曲共七个套数，全篇共用了七十六味中药名。此处我们列举其中一套：

【中吕】海马闲骑，则为瘦人参请他医治，背药包的刘寄奴跟随。一脚的陌门东，来到这干阁内，飞帘簌地。能医其乡妇沉疾，因此上，共宾郎结成欢会。

开头曲共使用8个药名。分别是海马、人参、刘寄奴、麦门冬（"陌门东"谐音）、干葛（"干阁"谐音）、熟地（"簌地"谐音）、香附（"乡妇"谐音）、槟榔（"宾郎"谐音）。全曲七个套数共用了七十六味中药名，是古代韵文中用药名最多的作品，也是第一篇用药名写就的叙事性作品。

《草木传》又名《药性梆子腔》，是清代的一部药名戏曲。它通过一个曲折的戏剧故事来介绍中药知识。它的作者，有人认为是清代著名文学家蒲松龄，但还缺乏有力的证据。以戏曲形式普及中药知识，是清代的一种风气，《草木传》是这种风气的产物之一。《草木传》全剧共十回，剧情大致是这样的：

山西汾州府平和村人甘草，夫人早亡，所生一女甘菊花，年方二八，容貌出众，许配与石斛为妻。盘踞在"逐水寨"的草寇海藻、大戟、芫花和甘遂四人欲强夺菊花，菊花闻讯惊吓致病。甘草让仆人栀子去请医生。请医路上，栀子遇到白蛇、乌蛇二妖精，被其勾引至山洞中，险遭不测，幸遇石斛将其救出。石斛听说"逐水寨"草寇欲强夺自己的未婚妻，遂请来威灵仙协助杀了草寇，终得以如愿与菊花成亲。后石斛赴京应试，考中武状元。适逢外邦将领番鳖兴兵侵犯中原，大黄大将军领兵退敌，以石斛为先锋。石斛在甘草的协助下驱除了番鳖施放的邪毒，降伏番鳖，班师回京，受到神农皇帝的封赏。剧本的故事糅合了民间传说、话本小说和戏曲中常见的一些内容,借民间喜闻乐见的故事内容和戏曲形式,向一般民众普及医药知识。剧中通过栩栩如生的人物形象和故事情节描写,通俗地介绍了六百多种中药,着重介绍了它们的药性和功用。

《草木传》创作上采用的是拟人化的手法,巧妙地根据各种药物的特性,赋予剧中人物相应的面貌和性格,让他们分别扮演不同身份的角色。例如甘草,俗称"国老",因为它具有调和诸药的作用,药性平和,因此剧中将他塑造为平和村一位淳朴善良的老庄园主;最后又让他在平定番兵时驱除番鳖施放的邪毒,形象地说明甘草有解毒功效。又如大黄,性味苦寒,能清火热和荡涤积滞瘀血,药性峻烈,于是剧中将他拟为一个统帅三军的大将军。其他如海藻、大戟、芫花、甘遂等四种有峻利、逐水、泻饮之功的药被写成草寇,并为其聚集之处起名"逐水寨";把能祛风除湿、通络止痛的威灵仙写作能降魔除寇的"铁脚灵仙"等,都是将药物的特性用人物的形象表现出来,使作品富有戏剧色彩和情趣,让观众通过直观的形象来获得中医药知识。

四、古典小说与中医文化

小说的萌芽是在魏晋时期,医学知识融入小说从晋代葛洪开始,《神仙传》记载:东汉董奉"为人治病不取钱",遍植杏林,以杏易粮赈济百姓,这则故事就可以看作是一篇生动的涉医短篇小说。不过早期的小说写到医药时,常与神怪道仙相涉,内容更加夸张,不切实际。到了明清时期,中医药内容才在小说中得到了丰富而真实的反映。这一时期,以著名的四大古典小说《红楼梦》《水浒传》《三国演义》和《西游记》为代表的一批优秀小说相继问世。这些作品描写的生活面广,故事情节曲折复杂,人物形象众多,因而包含了更丰富的医药内容,下面分别列举这几部小说中与中医药紧密相关的情节,阐述中医药与文学作品的相互渗透与交融。

(一)《红楼梦》与中医文化

《红楼梦》是我国古代一部著名的长篇小说,内容博大精深,包罗万象,几乎包括了古代文化和日常生活中各方面的知识,因此它被人们赞誉为封建社会的百科全书,书中描写了诸多的中医内容,如林黛玉的痨病、薛宝钗的喘咳、凤姐的小产、秦可卿的气血虚亏证、晴雯的伤风和女儿痨、贾瑞的遗精病、巧姐的痘疹和惊风、妙玉与赵姨娘等人的精神病、香菱的干血痨和不孕症等,书中都做了细腻生动的描写。通过这些人物的疾病诊疗,融入了大量的中医药知识,体现了中医辨证论治的方法和清代的医药学水平。

如第十回"张太医论病细穷源",这一节写的是太医张友士为贾蓉之妻秦可卿治病的经过。秦可卿患月经失调、不安寝食、倦怠气力诸症,请来张友士分析道:"看得尊夫人脉息:左寸沉数,左关沉伏;右寸细而无力,右关虚而无神。其左寸沉数者,乃心气虚而生火;左关沉伏者,乃肝家气滞血亏。右寸细而无力者,乃肺经气分太虚,右关虚而无神者,乃脾土被肝木克制。心气虚而生火者,应现今经期不调,夜间不寐。肝家血亏气滞者,应胁下胀痛,月信过期,心中发热。肺经气分太虚者,头目不时眩晕,寅卯间必然自汗,如坐舟中。脾土被肝木克制者,必定不思饮食,精神倦怠,四肢酸软。"

接着又详细分析了秦可卿的病因:"大奶奶是个心性高强、聪明不过的人;但聪明太过,则不如意事常有;不如意事常有,则思虑太过。此病是忧虑伤脾,肝木忒旺,经血所以不能按时而至。"针对病人症状,拟了"益气养荣补脾和肝汤",这个汤方以古方"四君子汤(人参、白术、茯苓、炙甘草)和"四物汤"(熟地、当归、白芍、川芎)为本,用以益气补血,和脾胃调月经;在此基础上再加黄芪增强补气作用,用阿胶加大养血效果;又以柴胡、香附、延胡索和脾理气;山药、莲子、大枣健脾养胃。整个病案既包含了丰富的疾病诊疗知识,同时还涉及诸如五行学说、藏象理论等方面的中医基础知识。

(二)《水浒传》与中医文化

《水浒传》全书共计 120 回,90 余万言,多处涉及中医药知识。书中描述的知晓中医者亦不乏其人:宋江、西门庆、安道全、罗真人、公孙胜、吴用、范全、钱老儿、王公等。书中所涉及的中药剂型:汤、膏、丸、散、丹,几乎也是一应俱全。

第 21 回记载了中医经典名方"二陈汤"的使用。一日,五更时分,卖汤药的王公来到县前赶早市,见到宋江便问:"今日为何出来得这样早?"宋江答道:"昨晚酒醉,错听更鼓。"王公说:"押司必然伤酒,且请一盏'醒酒二陈汤'。"并浓浓的奉一盏二陈汤递与宋江吃。"醒酒二陈汤"即为"二陈汤",此方不仅具有燥湿化痰、理气和中之功效,还可解酒与保健。

第 39 回记载了"六和汤"的使用,宋江非常爱吃鱼,他因贪吃鲜鱼,一次夜间一连泻了二十来次。次日,张顺又给宋江送来两尾金色大鲤鱼。看到宋江病倒在床,张顺要去请医生调治。宋江说:"自贪口腹,吃了些鲜鱼,坏了肚腹,你只与我赎一贴止泻六和汤来吃便好。"张顺赎了一贴六和汤给宋江吃了。宋江休养了几日,身体复原。据后人临床证明"六和汤"所治之证,虽有外感、内伤，但以脾胃病变为主，可用于治疗呕吐泄泻。

天下战乱，刀光剑影，刀伤枪伤、跌打损伤司空见惯，智取、鼠盗狗窃不择手段。因此，金疮药频频派上用场。另外，祛除脸上的"金印"，改头换面，遮丑美容，即"美玉灭斑"之术也应时而生。《水浒传》第 64 回写宋江背上热疼，"鳌子一般红肿起来"。吴用道："此疾非痈即疽，吾看方书，绿豆粉可以护心，毒气不能侵犯，快觅此物，安排与哥哥吃。"第 72 回写梁山泊好汉排定座次后，元宵节准备到东京看灯，但宋江以前被官府囚禁过，脸上被刺过花纹，怕人家认出来，引起麻烦。名医安道全先用毒药为他煎去面纹，再要良金美玉，碾为细末，每日涂搽，自然消磨去了。那医书中说："美玉灭斑，正此意也。"用绿豆粉解毒，用玉石消除皮肤斑痕，都见于古书记载。梁山好汉 108 将排座次，安道全占有一席之地，号称"地灵星神医"，专门负责治疗内外科诸疾。

（三）《西游记》与中医文化

《西游记》中也有诸多内容是关于中医中药的。如《西游记》第 1 回曾讲述"孙悟空率领众猴采仙桃，摘异果，刨山药，劚黄精，芝兰香蕙，瑶草奇花……"，"熟煨山药，烂煮黄精，捣碎茯苓并薏苡，石锅微火漫饮羹。人间纵有珍羞味，怎比山猴乐更宁？"

《西游记》第 28 回，吴承恩用药名填了一首《西江月》："石打乌头粉碎，沙飞海马俱伤。人参官桂岭前忙，血染朱砂地上。附子难归故里，槟榔怎得还乡？尸骸轻粉卧山场，红娘子家中盼望。"词中嵌有乌头、海马、人参、官桂、朱砂、附子、槟榔、轻粉、红娘子等 9 个中药名，生动地描写了孙悟空在抵抗进犯花果山、残杀众猴儿的猎户时出现的激烈拼杀和猎户残亡的战斗场面。

《西游记》第 36 回吴承恩又作有一首唐僧抒怀的药名诗："自从益智登山盟，王不留行送出城。路上相逢三棱子，途中催趲马兜铃。寻坡转涧求荆芥，迈岭登山拜茯苓。防己一身如竹沥，茴香何日拜朝廷。"全诗入益智、王不留行、三棱子、马兜铃、荆芥、茯苓、防己、竹沥、茴香等 9 个中药名，其中"荆芥"谐"经戒"之音，"茯苓"谐"佛灵"之音，"茴香"谐"回乡"之音，都用得十分贴切巧妙，可见吴承恩也是一个熟悉医药知识的专家。

（四）《三国演义》与中医文化

《三国演义》以古代魏、蜀、吴三国的矛盾斗争为主线，其中穿插有中医药的内容与情节。如关云长刮骨疗毒、陈琳檄疗曹操头风、华佗治愈周泰金疮、诸葛行军散等。

《三国演义》中的疾病主要是外科刀箭伤和情志病，这和当时的历史背景及该书所叙述的主题有关。在战乱年代，尤其是冷兵器时代，刀箭伤是难免的，这也是宋代陈无择在"三因致病"中提出"不内外因"的原因，而情志病的产生与书中的历史背景有关。

东汉华佗发明了麻沸散，将其作为麻醉剂为病人进行手术治疗。可以说，《三国演义》中的外科医案基本上是华佗的病案记录，它成功地将名医华佗的艺术形象极其生动地展现在读者面前，弥补了正史的平淡。名医华佗与医圣张仲景都是东汉末年的医家。与张仲景的坐堂行医不同，华佗是游方医，他云游四方，为老百姓治病，因此当关公在樊城中箭时，华佗也赶到了樊城为一代名将刮骨疗伤。在《三国演义》中，有大量由于过悲、过怒而致病的情志病案，最经典的莫过于"周郎妒才是病根"和"曹公多疑世难医"。

（五）《金瓶梅》与中医文化

兰陵笑笑生的《金瓶梅》里也有大量的医药内容。如第54回详尽记述了一则任太医为李瓶儿诊治胃痛的病案。李瓶儿产后体虚，突患胃痛，粒米不进，"心口肚腹两腰子都疼得异样"，请任太医诊治。书中太医道："……他肝经原王（通"旺"），人却不知他。如今木克了土，胃气自弱了，气那里得满，血那里得生。水不能载火，火都升上截来，胸膈作饱作疼，肚子也时常作疼；血虚了，两腰子、浑身骨节里头通作酸痛，饮食也吃不下。"治疗上太医道："只是降火滋荣。火降了，这胸膈自然宽泰；血足了，腰胁自然不作疼了。不要认是外感，一些不是的，都是不足之症。"因为是产后，所以太医认为元气原弱，产后失调，遂致血虚。所以月经不调，需要好好调理。虽然这则病案是作者的虚构，是艺术的病案，但它却十分准确地运用了中医知识。

（六）《镜花缘》与中医文化

明清小说中写医案医方最多的，首推《镜花缘》一书。该书作者李汝珍，学识渊博，涉猎广泛。据说他还行过医，不过缺乏可靠的证据。但从《镜花缘》这部小说来看，李汝珍确是精通医药的。他在小说的故事情节中穿插描写了大量的医药知识，尤其是各种医方，计十七个之多。如第55回借田凤翾之口介绍的预防水痘的方子，只用川楝子一药煎汤洗浴，每年洗十次，或于五月、六月、七月，拣十个除日煎洗更好，因彼时天暖，可受凉之，考虑十分周全。此书保存了不少有参考借鉴价值的资料，值得深入研究。书中介绍的方药，医书上一般找不到出处，因此显然是一些民间的秘方、偏方，也很可能是作者本人的家传或他从民间收集来的。

明清小说中的医药内容，是作为作品所反映的社会生活的一部分，以故事情节或细节的形式出现的。将完整的病案写入文学作品是明清小说的一大特色,它使医药知识与人物故事完美地结合起来,集中体现了中医理法方药的神韵。这一创举标志着古典文学与中医学的融合达到了一个新的高度。

中医学和古典文学都是中国古代传统文化的精华。在中华传统文化的这一背景下,两者之间长期相互影响,相辅相成。中医学对古典文学的影响是多方面的,古典文学从内容到形式,都可以找到中医学渗透的痕迹。中医学为古典文学创作提供了丰富的素材,拓宽了古典文学题材的领域。文学来源于生活,又反映生活,每个时代的文学作品,都以当时的社会生活为描写的对象。中医药既然是社会生活的重要组成部分,就必然会进入文学家的视野,在文学作品中占有一席之地,我们把中医学与古典文学结合起来学习,从人文的角度更好地了解中医,为我们日后学习中医打开了新的视野。

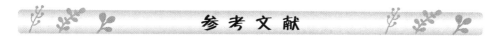

参 考 文 献

[1] 薛芳芸. 宋代文士通医现象研究[M]. 太原:山西人民出版社,2012:90–116.

[2] 王水香,陈庆元. 古典文学与中医学[M]. 北京:中国中医药出版社,2017:163.

[3] 薛芳芸,周蓉. 医古文导读[M]. 太原:山西人民出版社,2007:77–90.

(薛芳芸 焦丽璞)

下篇　中医药健康文化素养

　　"素养",是指一个人的修养。《汉书·李寻传》:"马不伏枥,不可以趋道;士不素养,不可以重国。"从广义上讲,素养包括道德品质、外表形象、知识水平与能力等各个方面。在知识经济的今天,人的素养的含义更广为扩展,囊括了思想政治、文化、业务、身心素养等各个方面。

　　中医是我国传统医学,也是我国传统文化的一部分,千百年来指导人民群众客观地认识生老病死,在防病治病方面做出了不可磨灭的贡献。中医药健康文化素养能够丰富人民的中医药文化知识,引导人民群众养成具有中国特色的健康生活习惯,提升自身以及家庭健康水平。关于中医药健康文化素养,我国最早对中医药健康文化素养的调查研究是从中医药知识认知着手,2011年于瑶等提出了中医药健康文化素养的概念和内涵,认为中医药健康文化素养是人们对中医药知识的理解与运用,以及对中医药社会效应的态度。2016年2月,国务院印发《中医药发展战略规划纲要(2016—2030)》,提出中医药健康文化素养提升工程是中华复兴大业的重要组成部分,中医药健康文化素养工程是旨在普及与践行中医"治未病"理念和普及中医药健康生活方式的全民行动。国家中医药管理局对中医药健康文化素养定义为:"个人理解掌握中医药学科理念和知识、中医药文化常识、中医药健康生活方式、中医药家庭适宜方法的程度,并运用这些信息维护和促进自身健康、提高文化素质的能力。"

近年来,我国高度重视中医药文化的普及和素养测评工作。自十八大以来,全国大力开展"中医药进社区""中医药进校园"等活动,如国家中医药管理局所倡导开展的"中医中药中国行"活动。2014年6月,国家中医药管理局与国家卫生和计划生育委员会联合召开新闻发布会,发布《中国公民中医养生保健素养》和《健康教育中医药基本内容》,介绍了公民适宜掌握的中医药基本知识、理念、技能和方法。2016年2月国务院颁布的《中医药发展战略规划纲要(2016—2030年)》提出实施中医药健康文化素养提升工程,进一步普及和宣传中医药文化知识,大幅度提升公民中医健康文化素养。为积极推进全国中医药科普率及健康文化素养监测工作,《中医药事业发展"十三五"规划》也把提升中医药健康文化素养纳入核心工作指标。

虽然早在20世纪70年代,美国就已经提出"健康素养"的概念,但直到1992年以后一些以英语为主要对象的快速健康素养评估工具的开发使用,才真正有力地促进了健康素养研究的开展和推动了各个国家的重大卫生政策的出台。2008年以后,我国学者致力于将国外健康素养测评工具引入本土,并开展了大范围健康素养研究调查工作。有关中医药素养的调查,早期多集中在省市级别。2014年,受国家中医药管理局和原国家卫生和计划生育委员会联合委托,靳琦、谭巍研究课题组开展中国公民中医养生保健素养调查,这也是政府级别进行的最早全国范围的中医类素养调查研究。

目前,我国相关调查在人群中广泛开展,普遍使用的是《中医药健康文化素养调查问卷》,纳入中医药基本理念、中医药公众适宜方法、中医药健康生活方式、中医药文化常识、中医药信息理解能力五个维度框架体系。中医药基本理念素养主要考察对中医认识生命、健康、疾病、养生以及人与自然关系等的理解;中医药健康生活方式素养主要考察中医情志养生、饮食养生、运动养生、时令养生和起居养生等相关内容;中医药公众适宜方法素养主要考察搓面、叩齿、梳发、提气和足心按摩等常用养生保健简易方法,膻中、三阴交、足三里、涌泉和关元等保健要穴和自我穴位按压方法,艾灸、刮痧和拔罐等适宜技术的作用和注意事项,煎煮、服用中药方法等内容的掌握情况;中医药文化常识素养主要考察与中医药相关的耳熟能详的典籍、成语、人物和传统节日习俗等常识的了解程度;中医药信息理解能力素养主要考察对中医药相关信息知识的阅读理解能力。

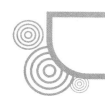

第十三章　中医药基本理念

根源于古代朴素唯物辩证法的中医药学,不仅是我国传统文化宝库里闪烁着哲学智慧的耀眼明珠,更是具有完整理、法、方、药的理论知识和临床经验的医学科学,它在劳动人民与疾病斗争过程中发挥着重要的作用。可以说华夏儿女的血脉中流淌着中医药文化,生活中渗透着中医药智慧,这是我们共同的健康密码。

中医药学理论体系是每一位学习中医的人所必须了解和熟识的专业知识体系框架。当前,我国着力提升公民中医药文化素养,旨在通过全民学习式的风暴,让中医药知识成为人们日常生活中方便取用、用之有效的"妙药",保障健康,延长寿命,提升生存质量。而实现这一目标的第一步就是要树立公民中医药基本理念。

第一节　中医药学的整体观与哲学观

一、什么是中医药的核心特色与优势?

答:整体观念。

如果要用一个词来概括中医药的基本特点,那"整体观"这个词可能是再合适不过的了,贯穿于中医生理、病理、诊断和治疗之中。那何谓"整体观"?中医学所讲的"整体",大体可以理解为三层含义。

(一)人体是一个有机的整体

中医学认为,人是一个有机整体,在这个"小宇宙""小天地"之中,心为主宰,五脏为核心,将所有的脏腑、组织、形体、官窍都纳入这五大系统之中,认为各个组成部分之间,在结构上是不可分割的,在功能上相互协调、相互为用。

在生理上,一方面依靠各脏腑组织发挥自己的功能作用,另一方面又要靠脏腑组织之间相辅相成的协同作用和相反相成的制约作用。如果这种关系无太过,无不及,是平衡和谐的,那么人体就保持着健康无病的状态。在病理上,也首先着眼于整体,着眼于局部病变所引起的整体病理反应,并把局部病理变化与整体病理反应统一起来,认为人体某一局部的病变,往往与全身脏腑、气血、阴阳之盛衰有关。中医据此认知,对疾病的诊断与治疗也是有着明显的脏腑相关论。如肺系的咳嗽,"五脏六腑皆令人咳,非独肺也"(《素问·咳论》),故治疗咳嗽亦非清肺一法也,而有清肠以泻肺(肺与大肠相表里)、清肝以肃肺(木火刑金所致)、培土以生金(虚则补其母)、滋水以润肺(水涸则伤金)、泻南以补北(清心火而补肾水,不使火伤金)等法。

（二）人与自然是一个整体

人是自然界的产物,自然界是人类赖以生存的必要条件,自然界的运动变化直接或间接地影响着人体,使之相应地发生生理和病理上的变化。人体与自然界息息相通,密切相关。人类不仅能主动地适应自然,而且能主动地改造自然,从而保持健康,生存下去,这就是人体内部与自然环境的统一性。

比如季节变化对人体生理产生的影响,"春生、夏长、秋收、冬藏",气候呈现出春温、夏热、秋燥、冬寒的节律性变化,因而人体也就相应地发生了适应性的变化。夏季气温高时,人体汗出较多,以调节体温恒定,同时夏季午睡,是保护阴液、减少损耗、抵御暑热的重要方法;冬季气温低时,人体阳气收敛,气血趋向于里,表现为皮肤致密,少汗多尿,既保证了人体水液代谢排出的正常,又使人体阳气不过分地向外耗散。故《素问·宝命全形论》曰:"人能应四时者,天地为之父母。"即便是在一日之内,随着昼夜晨昏的变化,人体的阴阳气血也进行着相应的调节。《素问·生气通天论》曰:"阳气者,一日而主外,平旦人气生,日中而阳气隆,日西而阳气已虚,气门乃闭。"最简单的体现莫过于我们每日的睡眠规律了。

当然,自然界的变化是有规律的,同时人体适应自然环境的能力也是有一定限度的。如果气候变化过于急骤,超过了人体所能调节的范围,或者素体禀赋较差的人,不能对自然的变化作出适应性的调节时,人体就会发生疾病。比如有些季节性的多发病或时令性的流行病有着明显的季节倾向。在许多中医古籍中也记载了不同季节发病规律的内容,如"春善病鼽衄,仲夏善病胸胁,长夏善病洞泄寒中,秋善病风疟,冬善病痹厥"(《素问·金匮真言论》)。此外,某些慢性疾病,往往亦在气候剧变或季节交换之时发作或增剧,如哮喘在季节交替时频发。人与自然界存在着统一的整体关系,人体的生理、病理受到自然界的制约和影响,所以对待疾病要因时、因地、因人制宜,就成为中医治疗学上的重要原则。

(三) 人与社会是一个整体

人类作为高等生物,既有自然属性,还存在社会属性,可以说从呱呱坠地的婴儿到成人的成长过程就是由生物人变为社会人的过程。人生活在社会环境之中,社会的变迁与人的身心健康和疾病的发生有着密切关系。社会角色、地位的不同,社会环境的变动,不仅影响人们的心身机能,而且疾病谱的构成也不尽相同。"大抵富贵之人多劳心,贫贱之人多劳力;富贵者膏粱自奉,贫贱者藜藿苟充;富贵者曲房广厦,贫贱者陋巷茅茨;劳心则中虚而筋柔骨脆,劳力则中实而骨劲筋强;膏粱自奉者脏腑恒娇,藜藿苟充者脏腑恒固;曲房广厦者,玄府疏而六淫易客;茅茨陋巷者,腠理密而外邪难干。故富贵之疾,宜于补正,贫贱之疾,易于攻邪"(《医宗必读·富贵贫贱治病有别论》)。现代科技的发展,社会的进步,带来的是生活节奏的加快,工作压力的加大,对人体身心机能的影响也在发生变化。我们越来越多听到"抑郁症""焦虑症""慢性疲劳综合征"等身心疾病的名称,这些疾病的发生与社会因素都有着密切关系。按照整体观的要求,作为社会人就要主动去顺应社会公理,"行道、摄生","法于阴阳,和于术数,食饮有节,起居有常,不妄作劳",以确保人体处于健康状态。

二、中医药中为什么会反复出现"阴阳""五行"等哲学词汇?

答:"阴阳""五行"属于我国古代哲学的范畴,是古代观察分析归类研究事物的一种思想方法。中医学用这些概念阐释生命起源,说明人体的组织结构、生理、病理等基本特点,并指导疾病的临床诊断、预防与治疗等医学实践活动。

(一) 阴阳学说

阴阳原指阳光的向背,后逐渐成为古代哲学体系中描述唯物辩证、对立统一范畴的哲学概念。凡是静止的、内守的、下降的、寒冷的、有形的、晦暗的、抑制的都属于阴;凡是运动的、外向的、上升的、温热的、无形的、明亮的、兴奋的都属于阳。天与地、昼与夜、水与火、冬与夏、男与女都是阴与阳的实例。阴阳的关系不是静止不变的,而是处于动态平衡中,就像冬季到夏季,天气逐渐转暖,阳气渐长,阴气渐消;夏季到冬季,天气转凉,则是阴气渐长,阳气渐消。这种此消彼长的状态在一定的范围内就是平衡,其消长带来转化,像四季更替那样。但如果超过一定的平衡范围,就会出现异常情况,就像全球气候变暖带来的"暖冬"和"酷暑"。

将这一哲学原理运用于中医学,可以用来说明人体的组织结构、生理功能、病理变化,同时用来指导疾病的诊断及防治。中医认为,所有疾病的产生根源都是阴阳失衡,分清阴阳才能搞清疾病的本质,如人们口中常说的"上火",实际上就是借着典型的阴阳属性来反应疾病性质,并可借此确定治疗原则。依据"寒则热之、热则寒之"的原则,如果是阳气过盛,表现为亢奋、火热状态的一系列症状,我们就要用寒性的、泄热的治疗方法,阴过盛则与之相反。

(二)五行学说

五行,是指木、火、土、金、水五种基本物质的运动变化。五行学说,即是以这五种物质的功能属性来归类物质或现象。就像我们能把事物分为阴、阳二性一样,先民们把他们生活当中的五种最为基本的必备的物质罗列出来,并把他们的特性加以总结归纳,使他们成为可以涵盖万物的"普适"属性,这是一种古老的唯物论和方法论。

1. 木曰曲直　"木"是树木,"曲直"是弯曲和伸直的意思,也就是树木的生长状态。这句告诉我们,"木"行代表的是像树一样,具有生长、升发、舒展等性质的事物或现象,比如春季万物生发,就可归于"木"。

2. 火曰炎上　"火"燃烧起来炎热,热气升腾上升,以此来概括像熊熊火焰一样,具有温热、明亮、上升的性质或作用的事物和现象。比如夏季骄阳似火,可归于"火"。

3. 土爱稼穑　"土"就是土地,"稼穑"是播种和收获的意思,土地具有长养万物的特性,以此来概括具有生化、承载、受纳等性质的事物和现象。比如长夏季节,暑湿气盛,万物在此时长势喜人、临近收获。

4. 金曰从革　"金"是金属一类,"从革"是顺从变革的意思,金属可以通过冶炼加工改变其物理属性,以此来概括具有肃杀、收敛、沉降等性质的事物和现象。比如秋季天气转凉,万物萧条。

5. 水曰润下　"润下"是滋润、下行的意思,人常说"水往低处流"就是这个意思。水可以概括滋润、下行、寒凉、闭藏等性质的事物和现象。比如冬季,天气极寒,万物蛰伏,可归于"水"。

五行不仅可用来归类事物、现象,还具有相生、相克的密切联系,中医将人体脏腑系统归于五行,且借助了其中的相生相克、相乘相侮的规律,说明人体生理功能、病理变化、诊断疾病,同时防治疾病,推断预后。

第二节　中医药学的生理观

一、中医的藏象就是解剖学所见的器官么？

答：不是。

众所周知，心脏是现代医学的泵血器官，负责给"血液加压"，并没有思考记忆的功能。但是国人又常常说"心里有你"等词语，描述自己的思维活动。其实，不仅仅是心，其他器官都有这样的情况，这种看似"相悖"的情况，其实是混淆了现代医学的解剖器官和中医的藏象概念。中医藏象理论的产生来源于一定的朴素解剖学基础，但又是相对独立的两类概念。藏，是指藏于体内的脏腑组织器官，可理解为"脏"；象，是指表现于外的生理、病理现象。相比现代医学重视解剖结构，中医的藏象则更是某几类功能的集合体，每一藏可能有与解剖器官相同的功能，也会包含完全不同的功能，可以联系，不能混同。《类经》中说："象，形象也，脏居于内，形见于外，故曰藏象"。藏象系统则是指以五脏为中心组成的五大系统，即心系统、肺系统、脾系统、肝系统、肾系统，它们互相联系的同时又分别与六腑、五官、九窍、五华、五体、五液、五志等有着系统的联系，同时与自然界阴阳五行相通，藏象系统是维持机体内在环境相对恒定的重要环节。如：心为"君主之官"，其"主血脉"，推动血液在经脉中运行；其"藏神"，是"神明之府"，主导人体的精神、意识和思维活动，是其他几脏系统的主宰，所以称它为"君主"。心脏温运血脉、振奋精神，其日夜跳动需要强大的阳气，因此阴阳属性属大阳，即"阳中之阳"，五行属"火"，四季中夏季阳气最盛，故心与夏气相通。五脏系统都有与其相对应的六腑，体现在呼吸、饮食消化吸收与排泄、血液的生成运行、水液代谢等方面，奇恒之腑在形态上类似六腑，但像五脏一样储藏人体精气，三者共同构成完整的藏象系统。

二、经络看不见、摸不着，为什么循经取穴的针灸却有如此神效？

答：一直以来，经络理论是我国传统医学的独创理论，由于看不见、摸不着被蒙上神秘的面纱，又因其良好的临床治疗效果吸引着全世界各地的爱好者前来"取经",许多对经络感兴趣的人,都会有一个问题,经络到底是什么? 有人认为经络是血管系统,因为它运行气血;有人认为经络是神经系统,因为它传导感应;有人认为它是肌腱或者运动系统,因为它沟通联系人体;也有人认为它是淋巴系统,因为它调节平衡人体。其实,经络不是一个能够用现代医学解剖学知识完全解读的概念,它是上述功能的集合体,不单是一个解剖结构。经络是运行全身气血、联系脏腑肢节官窍,沟通人体上下内外通路,是人体结构的重要组成部分。通过其规律的循行和错综复杂的联络交会,把人体的五脏六腑、四肢百骸、五官九窍、皮肉筋脉等组织器官联结成一个统一的有机整体,从而保证人体生命活动正常进行。

经络系统是由经脉、络脉及其连属组织组成,其中经脉包括十二经脉和奇经八脉,是经络系统的主干。十二经脉的命名结合了手足、阴阳、脏腑等三方面的要素。十二经脉依次衔接,首尾相贯,如环无端,气血也随之循环不休。奇经八脉是指与十二经脉"别道奇行"的八条经脉,它们纵横交错分布,与十二经脉交叉穿行,但是没有十二经脉那样的规律可循,如果说十二经脉是"主干道",奇经八脉就是"背街小巷",起到密切十二经脉的联系、调节十二经脉气血的作用。

经络学说除了用来阐释生理功能,还可用来阐释人体病理变化,比如一些育龄期女性可能有由于生活琐事、情绪不畅,出现月经来潮前乳房、胁肋胀痛的情况。肝主疏泄情志,保持情绪畅达愉悦,肝经归属于肝,循行经过胸胁部,肝经经气循行不顺,导致其循行所至发为疼痛。经络学说同时用来指导临床疾病诊断、治疗,接着月经前乳房胀痛的例子来说,我们可以选择肝经上的腧穴进行操作,或者选择对肝经有天然选择性的药物进行治疗。这种循经取穴操作往往见效极快,且避免了服药的麻烦和毒副作用,降低治疗成本,成为保障国民健康的利器。

三、为什么她怎么吃都不胖,我却"喝口水都长肉",到底什么才是"体质"?

答:生活中,不少减肥的人都会抱怨自己是易胖体质,我们还常常听到有人说"想要调理体质""自己体质差"等话语,但究竟什么是体质,体质到底影响身体的哪些方面?

我国最早的关于中医体质的思维散见于《黄帝内经》,清代医家叶天士将"体质"一词明确提出。此后,越来越多的中医人投身于对体质学说的研究中,2009 年颁布的《中医体质分类与判定》标准标志着中医体质学已经可以在规范化的中医临床诊治和教学活动中推广使用。中医认为:体质是由其先天遗传结合后天环境作用而形成的结构、功能、代谢、心理状况和性格方面相对稳定的固有的特殊性。这种特殊性决定了机体对病邪的抵抗力及感邪后疾病的虚实性质。生活中有频繁感冒的患者,自己会描述为"体质差"就是这个道理。这种特殊性的偏颇与否影响相对固定的一类或几类病邪或单独、或兼夹的易感倾向,进而影响了疾病的属性、发展与传变。这句话听起来很难理解,实际上它是生活中常见的,比如发现自己感受邪气后,"习惯性"固定出现一类症状的情况,有人经常"上火","上火"的表现通常是牙痛,而有人"上火"则经常是口腔溃疡。面对这种情况,民众往往能确信其中一定包含着某种规律性,却无从解释证实,其实这就是体质。随着中医体质学研究的不断深入与完善,将辨体论治与传统辨病、辨证论治有效结合,运用到临床常见疾病诊疗活动中,成为一种新趋势。

体质分类方法有很多种,《黄帝内经》中就有根据阴阳盛衰的分类法,根据五行属性的分类法等。同时,还有根据心理特征、脏腑形态、脏腑功能、气血津液等进行划分的方法。现代医家吸收前人经验,综合考量阴阳气血盛衰、代谢状态、表现特征等,将体质九分为平和质、气虚质、阳虚质、阴虚质、痰湿质、湿热质、血瘀质、气郁质、特禀质,并确定了《中医体质量表》及《中医体质分类与判定》标准。

体质类型结合了先后天的共同作用,通过对它的分析判断,我们可以从整体上把握个体的生命特征,指导临床个性化的诊断治疗,也可以帮助我们通过日常的保养,纠正偏颇体质,弥补先天体质的不足,根据不同体质特征采用适当的养生方法,达到维持健康的目的。

第三节　中医药学的养生观

一、中医注重养生,其核心理念是什么?

答:顺应自然、阴阳平衡、因人而异。

养生一词首见于《庄子·内篇》,是指根据生命发展规律,采取各种方法以保养身体、增强体质、预防疾病、延缓衰老为目的的医事活动。中医所说的人体"生长壮老已",是说生命是机体"出生、成长、壮盛、衰老、死亡"的过程,每一阶段都有各自的特点。生理性衰老是人体正常的动态变化过程,任何违背自然的逆衰老力量注定不存在,而养生的目的是延缓衰老,帮助个体适应衰老过程中产生的各种机体反应,也就是所谓"优雅的老去"。养生,可以增进健康,预防和减少疾病,阻止疾病的发展与传变,防止疾病的复发,以尽终其天年。当前人们物质生活水平不断提高,对长寿的追求可谓孜孜不倦,不少别有用心的人利用这一心理大赚黑心钱,鼓吹无药自愈、重返年轻等。其实,追求长寿不必砸重金、吃贵药,中医药古老文化当中就蕴含着无限的智慧。中医养生保健理论,是指在中医理论指导下,通过对机体自身阴阳平衡的调节,维持内在稳定状态,以达到保养自身的目的。"世界上没有完全一样的两片树叶",世界上也没有内在阴阳情况完全一样的两个人,这就要求不同个体适宜的养生方案是不同的,个性化的方案才能帮助个体最快的建立自身阴阳平衡。当然个性化不仅仅是个体差异,也是地域、季节、气候差异的灵活调整,比如妇女有月经期、妊娠期、哺乳期和更年期等生理周期,养生保健也要注意这些特殊的时间点。

二、中医养生应该注意哪些原则?

下面我们介绍中医养生的基本原则给大家,帮助大家深入理解。

(一)顺应自然、形神兼养

人与天地相应,与日月相参,四时气候、昼夜晨昏、日月运行、地理环境等自然因素的变化直接或间接的影响人体,人体据此适应性形成了自我的调适机制,比如《内经》提出的"春夏养阳、秋冬养阴"就是基于春温夏热、秋凉冬寒的季节特点的阴阳调养。只有顺应自然节律的生理活动才能得永年,当然,顺应自然还强调人与环境的统一性,这里的环境包括自然环境和社会环境,社会环境通过人体的精神状态和身体素质影响人的健康,"和喜怒而安居处"调神养生也是中医养生理念的重要方面。

形神合一,是指人的形体与精神活动相辅相成,形体保养的同时也要调摄精神。形体保养是前提,通过劳动、舞蹈、气功等肢体活动疏通筋络、运行气血;调摄精神是重点,通过积精养神、修性怡神来陶冶情操,营造恬淡虚无的内心世界,中医养生观以调神为第一要务,善养生的人以养德为主,调养为辅。

当前社会环境竞争压力大,社会性心态比较明显,重度抑郁症的发生率很高,因此调摄精神在现代人群中更为重要。心为君主之官,为脏腑器官之主,调摄精神先养心,其次根据四季气候变化调节精神,春季开阔心胸、夏季精神饱满、秋季戒骄戒躁、冬季情绪内守,保持良好的心态,培养兴趣爱好,加强精神修养。世界卫生组织关于健康的观点也认为,一个人在躯体健康、心理健康、社会适应良好和道德健康四方面都健全,才是完全健康的人,这一点与形神合一的认识不谋而合。

（二）保精护肾

大家对补肾养精的重视程度和接受度极高,那么人们究竟为什么这么重视保精护肾。精是构成人体和促进人体生长发育的基本物质,精气神是人生之"三宝"。精化为气,气化生血,血养神,神御形。精足神旺形壮,五脏功能正常,气血流畅,生命活动旺盛,精为长寿的根本。如此重要的物质封藏在人体什么部位呢? 答案是肾,肾不仅仅是存放精,而且保藏它不使外漏,就像存放舍利的浮屠塔一样。

肾藏精,它主持人体的生长、发育和生殖,与人的生命过程密切相关。肾中精气的盛衰,决定人的生长发育以及衰老过程。《内经》强调肾中精气的盛衰决定着人体生命的寿夭,并且已载明根据肾脏精气变化,女子以七岁、男子以八岁为一个生长周期,这个规律与现代医学内分泌角度的分析不谋而合。肾中精气充足,则精力充沛,身体强健,寿命延长;肾中精气衰少,则精神疲惫,体质虚弱而多病,寿命缩短。肾气虚衰,肾精匮乏是衰老的最根本的原因。

此外,五脏六腑功能正常发挥均取决于肾。肺气之治节,心气之运行,脾气之转输,肝气之疏泄等,都依赖肾。因此,保精护肾是增强体质、保持健康的重要环节。所谓保精护肾是指利用各种手段和方法来调养肾精。其中,节欲保精是保养肾精的一项重要措施,房事散精,但节欲并非禁欲,性欲是人类正常的生理需求。因此,欲不可禁,但也不可纵、不可早,纵欲无度,必然耗伤肾精。平日也可通过服食黑色的食物来养肾护肾。

（三）调养脾胃

人体的运转就像一部机器,没有一台永动机能够在没有能量输入的前提下不断运转,人体也是一样。脾胃作为气血生化之源,就是外界能量转化为可以为人体吸收利用的精气的重要"机械",五脏六腑、四肢百骸无不依赖脾运化而来的精微物质的充养。脾胃健运,则精微物质源源不断地产生,输送到全身,滋养五脏六腑、四肢百骸。若脾胃运化功能失常,精微物质不能化生和输布,脏腑得不到滋养而不能发挥正常功能活动,则会导致疾病,脾胃功能的强盛是生命活动的重要保证。比如,一些慢性胃炎的病人,除了吃得少、形体消瘦外,很多人会反映身体抵抗力差,经常患病。因此,历代医家十分重视脾胃在养生中的重要作用。李东垣就形成了以补养脾胃为主要思路的"补土派",其观点在《脾胃论》中指出:"内伤脾胃,百病由生。"

所谓调养脾胃是指利用各种手段和方法来顾护脾胃。即通过饮食调节、药物调节、精神调节、气功调节、针灸按摩,以及起居劳逸等的调摄,使脾胃运化功能正常,精微物质得以产生和输布,脏腑功能旺盛,从而达到延年益寿的目的。健康的饮食是有节律、有节制的,早餐要吃好、午餐要吃饱、晚餐要吃少。同时荤素搭配,营养均衡,适应地理、气候等自然环境,四川人吃辣就是典型代表。同时,饮食运动科学结合,强身健体,防止过劳过逸。

第四节　中医药学的诊疗观

一、中医大夫是怎么看病的,"三指禅"真的能起作用么?

答:能。

近年来,宫廷剧的流行带火了中医"号脉"的功夫,不少对中医了解不多的朋友,都对中医特有的诊疗方式产生了怀疑。"一搭三指,病情确实",其实,宫中小主们吹捧的脉诊技术在现实生活中也是中医大夫们沿用到现代的诊断疾病看家宝。

受到生产力水平的局限,古代疾病的诊断注定不能依靠大量的理化检查。但是疾病的治疗却必须以诊断为前提,智慧的华夏儿女经过长期摸索,总结出"望、闻、问、切"四种搜集临床资料的主要方法,而搜集临床资料则要求客观、准确、系统、全面、突出重点,这就必须四法并用,即"四诊合参"。

望诊就是医生运用视觉对人体全身和局部的一切可见征象(如精神状态、面色、皮肤、指甲、舌象等)、排出物(如痰液、大小便等)及分泌物(如脓液等)进行有目的的观察,以了解健康或疾病的状态。中医特别注重望舌辨病,认为五脏的健康状况都能反应在舌头的不同区域,且观察方面受温度、精神状态影响不大,稳定性比较高。所以患者注意就诊前不要刮舌苔,不吃容易致舌苔染色的食物,不要化妆,不要涂指甲油,以免干扰医生望诊,如果染了发应主动告诉医生，以免影响望诊的准确性。

闻诊是医生通过听觉和嗅觉了解病人的声音和气味两方面的变化。闻声音即观察病人的语言、呼吸、咳嗽等声音的变化；嗅气味即观察病人的分泌物、排泄物的气味变化，以协助辨别疾病的虚、实、寒、热。所以患者就诊前不要进食气味浓烈的食物，如葱、蒜、柑橘、口香糖等，以免干扰医生真实情况的收集。

问诊是中医诊法的重要一环，其一般内容及主诉大致与西医问诊相同，首先抓住主诉，即病人就诊时自觉最痛苦的一个或几个主要症状及时间，围绕主诉的症状，深入询问现病史，需根据中医的基本理论，从整体出发，按辨证要求，搜集资料，与西医问诊的重点有所区别。自觉症状主要靠问诊，如病人的自觉症状、起病过程、治疗经过、生活起居、平素体质及既往病史、家族病史等，这些只有通过问诊才能了解，所以它对分辨疾病的阴阳、表里、寒热、虚实能提供重要的依据。由于问诊的内容繁杂，中医师还会有相应歌诀帮助规范记忆。但是，作为医生应当询问有重点，有规律，不能有暗示或引导，态度亲切和善，对不愿意如实相告的患者耐心开解，同时不打听与疾病无关的隐私，尊重患者。

有人认为，中医看病，不用病家开口，只需察色按脉，病情自然分晓，其实，这是片面的误解，问诊所获得的资料，是诊断疾病的最为重要的依据之一。就诊前患者应简明扼要地讲清楚主要不适和发病时间、伴随症状、处理经过及治疗效果等，并如实回答医生的有关询问，如发病前的情况，平时健康状况、月经、生育和家族病史等。

切诊是切按病人的脉搏和触按病人的皮肤、脘腹、手足的变化，以诊察了解疾病，包括脉诊和按诊两部分内容。其中脉诊是按脉搏，按诊是在病人身躯上一定的部位触摸、按压，以了解疾病的内在变化或体表反应。脉为血府，贯通周身，五脏六腑的气血都要通过血脉周流全身，当机体受到内外因素刺激时，必然影响到气血的周流，随之脉搏发生变化，医者可以通过了解脉位的深浅，搏动的快慢、强弱（有力无力）、节律（齐否），脉的形态（大小）及血流的流利度等不同表现而测知脏腑、气血的盛衰和邪正消长的情况以及疾病的表里、虚实、寒热。脉诊是中医辨证的一个重要依据，前人在长期的实践中积累了丰富的经验，是中医独特的诊法。但在临证中也有脉证不符的特殊情况，必须强调"四诊合参"才能了解疾病全貌，作出正确的诊断。所以就诊前患者应尽量保持心情平静，不宜在激烈的体力活动后和情绪急躁时立即就诊，因为这样会影响医生切脉。

二、为什么我和他患的都是感冒,中医大夫开的处方却不一样呢？•⋯⋯

答：这就是中医的"异病同治""同病异治"思想的生动体现。

想要理解"异病同治""同病异治"，就要先搞清楚辨证论治。作为中医治疗疾病的基本原则，辨证论治听起来很难懂，从字面意思理解就是分辨"证"，根据此来讨论治疗方法。首先，任何疾病的发生和发展，总要通过一定的症状和体征等现象表现出来，比如发热可能是患者口述的感受，是患者主观感觉身体"烫烫的"，也可能是体温升高的客观的临床表现，是就医后医生量取的，是量化的客观的结果。疾病发生发展的不同阶段，是由不同的疾病表现包括症状、体征及背后的病理变化的本质构成的，说白了就是疾病某阶段的病理本质，这就是证。

简单点说，所谓辨证，就是将中医诊断疾病时，通过望、闻、问、切所收集的资料、症状和体征，通过分析、综合，辨清疾病的原因、性质、部位，以及邪正之间的关系，以探求疾病的本质。所谓论治，又称施治，其目的是根据辨证的结果，确定相应的治疗原则和方法。辨证和论治，是诊治疾病过程中相互联系不可分割的两个方面，是理论和实践相结合的体现。一种疾病，如果不同的人有不同的临床表现，那么中医师就要根据不同的表现判断证候进而确定不同治疗思路，虽疾病相同，但证候不同，给予不同的治疗方法，这就是"同病异治"。相反，疾病不同，但是表现为相同的症状，辨证一致，也可用一种治疗方法，这就是"异病同治"。当然辨证论治的目的不仅仅在于治病，更在于恢复自身阴阳平衡，《素问·至真要大论》曰："谨察阴阳所在而调之，以平为期。"中医认为一切疾病源于阴阳失衡，只有将自身阴阳的平衡重新确立，症状才能消失，健康才得以确立，故中医临床治疗大法，有寒者热之、热者寒之、虚则补之、实则泻之等，无不包含着调控平衡思维的观点，这就是中医学调节控制机体恢复阴阳平衡的论治特点。

三、植物园的花花草草,餐桌上的五谷杂粮,老中医说都能入药,中医是如何认识药物的呢？•⋯⋯

答：一直以来神农尝百草的故事广为流传，中草药作为中医学的重要组成部分逐渐形成了一整套完整的理论体系,明代中药巨著《本草纲目》为中药学确立了分类系统,到现代,《中药大辞典》已收录中药 6 000 种左右,其中包括植物、动物和矿物三大类。不同的中草药有不同的主治功效和使用范围,这是由中药的性能决定的,包括四气五味、归经和升降浮沉。根据人体年龄、体质、季节、性别的差异,利用中药天然的偏性调理人体气血阴阳的盛衰就是中药保健。

　　四气是寒、热、温、凉四种药性,寒和凉之间、热和温之间,是程度上的不同,温次于热、凉次于寒。根据"寒者热之,热者寒之"的理论,火热性质的疾病选用寒凉性质的药物,寒凉性质的疾病用温热性质的药物治疗。五味是辛、甘、酸、苦、咸五种不同的味道,它由味觉器官辨别或根据临床治疗效果确定。辛味药物是指有发散、行气或润养等作用的一类药物,甘味药物是指有滋补、和中或缓急等作用的药物,酸味药物是指有收敛、固涩等作用的药物,苦味药物是指有泻火、燥湿、通泄、下降等作用的药物,咸味药物是指有软坚、散结或泻下等作用的药物。说个我们常吃到的药食同源的典型代表——苦瓜,它就具有良好的清热除烦的功效。

　　归经,就是药物对于人体某些脏腑、经络有着特殊的作用。这是一种特殊的选择性,是一种固定的"亲和"。比如味酸的药物能入肝,治疗肝系疾病;味苦的药物能入心,治疗心系疾病;味辛的药物能入肺,治疗肺系疾病;味咸的药物能入肾,治疗肾系疾病。同理,许多药物也有对十二经脉的特殊"亲和力",能够分别主治十二经脉的特定疾病。

　　升降浮沉是药物进入人体后发挥作用的四种趋向,也是对药性的一种归纳方法。它与药物的性味、质地有一定关系,但不完全相关,比如凡花、叶以及质轻的药物,大都为升浮药;种子、果实、矿石以及质重的药物,大都为沉降药。针对疾病内、外、表、里及病势有上逆和下陷的不同属性,选择使用相同趋势的药物以保证药到病除。

　　当然,不少对中药一知半解的人经常会鼓吹中药纯天然,服用后完全无毒副作用,其实这是对中药认识不全面的一种表现。中药有明确的用药禁忌,包括配伍、证候、妊娠及服药禁忌在内,也就是说错误的搭配、错误的选择、错误的使用时机、错误的服用方法,都会引起毒副作用。伴随着用药经验的积累,对中药本身毒性的深入研究,我国的《药典》借鉴了《证类本草》《本草纲目》的毒性分类方法,对中药毒性进行了详细记载,指导我们临床选用。当然,目前 12 800 多种的中药中,仅有 100 余种有中毒报告,中药仍然具有很高的安全性,前提是科学的运用,严格的遵守用法用量。另外,中药的炮制也有严格的规范，绝不单单是影视剧中世外高人"随手摘下的一棵草"，选择适宜的产地，在适宜的时间进行采收，再进行必要而规范的复杂加工处理，即炮制，达到纯净药材、切制干燥、除臭降毒增效的目的，因此所谓"中药纯天然"的认识，不应该是盲目吹捧中药不加任何人工处置，拿来即用的误解，而应该是对中药来源自然、尊重自然，顺应自然规律、科学运用意识的推崇。

四、中医院的"治未病"科室主要治什么病，"未病"也是一种病？

答："治未病"是一种防治原则，"未病"也不是一种病。

去过中医院的朋友对"治未病"肯定不会陌生，中医院一般会设有一个名为治未病科的科室，也会布置相关治未病的知识文化宣传版面，有人会误以为"未病"是一种病，甚至当作"胃病"。其实"治未病"这个词来源于《黄帝内经》，是中医特色防治原则，包含有未病先防、既病防变、瘥后防复的三重意思。未病先防，是指在疾病未发生之前，采取各种措施，防止疾病发生，中医认为：疾病发生关系到正邪两个方面原因，正气不足不能抵御邪气是内因，病邪侵犯是外因，如同守城作战一样，是否发病，这是双方势力作用的结果。想要预防疾病的发生，也是要一方面提高自身正气抗邪能力，另一方面防止病邪侵害。既病防变，瘥后防复，是在疾病发生后，积极采取措施，防止疾病的发展和变化，疾病治愈后及时增强体质，防止复发。做到既病防变，首先就是要早期诊断而且诊断准确，在病邪势力不甚时得以控制，防止过多的损伤正气。在此基础上再通过截断传播途径、先安未受邪之地的方法防止传变。中医认为疾病的传变有一定的规律性，根据疾病的不同传变规律，及时采取措施，截断其传播途径，对尚未受邪的，而可能被"殃及"之地预先"增防加固"。同时在疾病治愈后改变之前不健康的生活方式，保持心态平和，适应社会状态，积极乐观地生活与工作。起居有常，顺应自然界晨昏昼夜和春夏秋冬的变化规律，并持之以恒。饮食宜细嚼慢咽，勿暴饮暴食，用餐时应专心，增强体质，防止复发。治未病的宝贵思想为物质条件不甚发达的中国古代社会提升了疾病的治愈率，保障了劳动人民的健康，对医疗技术水平是一种跨越式进步，改变了中医工作中对疾病单单被动招架应对的局面，是中华民族锐意进取的民族精神在医学领域的生动展现。

中医药基本理念是构建中医基础知识体系的奠基石，是开启研究中医药文化知识的研习兴趣的钥匙,是提升中医药信息理解能力的起点,只有不断地学习才能提升我们的专业素养、临床技能,成为一名合格的中医人。

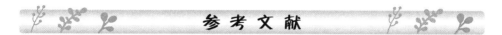
参 考 文 献

［1］于瑶.全国公众中医药素养理论及需求调查研究［D］.长春:长春中医药大学,2011.

［2］李和伟,焦明媛.提高中国公民中医药健康文化素养的对策研究［J］.中西医结合心血管病电子杂志,2019,7(21):16-17.

［3］黄心.《中国公民中医养生保健素养》《健康教育中医药基本内容》发布［J］.中医药管理杂志,2014,22(06):837.

［4］郭颖,梁田田,黄梅银,等.中医药健康文化素养问卷质量评价［J］.中国社会医学杂志,2019,36(03):302-306.

［5］国家中医药管理局.关于发布《中国公民中医养生保健素养》的公告［EB/OL］.(2014-05-16)［2014-06-06］.http://www.satcm.gov.cn/bangongshi/gongzuodongtai/2018-03-25/5248.html.

［6］袁冰.试论中医体质学的发展趋势及其历史地位［J］.中华中医药杂志,2013,28(01):9-11.

［7］徐小芳,金志春.体质辨识在妇科月经不调防治中的应用［J］.中医药报,2016,04:20-23.

（杜彩凤　王 璐）

第十四章　中医药健康生活方式

随着经济跨越式发展，人们生活节奏增快，工作压力攀升，国内疾病谱及死因谱发生了巨大的变化。据最新统计数据显示，心脑血管疾病、恶性肿瘤、胃肠炎、糖尿病等已成为我国典型的高发疾病，而这几类疾病的发生均与不良生活习惯有密切联系，由生活方式引发的疾病正在成为人类的头号杀手。

1996年，世界卫生组织宣布"健康的生活方式就是健康的基石"，建立健康生活的方式，可以减疾、增健、提升生活质量。我国国家卫生健康委员会也将每年的9月1日作为全民健康生活方式日。近年来，更是在国家层面有一系列的政策出台：2016年《"健康中国2030"规划纲要》出台印发；2017年，十九大将"实施健康中国战略"写入大会报告；2018年政府工作报告中，将推进健康中国战略作为民生工作的重中之重。越来越多的老百姓也将注意力集中到生活方式的改变上来，公园里随处可见的广场舞，上班族杯中常备的菊花、枸杞，街头林立的各式保健会所，这些都是普通民众追求健康、打造健康生活方式的生动写照。可以说，健康生活已经成为铺就华夏儿女步入幸福生活的快车道。通过建立健康的生活方式促进并维持健康无疑是正确的方向，然而，对于什么是健康生活，健康与健康生活之间有什么必然联系，如何才能保持健康生活这一连串疑问，大部分人都很难给出全面科学的解答，就像微信朋友圈中看似吸引眼球但真伪杂糅、难经推敲的保健养生文章一样让人"凌乱"。

中医药学，自上古时期"神农氏尝百草，始有医药"起，伴随在中国文化5 000多年的历史长河，中医就一直是人们知晓的维持健康、防治疾病的有效途径，它内涵丰富，其中蕴含着丰富的健康生活理念和具体的遵循法则，如情志养生、饮食养生、运动养生、时令养生、经穴养生、体质养生、等等，《灵枢·本神》有言"智者之养生也，必顺四时而适寒暑，和喜怒而安居处，节阴阳而调刚柔，如是则僻邪不至，长生久视"。它大致的意思是有智慧的人养生，一定会顺应自然界季节气候变化,调整情绪,安定居所,调和阴阳,做到远离病邪,益寿延年。由此得到启发,围绕情志、起居、饮食、运动中医养生四大基石,我们也可以从上述几个方面,培养公众的健康生活方式。

第一节　调畅情志

《范进中举》的故事相信大家都很熟悉,原文如此描述:范进不看便罢,看了一遍,又念一遍,自己把两手拍了一下,笑了一声,道:"噫! 好了! 我中了! "说着,往后一跤跌倒,牙关咬紧,不省人事。老太太慌了,慌将几口开水灌了过来。他爬将起来,又拍着手大笑道:"噫! 好! 我中了! "笑着,不由分说,就往门外飞跑,把报录人和邻居都吓了一跳。走出大门不多路,一脚踹在塘里,挣起来,头发都跌散了,两手黄泥,淋淋漓漓一身的水。众人拉他不住,拍着笑着,一直走到集上去了。众人大眼望小眼,一齐道:"原来新贵人欢喜疯了。"

七情,即喜、怒、忧、思、悲、恐、惊七种情志变化,是人体对外界客观事物的不同反应,是生命活动的正常现象。中医认为情志活动与脏腑气血的关系非常密切,并将喜、怒、思、悲、恐"五志"分属五脏。《素问·阴阳应象大论》中就提到"人有五脏化五气,以生喜怒悲忧恐""心在志为喜""肝在志为怒""脾在志为思""肺在志为忧""肾在志为恐"。

正常范围内的情志变化一般不会使人生病,只有突然强烈或长期持久的情志刺激,超过人体本身能够调节的范围,致使人体气机紊乱,脏腑阴阳气血失调,才会导致疾病的发生。就如我们刚才提到的中举的新贵人——范进,金榜题名时可谓人生一大喜事,然而"喜伤心""喜则气缓",过喜之情极易伤心,使得心气涣散,即可出现心悸、怔忡、失眠、健忘等心气不足、心血亏虚证,严重者甚或出现精神恍惚、神志痴呆、骂詈不休、狂躁妄动的精神症状。

同理,其他情志的过激变化也会导致相应疾病的发生。《素问·举痛论》曰"怒则气上,喜则气缓,悲则气消,恐则气下,惊则气乱,思则气结";《素问·阴阳应象大论》有怒伤肝、喜伤心、思伤脾、忧伤肺、恐伤肾,这些古文乍听起来有些艰涩,但传统医学基因其实早已深种在我们的日常生活中,比如大家常说"气得我肝儿疼""想你想得茶饭不思"等,这些话都蕴含了丰富的中医学理论。

既然我们已经了然,情志过激会严重影响人体的健康,生活中难免产生这样或那样不良的情绪,那我们该如何做到调畅情志呢?

一、修德之道

受中国传统文化的影响,古人极为重视德性修养,认为修德是我国传统"养生之根"。两千多年前的春秋时期,孔子即提出"有大德者必得其寿",强调"吾日三省吾身"的修养功夫。清代石天基《长生秘诀》也认为,"善养生者,当以德行为主,而调养为佐。二者并行不悖,体自健而寿命自可延长"。反之如果未能养德则必定为祸,如孙思邈《备急千金要方》指出"德行不充,纵服玉液金丹,未能延寿"。世界卫生组织也将"道德健康"纳入健康的概念之中,这与我们所强调的德行的修养有异曲同工之妙。山西太原的名医傅山先生,生活在动荡的明末清初,经历了诸多不幸,但仍能意志坚定,保持率性不羁、自由超脱的心态,这与其注重个人修养是分不开的。王道平曾在《傅青主女科·序》如此评价傅山先生,说:"世传先生字不如诗,诗不如画,画不如医,医不如人。"傅山也教导他的子孙:"作字先作人,人奇字自古。"(《作字示儿孙》)保持良好的道德修养,德高方能凝神定志,主动消除各种不良负面情绪的影响,令心绪宁静、充实、安乐。

二、淡泊之道

司马迁在《史记》中说:"天下熙熙,皆为名来;天下攘攘,皆为利往。"从古至今,人们对名、利的追求从未中止过,但应始终把握一个度。当一个人受名利所累,心心念念总想着一件事的时候,难免就会产生一些过激的情绪,如果不能及时调整,势必导致疾病的发生。正如《素问·上古天真论》中所说:"恬惔虚无,真气从之,精神内守,病安从来?"平淡、淡泊,是人生的一种很高境界。淡泊并不等于无所作为,关键是能以平淡之心来对待事情,戒一份贪心、戒一份浮躁。所以,数千年前的诸葛亮在《诫子书》中就告诫我们"非淡泊无以明志,非宁静无以致远"。

三、静心之道

中医讲"心为君主之官","心藏神""心主神志",广义的"神"指的是人体生命活动的一切外在表现,囊括了人的精神、情志、思维等狭义的"神"的含义。所以养生之道,"养神"至为关键。在众多的养生流派中,在养神上有一个共识,即养神关键在"调心","调心"要诀是"静"。明朝万全《养生四要》指出:"心常清静则神安,神安则精神皆安,以此养生则寿,没世不殆。"所谓"静"就是要尽可能排除一切杂念。时代的变迁,在培养我们多面手、同时应对诸多复杂事物的能力的时候,也无形中造成了我们心浮气躁的特点。就拿简单的智能手机来说,无论在做什么事情,几乎每隔 3~5 分钟,我们的思路就会被打断一次。那该如何去调整自己的生活方式以做到"静心"呢? 数千年来,我们的祖先积累了许多静心养生的方法,一是心理调适,保持一个真正平和的心态,开阔的心胸,快乐的心情,纯净的心灵。现代人很多时候的困惑是因贪"多"造成,想要的很多,总喊着心太累。所以,老子告诉我们一个"少"字,越少就越简单,越简单就越快乐。二是形体锻炼,通过选择一些和缓的、保持呼吸平缓的运动,如太极、气功等,使形体上得到充分的放松,也可以起到静心的作用。

四、乐趣之道

　　你有什么样的兴趣爱好呢? 一些体育迷,一谈起体育便会津津乐道,一遇到体育比赛便想一睹为快;一些京剧爱好者,总喜欢谈京剧、看京剧,还时不时约上一群票友,锣鼓家伙,咿咿呀呀,表演一番。兴趣可以说是生活最好的动力。人在闲暇时光保持良好的兴趣,采用怡养心神、调剂生活等方法保护精神情志,这种精神层面的养生法对健康而言,着实为一种妙道。乐趣有助于陶冶生活情操,更有利于养生,是延年益寿的法宝。高濂在其养生专著《遵生八笺》中就提倡用望月赏花、游览登高、书画文房等兴趣活动陶冶精神。其实,这样的例子在生活之中随处可见,比如我们心情烦闷时,大家都会不自觉地选择一些自己喜欢的事情,有人可能会听听音乐,有人可能会运动一番,甚至有人会背起行囊,来一场说走就走的旅行,去和大自然有个约会。

　　情志调摄在养生中至关重要,调畅情志之法可谓博大庞杂,因人而异,任何个体都有自己的调和情志的方法。唐代孙思邈,据传享年 141 岁,他在《备急千金要方·养性》篇中提出"十二少""十二多"的情志调摄之法,特罗列一番,与大家共勉。"十二少"是:"少思、少念、少欲、少事、少语、少笑、少愁、少乐、少喜、少怒、少好、少恶。"反此,则有"十二多":"多思则神殆,多念则志散,多欲则志昏,多事则形劳,多语则气乏,多笑则脏伤,多愁则心慑,多乐则意溢,多喜则妄错昏乱,多怒则百脉不定,多好则专迷不理,多恶则憔悴无欢。"

第二节　起居有常

《素问·上古天真论》曾载"起居有常,不妄作劳","起居有常"从字面上很好理解,简单说就是该起床时起床,该睡觉时睡觉,不过度熬夜也不赖床,生活作息规律。这句话看似简单,但很多人却做不到,尤其是年轻人。

一、起居有常的作用

古代养生家认为,人们的寿命长短与能否合理安排起居作息有着密切的关系。《素问·上古天真论》说:"饮食有节,起居有常,不妄作劳,故能形与神俱,而尽终其天年,度百岁乃去。"可见,自古以来,我国人民就非常重视起居有常对人体的保健作用。

《素问·生气通天论》说"起居如惊,神气乃浮",清代名医张隐庵说"起居有常,养其神也,不妄作劳,养其精也。夫神气去,形独居,人乃死。能调养其神气,故能与形俱存,而尽终其天年",这说明起居有常是调养神气的重要法则。神气在人体中具有重要作用,它是对人体生命活动的总概括。人们若能起居有常,合理作息,就能保养神气,使人体精力充沛,生命力旺盛,面色红润光泽,目光炯炯,神采奕奕。反之,若起居无常,不能合乎自然规律和人体常度来安排作息,天长日久则神气衰败,就会出现精神萎靡,生命力衰退,面色不华,目光呆滞无神。

二、起居失常的危害

《内经》告诫人们,如果"起居无节",便将"半百而衰也"。就是说,在日常生活中,若起居作息毫无规律,恣意妄行,逆于生乐,以酒为浆,以妄为常,就会引起早衰以致损伤寿命。现代研究认为,人体进入成熟以后,随着年龄的不断增长,身体的形态、结构及其功能开始出现一系列退行性变化。例如适应能力减退、抵抗能力下降、发病率增加等,这些变化统称为老化。老化是一个比较漫长的过程,衰老多发生在老化过程的后期,是老化的结果。生理性衰老是生命过程的必然,但仍可通过养生延缓衰老;病理性衰老则可结合保健防病加以控制。有些人生活作息很不规律,夜卧晨起没有定时,贪图一时舒适,四体不勤,放纵淫欲,其结果必致加速老化和衰老,并进而导致死亡。

葛洪在《抱朴子·极言》中指出:"定息失时,伤也。"生活规律破坏,起居失调,则精神紊乱,脏腑功能损坏,身体各组织器官都可产生疾病。特别是年老体弱者,生活作息失常对身体的损害更为明显。据现代研究资料表明:在同等年龄组内,退休工人比在职工人发病率高达三倍之多。说明只有建立合理的作息制度,休息、劳动、饮食、睡眠,皆有规律,并持之以恒,才能增进健康,尽终其天年。

三、规律作息的建立

"常",即规律。有规律的周期性变化是宇宙间的普遍现象,医学已经证实,人的生命活动都遵循着一定周期或节律而展开。人生活在自然界中,自然的阴阳消长、昼夜晨昏、四季更替都会对人体产生影响,因此,人们的起卧休息只有与自然的变化规律相适应,才能有益于健康。

(一)符合昼夜阴阳消长变化的规律

现代人的生活节奏快,竞争压力大,工作学习任务繁重,许多白天干不完的活,只能晚上干,除此之外,朋友聚会、手机刷屏等各种娱乐项目都占据了夜晚的时间,使得我们入睡的时间越来越晚! 这显然是不符合养生规律的。《素问·生气通天论》曰:"故阳气者,一日而主外,平旦人气生,日中而阳气隆,日西而阳气已虚,气门乃闭。"人们应该适应自然界阳气的变化规律,"日出而作,日入而息",这样可以起到保持阴阳运动平衡协调的作用。

另外,中医认为一日之中十二时辰,各有一经脉脏腑所主。子时是半夜的11点到凌晨1点,这个时候胆经当令,阴气到了极点,所以人要深度睡眠。胆主决断,为中正之官,主贮藏与排泄胆汁,只有在子时前入睡,胆汁代谢正常,晨起眼清目明,面色红润,这也许就是许多女性所说的美容觉的原因。卯时就是清晨的5点到7点,这个时候阳气升了一半,是大肠经当令之时,我们就要起床了,然后正常排便,形成一种健康的生活方式。

（二）符合四季阴阳消长变化的规律

一年之中,四时的阴阳消长对人体的影响也非常明显。因此,孙思邈说:"善摄生者卧起有四时之早晚,兴居有至和之常制。"一般来说,春季为年之始,一派生机,阳气渐长,春光宝贵,宜早起,舒缓身心,漫步锻炼,注意畅达情志,勿使肝气郁遏,顺应万物生发之势;夏季阳气渐盛,自然山川秀美茂盛,天地氤氲,阴阳相交,昼长夜短,夜睡早起,使精神焕发,切不可因燥热,宣泄怒气,宜外出远足,欣赏自然风光;秋季肃杀之气来临,阴生阳减,果实成熟收敛,宁静平稳,心境也顺应此理,收敛神气,平和大度,早睡早起,滋阴润燥,保养肺气;冬季天寒地冻、万物蛰伏、收敛锋芒,昼渐短,夜渐长,宜早睡晚起,封藏保养阳气,求取温暖,严寒之时,不宜外出。因此,根据季节变化和个人的具体情况制定出符合生理需要的作息制度,并养成按时作息的习惯,使人体的生理功能保持在稳定平衡的良好状态中,这是起居有常的另一层含义所在。

培养规律生活习惯的最好措施是主动地安排合理的生活作息制度,做到每日定时睡眠、定时起床、定时用餐、定时工作学习、定时锻炼身体、定时排大便、定期洗澡等。把生活安排得井井有条,使人们生机勃勃、精神饱满地工作、学习。这样,对人体健康长寿是大有益处的。

第三节　饮食有节

2014 年,央视制作的大型纪录片《舌尖上的中国》第二季打败热播剧,播放量一路走高,中华民族博大璀璨的美食文化吸引了全世界食客目光。民以食为天,饮食在维持生命、促进健康、延年益寿等方面起到了非常重要的作用。同时,不健康的饮食,反过来也可作为致病因素导致许多疾病的发生,正如嵇康《养生论》中说的"饮食不节,以生百病"。那何谓健康饮食呢?

一、饮食均衡

平衡膳食是养生的根本。饮食结构合理,五味调和,寒热适中,无所偏嗜,才能使人体获得各种需要的营养。

1. 种类多样　饮食种类合理搭配,膳食结构合理,才能获得充足的营养,以满足生命活动的需要。如《黄帝内经》中所说:"五谷为养,五果为助,五畜为益,五菜为充,气味合而服之,以补益精气。"人的膳食结构应该谷、肉、果、菜齐全,且以谷类为主,肉类为副,蔬菜为充,水果为助,调配合理,根据需要,兼而取之,才有益于健康。

2. 寒热适中 《灵枢·师传》:"食饮者,热无灼灼,寒无沧沧。寒温中适,故气将持,乃不致邪僻也。"饮食应寒热适中,冷热均衡,方可不生病邪。否则多食生冷寒凉,可损伤脾胃阳气,寒湿内生,发生腹痛泄泻等症。偏食辛温燥热,可使胃肠积热,出现口渴、腹满胀痛、便秘,或酿成痔疮。

3. 五味调和 人的精神气血,都由五味资生。五味对应五脏,酸入肝,苦入心,甘入脾,辛入肺,咸入肾。饮食五味应当适宜,平时饮食不要偏嗜,如果长期嗜好某种食物,就会使该脏腑机能偏盛偏衰,久而久之则可导致疾病的发生。如多食咸味的东西,会使血脉凝滞,面色失去光泽;多食苦味的东西,会使皮肤干燥而毫毛脱落等。当然,病时更应注意饮食宜忌,只有"谨和五味"才能"长有天命"。

二、饮食节制

饮食应以适量为宜,国外曾有报道,模特为了走秀效果,过度节食,并服食蛔虫卵,致使罹患厌食症死亡。也有"大胃王"比赛中,选手猝死案例。《吕氏春秋·尽数》指出"凡食之道,无饥无饱,是之谓五脏之葆",意思是饮食应当饥饱适度,不可为了减肥过度节食,更不可贪图美味暴饮暴食。那么饥饱之度到底在哪儿,李渔在《闲情偶寄》中说"欲调饮食,先匀饥饱,大约饥至七分而得食,斯为酌中之度,先时则早,过时则迟。然七分之饥,亦当予以七分之饱……多则饥饱相搏而脾气受伤"。自觉七分饥饿便可进食,进食后七分饱便可,切不可食至腹胀难于俯仰。

三、饮食规律

自宋代开始,繁盛的农耕文明使我国形成了三餐进食制,《吕氏春秋·尽数》中有言"食能以时,身必无灾",意思是只要按时进食可无灾病。按固定时间有规律地进食,可以保证消化、吸收功能有节奏地进行活动,脾胃则可协调配合,有张有弛,水谷精微化生有序,并有条不紊地输布全身。自古以来,就有一日三餐"早饭宜好,午饭宜饱,晚饭宜少"之说。当前快餐文化席卷全球,年轻人追求学习、工作效率的同时，往往忽略进食的时间节律，随意改变，压缩进食时间，这十分不利健康。现代医学认为：暴饮暴食，饮食不规律会影响胃酸分泌、肠道蠕动节律，严重者爆发急性胰腺炎危及生命。

四、药食同源

中医学自古以来就有"药食同源"之说。在古代原始社会，人们在寻找食物的过程中认识到许多食物可以药用，许多药物也可以食用，两者之间很难严格区分。如《黄帝内经太素》曰："空腹食之为食物，患者食之为药物。"明代李时珍的《本草纲目》中也收录了谷物、蔬菜、水果类药物300余种。其中包括生活中常用的蜂蜜、山药、莲子、大枣、龙眼肉、枸杞子、核桃仁、茯苓、生姜、菊花、绿豆、芝麻、大蒜、花椒、山楂等。唐代养生家孙思邈在《备急千金要方·食治》中强调："夫为医者，当须先洞晓病源，知其所犯，以食治之。食疗不愈，然后命药。"并指出"药性刚烈，犹若御兵"，而"食能排邪而安脏，悦神爽志，以资血气"，"若能用食平疴、释情遣疾者，可谓良工，长年饵老之奇法，极养生之术也"。

"安身之本，必资于食。不知食宜者，不足以存生"，科学、合理的饮食，是保养形体、延年益寿的基本法则。祖国医学很早以前就非常注重饮食之道，它以中医理论为指导，研究食物的性能，根据食物的性味归经及其功能作用，合理地调配膳食，从而达到保健强身、防老抗衰的目的，构建了古往今来重要的健康保障体系。

第四节 适度运动

现代社会节奏加快，特别是生活在大城市中的人，终日朝九晚五，为生活忙碌不已，处于亚健康状态的比例极高。越来越多的人意识到运动之于健康的重要性，运动可以提高心肺功能、强健体魄、塑造身形、消除大脑疲劳、燃烧多余脂肪、等等，一时间各式运动兴起。因此，我们看到健身房里挥汗如雨的健身爱好者，河道边成群结队的健步走团队……央视一期题为"瑜伽之争"的节目引起了我们的关注，记者在节目中走访了北上广等许多医院，发现不少由于不当练习瑜伽而就诊骨科、运动神经科的患者，其中包括韧带拉伤、骨折等各类运动损伤，严重者导致死亡。我想节目的初衷是告诫大家理智运动，科学健身,切忌盲从。那怎样的运动才可谓之适度、科学呢? 孙思邈在《备急千金要方》中给了我们答案,说:"养生之道,常欲小劳,但莫疲及强所不能堪耳。"

中医传统运动养生法起源于原始巫舞,是中华民族数千年来在生产、生活与疾病作斗争中强身健体的经验总结,是我国优秀文化中的瑰宝。它对预防疾病、强身益智、涵养道德、延年益寿、强盛民族起了重要作用。传统养生保健项目,如太极拳、八段锦、五禽戏等,依靠人体自身的能力,通过调养精神和形体,起到改善人的整个机体功能的作用,它既能养生又能治病,具有医疗和体育的双重属性。下面我们着重给大家介绍两种接受度最高的中医传统运动养生法。

一、太极拳

太极拳创立于明末清初,是中国目前流传最广的健身运动,现有陈、杨、武、吴、孙五大流派。太极拳柔缓均匀,如行云流水、连绵不绝;蕴气内韧,如雁群起落、舒展柔韧、内隐力道。适合全年龄层爱好者练习,对基础身体素质、场地条件要求不高,动作幅度、强度中等,不存在耐力问题,非常适合体弱者和老年人提高身体素质,青年人修养心性、摒弃浮躁。当中蕴含的阴阳调和精神,更可启迪人们的生活智慧。全国练太极拳的人数以亿万计,国外也超过百万人,其为人类的健康事业做出了巨大贡献。

太极拳运动分为"两动",一为"形动",以"旋腰转脊"为轴心,以自然方向为导势,旋缠盘丝之气使全身肢节放松伸展,又内蕴力道。以手领肘,以肘领臂,上肢如雁雀展翅,舒展柔韧;以足领膝,以膝领股,下肢如鹤膝鸟爪,虚点抓地;上下相随,动静配合。二为"内动",动丹田之气,运至臂、肘、膝、股,意导气渗骨节中,运肌肤上,往来运行,强卫柔营,畅通经络,运行气血,陶冶精神,营造恬淡虚无的内心宁静。

现代医学研究发现:太极拳运动能够提高 T 淋巴细胞和自然杀伤细胞数量,增加外周血树突状细胞的数量,进而对维持机体免疫平衡起积极作用。神、心、气、劲构成了神经－内分泌－免疫调节网络,因此,练习太极拳对提高人体免疫功能发挥重要作用。

二、八段锦

八段锦是由八段不同动作组合而成的健身术，距今已有八百多年的历史，版本众多，清代的潘霞就将八段锦发展为十二段锦，另有"文八段"和"武八段"等不同形式。由于深受人们的喜爱，特以"锦"命名。八段锦动作简单，方便学习，对练习场地要求不高，但是强健体魄的效果丝毫不打折扣，近代著名书法家于右任就是其受益者。它以人体经络分布、脏腑功能为依据，通过站立基础上的旋转、俯仰，畅通经络循行，调理心肾、脾胃及三焦，同时通过身、心、息三者结合，求身心同调，达到导引的目的。

现代医学研究表明坚持练习八段锦可以提高免疫力、增强自由基清除能力、降低血脂水平、增强身体素质等。当前通行较广的八段锦歌诀为：双手托天理三焦，左右开弓似射雕。调理脾胃臂单举，五劳七伤向后瞧。摇头摆尾去心火，两手攀足固肾腰。攒拳怒目增力气，背后七颠百病消。

其动作气沉丹田，双脚站定，腰臀为轴，通过腰脊拧动，带动四肢，配合上肢扩胸、展臂，上下相随，节节贯穿。轻盈柔和，吸定地面，拉伸韧带，同时调整呼吸，畅达心胸。动作节奏慢，可保证中老年或体质虚弱者参与；动作到达一定程度后要求略做停顿，使练习者可调整呼吸，梳理思绪，放空精神，保持拉伸状态，肌肉持续发力，神与形合。每一小节动作毕，稍作休息调整，深呼吸数次，动静结合，达到强身保健的目的。

综上所述，人是一个统一的有机体，无论哪一个环节出现了问题，都会影响整体生命活动的正常进行。所以，健康的生活方式，也必须注意到生命活动的各个环节，全面考虑，综合调养。恰如李梴在《医学入门·保养说》中指出的"避风寒以保其皮肤、六腑""节劳逸以保其筋骨五脏""戒色欲以养精，正思虑以养神""薄滋味以养血，寡言语以养气"。从不同的方面对机体进行全面调理保养，使机体内外协调，适应自然变化，增强抗病能力，避免出现失调、偏颇，达到人与自然、体内脏腑气血阴阳的平衡统一，确保人体健康。

参 考 文 献

［1］姜肃 . 不良生活方式与亚健康的关系［J］. 中国医药报，2010，7（27）：119-121.

［2］徐达瑶，薛芳芸，刘润兰，等 . 浅谈傅山情志养生法［J］. 世界中西医结合杂志，2017，

12（01）: 26-28, 52.

［3］赵影 . 太极拳健身效果研究［D］. 上海：上海体育学院, 2012.

［4］李亚红, 锦绣生命秘诀——立式八段锦和坐式八段锦［J］. 中华养生保健, 2001,（7）:
28-30.

［5］王松涛, 朱寒笑, 张禹, 等 . 新编健身气功八段锦锻炼对中老年人生存质量的影响［J］.
北京体育大学学报, 2007, 30（2）: 203-205.

（杜彩凤　王　璐）

第十五章　中医药公众适宜方法

中医药适宜技术,通常是指安全有效、成本低廉、简便易学的中医药技术。中医药作为我国一个博大精深的宝库,其适宜的诊疗技术不胜枚举。在中医药发展的历史长河中,我们的祖先为了生存和繁衍,在寻找药物的同时发明创造了医疗工具。"砭石"的出现可以称得上是最早的医疗工具,《说文解字》注:"砭,以石刺病也。"我们的祖先就利用"砭石""砭针"切开脓肿腔排出脓液治疗脓肿,出现了最初的"砭石疗法"。春秋战国时期,"诸子蜂起,百家争鸣",促进了医学的发展,传统特色疗法也有了很大的进步。1973 年湖南长沙马王堆 3 号墓出土的古书《五十二病方》,是我国最早的临床医学文献,所记载的外治法有敷药、药浴、熏蒸、按摩、熨、砭、灸、腐蚀及多种手术。首创酒洗伤口,开外科消毒之源。《黄帝内经》的问世为外科治疗学的发展奠定了坚实的理论基础,系统确立了传统外治法的治疗原则,提出针、灸、砭、按摩、熨贴、敷药等外治法。这些中医诊疗技术是中医药的重要组成部分,研究、发掘和推广应用中医适宜技术是一项重要的中医传承工作。

中医适宜技术根源于百姓的点滴生活,具有踏实的群众基础和很高的接受度。当前,我国着力提高公众中医药健康文化素养,而中医适宜技术的全民推广是其中重要的组成部分。2006 年起,国家中医药管理局制订了第一批中医临床适宜技术推广计划项目(国中医药通〔2006〕1 号)。2008 年 8 月25 日,《国家中医药管理局办公室关于做好基层常见病多发病中医药适宜技术推广项目实施工作的通知》(国中医药办发〔2008〕38 号),该通知制定了《基层常见病多发病中医药适宜技术推广项目目标与要求》,确定了《46 个基层常见多发病种中医药适宜技术推广目录》,制定了《25 个基层常见病针灸推拿刮痧技术推广目录》。2009 年 5 月 13 日国家中医药管理局办公室关于印发《基层常见病多发病中医药适宜技术推广实施方案(2009—2010 年)》的通知（国中医药办发〔2009〕18 号）。

倡导中医适宜技术,实际上就是用广大人民群众的智慧为人民群众的健康保驾护航。下面我们就简单给大家介绍几类适宜民众在生活中自行开展的中医技术。

第一节　艾灸法操作方法与适宜疾病

艾灸法,是将艾绒或以艾绒为主要成分制成的艾条或艾炷,点燃后悬置或放置在穴位部位,进行烧灼、温熨,借灸火的热力以及药物的作用,达到治病、防病和保健目的的一种外治方法。

一、材料准备

施灸的材料很多,但以艾叶制成的艾绒为主,因其气味芳香,辛温味苦,容易燃烧,火力温和。新制的艾绒含挥发油较多,灸时火力过强,故以陈久的艾绒为佳。

二、操作方法

（一）直接灸

是将大小适宜的艾炷,直接放在皮肤上施灸。若施灸时需将皮肤烧伤化脓,愈后留有瘢痕者,称为瘢痕灸。若不使皮肤烧伤化脓,不留瘢痕者,称为无瘢痕灸。

（二）间接灸

是用药物将艾炷与施灸腧穴部位的皮肤隔开进行施灸的方法。如隔姜灸、隔蒜灸、隔盐灸、隔附子饼灸等。

（三）艾条灸

艾条即用艾绒卷成的圆柱形长条。若艾绒中加入肉桂、干姜、丁香等药物,则成为药艾条,否则为清艾条。术者手持艾条,将一端点燃,直接悬于施灸部位之上,与之保持一定距离,使热力较温和地作用于施灸部位。

（四）温针灸

是针刺与艾灸结合应用的一种方法,将针留在适当深度,在针尾上捏少许艾绒,或用艾条一段(长约 2cm),插在针柄上,点燃施灸。待艾绒或艾条烧完后,除去灰烬,取出针。

(五)温灸器灸

是用金属特制的一种圆筒灸具施灸,故又称温筒灸。其筒底有尖有平,筒内套有小筒,小筒四周有孔。施灸时,将艾绒或加掺药物,装入温灸器的小筒,点燃后,将温灸器之盖扣好,即可置于腧穴或应灸部位,进行熨灸,直到所灸部位的皮肤红润为度。

三、适宜疾病

艾灸疗法能健身、防病、治病,在中国已有数千年历史。早在春秋战国时期,人们已经开始广泛使用艾灸法,如《庄子》中有"越人熏之以艾",《孟子》中也有"七年之病求三年之艾"的记载。

艾灸有温阳补气、温经通络、消瘀散结、补中益气的作用。可以广泛用于内科、外科、妇科、儿科、五官科疾病。按其作用可归纳为以下几方面:

1. 寒凝血滞、经络痹阻引起的各种病症,如风寒湿痹、痛经、闭经、寒疝腹痛等。

2. 外感风寒表证及中焦虚寒、呕吐、腹痛、泄泻等。

3. 脾肾阳虚、元气暴脱之症,如久泻、久痢、遗尿、遗精、阳痿、早泄、虚脱、休克等。

4. 气虚下陷、脏器下垂之症,如胃下垂、肾下垂、子宫脱垂、脱肛以及崩漏日久不愈等。

5. 防病保健。

第二节 拔罐法操作方法及适宜疾病

拔罐法,是以罐为工具,利用燃烧、抽吸、蒸汽等方法造成罐内空气负压,使罐吸附于腧穴或体表的一定部位,使局部皮肤充血、瘀血,达到防治疾病目的的一种外治疗法。

一、材料准备

罐的种类众多,日常诊疗中常用的是标准玻璃罐,罐体透明,型号标准,购买方便。但是实际应用中,南方家庭有使用竹罐的传统,北方家庭有选用陶罐的历史。现有用透明塑料制成的抽气罐,上面加置活塞,便于抽气。

95%的酒精(必要时可以用高度饮用酒代替),镊子(如没有镊子,用粗细适当的铁丝自行制作引火器,并将棉花固定在上面),脱脂棉。

二、操作方法

不同质地的罐需要配合不同的吸拔方法。

(一)玻璃罐的操作方法

以目前适用最广的玻璃罐为例,拔罐可分为留罐、走罐、闪罐的不同用法。

1. 留罐法　就是将罐吸拔在皮肤上后停留10~20min,其间观察皮肤情况,之后起罐,此法分单罐、多罐,适用疾病范围极广,还可配合三棱针、毫针刺法,针罐并用。

2. 走罐法　是在吸拔局部先涂抹刮痧油或润肤露、凉水等其他家中备有的具备润滑作用的介质后吸拔罐体,双手固定罐体向走罐一侧轻轻提起,提起角度不要太高至破坏罐内负压,如此推动,至皮肤充血起罐。此法适用于臀腿部、背部等肌肉丰厚、面积较大的部位,治疗风湿痹痛、麻木酸胀等疾病。

3. 闪罐法　是罐体吸拔固定后,不做停留起罐,如此反复,至皮肤潮红,动作要利落,局部皮肤麻木、感觉减退适宜此法。

玻璃罐由于耐高温且可视,方便消毒,购买价廉方便,保存简单,适合闪火法、投火法、架火法、滴酒法及贴棉法的吸拔方法。

(二)竹罐的操作方法

竹罐由于其易燃性,选用煮罐法最为适宜,将竹罐置于沸水或药液中持续加热2分钟,然后用镊子夹取罐底提出水面,趁热按在皮肤上。这种吸拔方法可以针对不同体质选用药液,温热同时可以治疗疾病,锅具和加热设备也都是家中常备的。但是吸拔力不强,且吸拔在身体上的时间点不好掌握,如果加热水温高、时间长,吸拔太快会烫伤局部皮肤;如果相反,则由于温度低,气压差减小而吸拔失败。

（三）陶罐的操作方法

陶罐耐高温,适用闪火法,通过点火棒上缠绕脱脂棉,蘸取 95% 酒精,点燃后,快速伸入罐深处,绕动 3~5 圈,排出空气,吸拔皮肤。这种罐的优点是吸力大,但质地较重,容易摔碎损坏,且不易观察皮肤的变化。

（四）抽气罐的操作方法

抽气罐是现代发展起来的方法,操作时先将罐具放在要拔的区域,抽吸器插入罐顶部的调节活塞,以手指反复拉动的方式将罐内气体排出,至所需的负压后,取下抽吸器。取罐时,只要将罐顶的塑料芯向上一拔即可。这种方法的好处在于不用火,可以避免烫伤,比较安全,而且需要多大压力可以自己控制,容易操作,适合在家庭里使用。缺点是没有火罐的温热刺激。

三、适宜疾病

拔罐疗法可通过对经络、腧穴的负压吸引作用,引导人体风寒湿邪随罐而出,局部经脉气血涌流,卫气输布体表,其温热作用可扩张血管调整微循环,增强体质,散寒湿、除瘀滞、止肿痛、祛毒热。其适用范围较为广泛,如风湿痹痛,各种神经麻痹,以及一些急慢性疼痛,如腹痛、腰背痛、痛经、头痛等均可应用,还可用于感冒、咳嗽、哮喘、消化不良、胃脘痛、眩晕等脏腑功能紊乱方面的病症。此外,如丹毒、红丝疗、毒蛇咬伤、疮疡初起未溃等外科疾病亦可用拔罐法。

第三节　刮痧法操作方法及适宜疾病

刮痧法,是应用边缘钝滑的器具,如牛角刮板、瓷匙等物,在人体体表一定部位的皮肤上反复刮动,使局部皮下出现痧瘢或痧痕,从而达到疏通腠理、调畅气血、逐邪外出目的的一种技术。

一、材料准备

刮痧的标准工具称为"刮痧板",从刮痧板的材质上分,可以说是包罗万象,有瓷器类（碗盘勺杯之边缘）、金属类（铜银铝币及金属板）、生物类（麻毛棉线团、蚌壳）等。这些大部分都是平常百姓家的用品,来源相当简单。但随着社会的不断向前发展,对刮痧板的质量要求也自然越来越高,其中最常见的、公认的质量不错的是砭石和水牛角,水牛角在中药上本就有清热解毒、活血化瘀的效果。另外,结合传统工艺与现代磁疗技术一体的磁疗刮痧板已被业内普遍采用,其中以水牛角磁疗刮痧板使用最为广泛。

润滑介质:刮痧油、清水、润肤露（必要时可用菜籽油或橄榄油代替）、纸巾或毛巾。

二、操作方法

刮痧手法有平刮、竖刮、斜刮、角刮等,分别对应刮痧板的不同部位进行操作,其中平刮法使用最为广泛,即便在因手中没有刮痧板而选用其他物品时也适用。一手持刮痧工具,使其与皮肤呈45°角左右,将平边置于皮肤上,按照一定方向顺序刮擦,动作连续,力度适宜,不可逆向刮动,如遇骨性凸起及时避开,皮肤肌肉浅薄处则适当减小力度。刮动路线上如有穴位分布,可多加点按。刮动过程中要注意与被操作者的交流,及时调整力度,切忌"忍痛"进行。

三、适宜疾病

刮痧操作历史悠久,疗效确切,据不完全统计,刮痧可以明确的有治疗效果的疾病达400多种,涵盖内、外、妇、儿各类。其中,家庭常见的一些疾病,如感冒、慢性支气管炎、哮喘、头痛、三叉神经痛、面神经麻痹、急慢性胃肠炎、消化不良、泄泻、腹痛、习惯性便秘等尤为适用。

小结:随着经济全球化的发展,人们的生活方式发生了翻天覆地的变化,国内的疾病谱也随之悄然改变,一些慢性病的发生率逐渐上升,慢性病的治疗通常周期比较长,经济消耗比较大。中医适宜技术就可以为这些人群提供家庭当中有效、便捷的卫生服务,缓解症状,减少用药,减轻经济负担,甚至使疾病向愈。另外,我国的城乡二元结构仍然存在,农村及偏远地区的医疗条件亟待提高,基层医疗卫生水平的提高也同样离不开这样的中医适宜技术的推广,其推广性强、依从性大、安全性高,通过对基层医务工作者及群众的培训和普及性宣传,能够为群众提供非常及时的帮助,这是我国目前推广中医适宜技术的"肥沃土壤",也是"健康中国"战略的重要一步。虽然本篇简单介绍了几种适合零基础操作者家中自行操作的中医技术,但其实中医适宜技术的种类很多,所能治疗的疾病范围也很广,疗效确切,有兴趣的可以继续深入研究。

（王 璐 杜彩凤）

第十六章　中医药文化基本常识

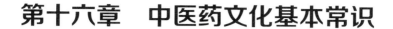

常识,即普通知识,也就是一般人所应具备且能了解的知识。中医药文化是中华民族优秀文化的重要组成部分,它具有完整的理论体系,独特的诊疗技术,在中华民族几千年来维护健康、防治疾病的过程中发挥着重要的作用。中医药文化的知识应该是我们每一个华夏儿女能够耳熟能详的内容。

第一节　科普中医药文化常识的内容

自 2010 年国家中医药管理局办公室下发《关于开展中医药文化科普巡讲活动的通知》以来,全国各地大力宣传推广中医,为群众提供正确、科学、权威的中医药科普知识,普及中医药文化常识,重点涉及以下几个方面的内容。

一、中医诊断治疗的基本方法

由于当前中小学教育中缺乏相应的中医药知识,致使当代人特别是年轻人不了解中医诊断治疗的基本方法。如不少人见别人诊脉,也去凑热闹,但诊断之后不服中药,不用针灸,仍去打针输液。普及中医药知识,首先应该让多数人明白:中医诊疗疾病的基本方法就是四诊合参、辨证论治、中药、针灸,找中医看病就应该尽量使用中药、针灸治疗,这样才能发挥中医所长。

二、中医治疗疾病的优势领域

国家提倡中西医并重,中医药具有突出的特点的优势。普及中医药知识,应该引导大家了解中医药治病的优势领域,如民众应了解的内科慢性病、妇科病、骨关节病、等等,以最大限度地发挥中医治疗这些病种的特长,引导患者选择中医的优势病种就诊,可以帮助中医冲破壁垒,打开局面。当然,中医对许多急症的治疗也很有特色,但在基层,"中医善治慢性病、除根"的理念已经深入人心,我们应该因势利导,在巩固现有成绩的同时,参与急症的救治,用实效让老百姓了解真正的中医药优势。

三、中医治疗疾病的方法多样

普及中医药知识,应该让大家知道,除了中药之外,中医还有针灸、推拿、火罐、中药外敷等多种绿色疗法。在用西药无效或副作用明显,或在原有中医药疗法疗效欠佳的情况下,不妨变换治疗方式,或许可以收到意想不到的满意疗效。

四、中医药治疗疾病是医患双赢

随着新医改的实施,国家开始注重医疗卫生事业的公益性,同时对医疗卫生事业的扶持力度也在加大。在这种大前提下,我们应该理直气壮地宣传中医药治病的"简、便、验、廉",为解决老百姓"看病贵"的问题提供一条切实可行的途径。用中医中药,从病人的角度讲等于减轻了经济负担,从医院的角度看等于提高了社会效益。

第二节 中医药文化常识问题示例

中医药文化常识的积累,重在平时的点滴。下面,让我们就一些常识性的问题一起来寻找答案吧!

一、《黄帝内经》真的是黄帝写的吗?

作为炎黄子孙,相信大家对黄帝并不陌生,作为成中华正史第一人物,帝王样板,华夏始祖,黄帝的形象中包含了古代人民对封建统治者的希冀和愿望,传说中他在位期间,播百谷草木,大力发展生产,始制衣冠、建舟车、制音律、创医学,勤劳拼搏、励精图治的精神为一代代的劳动人民传颂。汉代以前,黄帝作为神仙形象被广为供奉,直至汉代,武帝开疆拓土,封建大一统王朝的精神领袖需要被塑造成一个"活生生"存在过的千古一帝，黄帝逐渐被拉到历史人物的方向，虽然此后对黄帝的真实身份仍多有争议，但其作为华夏始祖的形象深入了民族的文化基因。

后世人们为了体现自己的理论成果"根正苗红"，多托名黄帝，形成风尚，如道家的《黄帝说》、历谱家的《黄帝五家历》、五行家的《黄帝阴阳》、天文家的《黄帝杂子气》等都是如此。《黄帝内经》书名始见于《汉书》，推敲《汉书》的形成轨迹，可知《内经》成书不晚于西汉末年；又知《史记》中并无《内经》相关论述，故可推断《内经》主要形成于战国、秦汉以来，经医家不断充实、汇编成书于西汉中后期。托名"黄帝"，也属尚古之风，以显示其内容珍贵严谨。因此，《黄帝内经》并非一人、一时之作，而是众多医家汇集成书的集体智慧，传承至今，它成为我国现存医学文献中最早的经典，创立了中医学的理论体系，也为中医学的后世发展奠定了坚实基础。

二、《伤寒杂病论》中"伤寒"就是受凉了吗？

说完《内经》，我们来聊聊《伤寒》。大家都知道《伤寒杂病论》是有作者的，就是东汉末年我国著名的医家张仲景。那么，"伤寒"到底是什么，《伤寒杂病论》又记录了哪些内容呢？

东汉时期，瘟疫横行，张仲景的家族本来是个大族，人口多达二百余人，自从建安初年以来，不到十年，有三分之二的人因患疫症而死亡，纵观全国亦是十室九空。张仲景见疾病肆虐，伤寒横行，古代学者风骨不改，痛下决心，潜心研究伤寒病的诊治。张仲景行医游历各地，在实践中不断加深自己对伤寒症的认识，且将研究付诸实践，进一步丰富了自己的经验，充实和提高了理性认识。经过数十年的努力，终于写成了一部名为《伤寒杂病论》的不朽之作。

那么，伤寒到底是什么？狭义伤寒是外感风寒之邪，感而即发的疾病，这就导致一部分人误认为张仲景就一个病写了一本书。广义伤寒是一切外感热病的总称，"中而即病者，名曰伤寒"，所以《伤寒杂病论》即是对外感类疾病的研究。张仲景在这部著作当中体现出来的"辨证论治"的重要医学思想，可以说，它的出现对后世中医学发展起到了绝对的引领作用。相同的症状，不同的治疗方法，如何区别和选择呢？就是要辨证。不仅仅是表面的症状，还要通过多方面的诊断和医生的辨证分析，才能处方。这种"透过现象看本质"的诊断方法，是建立在精深的医理和严密的辨证分析的基础上的，它彻底否定了仅凭症状来判断疾病性质和治疗方法的主观诊断法，也就确立了中医的又一重要支柱理论——"辨证论治"的原则，奠定了后世中医药学的理论基础。

三、傅山是谁，他在山西为什么这么出名？

傅山可谓奇人，我们看看后人给他的头衔就能知道。生活在明末清初的傅山被赋予道家、思想家、书法家、医学家等诸多称号，他在哲学、医学、儒学、佛学、诗歌、书法、绘画、金石、武术、考据等方面无所不通。因反清复明的主张，他的生平事迹不见于正史记载，甚至连专门记载地方历史陈迹的县志、府志，也只见寥寥数语。然而他的声誉和影响却是相当之大，相当之深，毫不夸张地说，在太原地区乃至三晋大地几乎是家喻户晓，妇孺皆知，颇受人民群众拥戴。

仅就傅山医学方面的成就而言，他在内、外、妇、儿各科均有很高的造诣，傅山行医极重医德，对待病人不讲贫富，一视同仁，优先贫人。高尚的医德、精湛的技术以致后人多将其神化，或载于武侠小说当中塑造为侠士劫富济贫，或供奉于庙堂之上，成为山西医学史上辉煌的一笔。

四、影视剧里的中药真的这么神奇？

在古装剧当中，麝香频繁登场，使得很多人对其作用产生了浓厚的兴趣。麝香（《本草纲目·兽部》）为鹿科动物林麝、马麝或原麝的成熟雄麝香囊中的干燥分泌物，干燥容器避光保存，其性辛、温，归心、脾经，具有开窍醒神、活血通经、消肿止痛之功效，用于热病神昏、中风痰厥、气郁暴厥、中恶昏迷、经闭、癥瘕、难产死胎、胸痹心痛、心腹暴痛、跌仆伤痛、痹痛麻木、痈肿瘰疬、咽喉肿痛等多种疾病的治疗。

中医认为麝香芳香走窜，可以开经络，透肌骨，药力渗透女子的胞宫，有催生下胎的作用，妊娠女性禁用。现代研究也表明：麝香的确具有刺激神经系统的功能，容易引起子宫兴奋，增强节律收缩，抗卵子着床和抗早孕。所以对于孕妇来说，麝香是禁用药。当然仅仅通过偶然间闻到麝香而致流产也是影视剧的艺术夸张，这也在一定程度上反映了古代医疗技术不甚发达，妊娠成功率不高的情况。

通过麝香这味影视剧中"串场"中药的分析,我们了解到艺术作品中的中药功用基本上符合药物本身的主治,但是对其用法用量、毒性及服食后的反应、药理等,往往经不起推敲,编剧会根据剧情走向艺术加工、夸张变形,使得沉迷在艺术作品中的人们误以为这就是药物的全貌。不可否认,艺术作品的火爆燃起民众对中医药文化的兴趣,引导大家关注、探究中医药文化知识,但前提是我们不能武断地把影视作品的医疗情节、中医妙用与临床实践画等号,更不能盲目模仿,跟风体验。

五、为什么不能用铁锅熬中药?

在颗粒剂产生之前,想要喝中药,就必须自己熬药。中医煎药法已有2 000多年的历史,清代医学家徐灵胎就曾讲过"煎药之法最宜深讲,药之效与不效,全在于此"。

首先,我们要选择好煎药的工具。现在有些朋友对此不大在意,用平时煮饭的锅来熬中药,这是不对的,一般情况下,中药不能用金属器皿来煮。都说铁锅能够养生,可是注意:中药中含有大量的生物碱,高温条件下与铁锅发生反应会使其药性丧失,甚至可能产生有毒物质。这些物质析出后会被人体吸收,从而影响人体的健康。煎煮中药最好选用砂锅或者瓦罐,砂锅或瓦罐等器皿传热慢,导热均匀,热力缓和,锅周保温性强,不易发生化学变化,文火久煎时锅内的水分不容易蒸发,能够很好地使药物中的有效成分充分溶解。

第三节　中医药文化常识考核评价

中医药文化常识,属于科普知识的范畴,是大家能够用通俗易懂的语言来解释的知识内容。下面,我们就《中医药健康文化素养调查问卷》中的一些问题来考考大家,看看大家是否能够回答准确呢?

一、判断题

(下列题目中,认为正确的选1,认为错误的选2,不知的选3)

1. 中医养生的理念是顺应自然、阴阳平衡、因人而异。　　　　(　　)

2. 中医认为,人体是一个有机体,一旦发生疾病,局部病变可以影响到全身,全身的病变又可以在某些细微的局部反应出来。 （　　）

3. 中医主张,善养生的人以养德为主,调养为辅。 （　　）

4. 中医具有较强的文化属性,其养生文化对中国人的生活方式有强的指导意义。 （　　）

5. 中医认为,健康的饮食应当符合"五谷为养,五果为助,五畜为益,五菜为充"的要求,不要偏食偏嗜。 （　　）

6. 秋季自然界阳气渐收,阴气渐长,应当多吃养阴润燥的食物,以防秋燥伤阴。 （　　）

7. 妇女有月经期、妊娠期、哺乳期和更年期等生理周期,养生保健各有特点。 （　　）

8. 夏季午睡,是保护阴液、减少损耗、抵御暑热的重要方法。 （　　）

9. 俗话说"人老脚先老",足浴是较好的养生保健方法之一。 （　　）

10. 中医认为,睡眠可以调养人体的阳气,在春夏季节应适当多运动、少睡眠;秋冬季节应适当少活动、多眠。 （　　）

11. 中医所说的人体"生长壮老已",是说生命是机体"出生、成长、壮盛、衰老、死亡"的过程,每一阶段都有各自的特点。 （　　）

12. 中医认为,人的体质可以分类和调理,应当根据不同体质特征采用适当的养生方法。 （　　）

二、单选题

1. 中医常说的"病入膏肓"形容的是: （　　）
①病很快就好了　　　　　　　　②病情严重,难以救治
③病已经好了　　　　　　　　　④不知道

2. 涌泉穴是肾经的首穴,正确刺激具有强体质、延年益寿的作用。涌泉穴的位置在哪里? （　　）
①足底　　　　　　　　　　　　②膝关节附近
③脚踝周围　　　　　　　　　　④不知道

3. 以下哪些说法符合中医的健康理念: （　　）
①个体的健康仅仅取决于先天因素
②个体的健康仅仅与后天生活环境条件有关

③个体的健康或疾病、长寿或夭折,不仅仅取决于先天因素,还与后天生活环境条件以及自我心身调养的水平有关。

④不知道

4. 传说中尝遍百草、一日遇七十毒的中医药始祖是　　　　　　（　）

①黄帝　　　　　　　　　　　　②伏羲

③神农　　　　　　　　　　　　④不知道

5. 在春季养生,为了顺应自然界阳气的生发疏泄运动,人应当将作息规律调整为以下哪种方式?　　　　　　　　　　　　　　（　）

①早睡早起　　　　　　　　　　②晚睡晚起

③晚睡早起　　　　　　　　　　④不知道

6. 根据中医"治未病"思想,"未病先防"是指:　　　　　　（　）

①在日常生活中,采取预防措施,防止生病

②生病之后、要防止其进一步发展和恶化

③在疾病好转或治愈后,还要防止复发

④不知道

7. 以下对简易养生保健方法作用描述错误的是:　　　　　　（　）

①搓面法是常用中医养生保健方法之一,正确使用可以疏通气血,使面部红润光泽,消除疲劳

②叩齿法是把牙齿上下叩合,先叩后齿,再叩前齿,有助于牙齿坚固

③梳发法的做法是用双手十指插入发间,用手指梳头,从前到后按头部,有助于消化

④不知道

8. 以下不属于中医五大保健要穴的是:　　　　　　　　　（　）

①三阴交　　　　　　　　　　　②足三里

③合谷穴　　　　　　　　　　　④不知道

9. 中医主张"天人合一",它认为:人的生理功能活动随春夏秋冬四季的变更而发生有规律的变化,这个规律可以概括为:　　　　（　）

①春生、夏长、秋收、冬藏　　　②春藏、夏收、秋藏、冬生

③春收、夏藏、秋生、冬长　　　④不知道

10. 端午节处于小满与夏至之间,为夏节。此时自然界阴阳交替,正是多种传染病的发病高峰,端午节挂艾蒿有什么作用?　　　　（　）

①温经散寒　　　　　　　　　　②生津止渴

③辟邪驱虫　　　　　　　　　④不知道

三、多选题

（每道题均有 2 个及以上正确答案）

1. 中医认为,使用正确的方法进行穴位按压有助于身体健康,常用的自我穴位按压方法有: （　　）
①点压　　　　　　　　　　②按揉
③叩击　　　　　　　　　　④针刺
⑤不知道

2. 下列选项中属于中医养生基石的是: （　　）
①情志　　　　　　　　　　②饮食
③起居　　　　　　　　　　④运动
⑤不知道

3. 以下符合中医饮食养生观念的是: （　　）
①早餐要吃好　　　　　　　②午餐要吃饱
③晚餐要吃少　　　　　　　④晚餐要吃饱
⑤不知道

4. 关于中医养生保健的目的,以下说法正确的是: （　　）
①增强体质　　　　　　　　②预防疾病
③延年益寿　　　　　　　　④有病不用就医
⑤不知道

5. 以下关于艾灸的表述,正确的有: （　　）
①小儿不宜艾灸
②孕妇不宜艾条
③人身体的任何部位均可进行艾灸
④艾条具有温通经络的作用
⑤不知道

6. 以下哪些是中医倡导的运动养生功法: （　　）
①太极　　　　　　　　　　②八段锦
③五禽戏　　　　　　　　　④易筋经
⑤不知道

7. 根据中医养生保健观念,以下说法正确的是: （　　）

①情志养生就是通过控制和调节情绪以达到身心安宁、情绪愉快的养生方法

②"笑一笑,少一少",高兴有利于身体健康

③过度愤怒或者长期忧虑,可影响脏腑气机,使人致病

④提高情志调摄能力,移情易性,有助于患病者身体康复

⑤不知道

8. 煎煮中药时应当避免使用的容器是: （　　）

①铁锅	②铝锅
③陶锅	④玻璃锅

⑤不知道

9. 中药保健是利用中药天然的偏性调理人体气血阴阳的盛衰。服用中药应注意以下哪些差异? （　　）

①年龄	②体质
③季节	④性别

⑤不知道

10. 下列哪些是古代中医药方面的书籍? （　　）

①《黄帝内经》	②《诗经》
③《本草纲目》	④《伤寒杂病论》

⑤不知道

11. 根据中医养生保健理论,以下生活起居行为正确的是: （　　）

①日常生活中起床时间、三餐时间、就寝时间等都应有规律,并养成习惯

②夏季天气炎热,应当吃大量的冷饮防暑祛热

③夜生活是为了放松压力,经常玩得晚一些没关系,不会影响健康

④四季穿衣不仅要美观,更应该根据天气情况增减衣物

⑤不知道

12. 中医认为健康的状态应当是"形神合一",它在今天可以理解为哪些含义? （　　）

①躯体健康	②心理健康
③道德健康	④良好的社会适应能力

⑤不知道

 参 考 文 献

［1］李凭.黄帝历史形象的塑造［J］.中国社会科学,2012,(03):149-181,208.

［2］陈瑞雪.闻到麝香会流产吗?［J］.中医健康养生,2018,4(03):52.

（王　璐　杜彩凤）

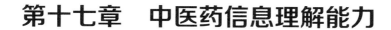

第十七章 中医药信息理解能力

当今,我们处在一个信息大爆炸的时代,比起我们的前辈,获取信息对我们来说早已不再是问题,几乎每天一睁开眼睛就会有各种各样的信息扑面而来,国家大事、科技新闻、娱乐八卦……那么,随之而来的是我们如何去快速解读、理解这些信息? 因为触手可及的各领域的专业知识和良莠不齐的"科普文章"混杂在一起,这就要求浏览者需要具备基本的选择、判断、去粗取精、去伪存真的能力。作为朋友圈"伪养生鸡汤文"重灾区,中医药知识因与普通民众息息相关,更需要人们具备一定的中医药信息的理解能力,这是一种对民族传统医学文化的认同感,是对中医药相关知识、信息或现象的筛选判断能力。

第一节 中医药信息理解能力的内涵

一、健康信息的概念

信息技术、信息化、信息爆炸、信息社会……几乎每天都会有很多关乎"信息"的词汇进入我们的视线之中。何谓"信息"? 信息是看不见、摸不着的东西,是关于客观事物可通信的知识,人类的生活离不开信息,可以说"信息无处不在"。其中,关乎"健康"的信息就成为健康信息。因此,健康信息是指一切有关人类健康的知识、技术、技能、观念和行为模式,即健康传播过程中传播双方所制作、传递和分享的内容。

二、健康信息素养

2003 年由美国医学图书馆学会首次提出了"健康信息素养(Health Information

Literacy)"概念,是指人们获取、理解、甄别、应用健康信息的能力。其内涵包括识别健康信息需求,利用可能的信息来源检索信息,评价信息的质量及其使用范围,分析、理解应用信息并做出正确的健康决策的一系列能力。良好的健康信息素养能够获取更多的疾病防治知识和健康生活方式相关知识;能够增进医患沟通,缓解医患矛盾,能够减少卫生资源浪费,提高健康水平。其中,对信息的理解能力至为关键。

通常意义的"理解",大致可以分为三个水平:第一层次,你知道它"是什么",属于知觉水平的理解,就是能辨认和识别对象,并且能为对象命名;第二层次,你知道它是"怎么样",是在知觉水平理解的基础上,对事物的本质与内在联系的揭露,主要表现为能够理解概念、原理和法则的内涵;第三层次,你要知道它是"为什么",这属于间接理解,是在概念理解的基础上,进一步达到系统化和具体化,重新建立或者调整认知结构,达到知识的融会贯通,并使知识得到广泛的迁移。信息可理解性(Information Understandable):也就是指对信息内容的理解,它的本质是帮助信息接收者理解信息文本,并在此基础上成功构建意义。这种理解不只是对文本原意的恢复,还应该包括信息接收者发展思想,形成它们自己的知识结构。

三、中医药信息理解能力

中医药信息理解能力素养主要考察对中医药相关信息知识的阅读理解能力。为什么说对医药信息知识的阅读理解能力对于普通百姓而言非常重要呢?我们举个简单的例子就可窥见一二。我们每个人都会生病,生病了就可能去医院找医生看病,在就诊的过程中,我们会被告知许多的信息,因为作为患者我们有知情权,但由于医患双方在医学信息的掌握上存在严重的不对称,在这种情况下,信息的理解就显得尤为重要。事实上,患者对于医师所提供的医疗信息的内容、目的以及同意与否所产生的后果,由于这样或那样的原因,在理解程度上具有很大的差异性。如果您看的是中医,那么,在这个时候中医药信息理解能力就会发挥出重要的作用。

对中医药信息的理解大致可以分为三个层次,也就是对中医药文化接纳的三个阶段。首先,对中医药理论体系特点和哲学基础的理解是理论基础和学习方法,只有完全理解其中的含义才能从内心认同中医、信任中医,也才能运用正确方法学习中医;同时运用这些基本原则鉴别生活中出现的五花八门的"伪中医"。其次,理解中医药概念和技术,在理解基本原则、运用基本方法的基础上选择相应的适宜技术学习掌握,2015年浙江省敢为人先,印发《关于加快推进中医药健康服务发展的意见》率先提出:将相关中医药知识纳入中小学地方课程教材。中医药技术开始逐步走进千家万户,成为田间炕头、桌旁手边的健康技术。最后,只有上两个层次的铺垫才能对中医药社会影响有深刻的认识和理解,给予其必要的关注,让其成为中华民族血脉中的文化自信基因。同时,能够为整个行业的发展建言献策,越来越多的年轻人积极加入到中医药卫生工作者的队伍当中,为人民群众的健康贡献力量。

第二节　影响中医药信息理解能力的主要因素

　　早在2011年,学者架构《中国公民中医药健康文化素养调查问卷》的时候,就明确提出中医药素养是人们对中医药知识的理解与运用能力,包括对中医药理论体系特点和哲学基础的理解;对中医药概念和技术的理解;以及对中医药社会影响的认识和理解。这种理解包括多个维度,同时也有不同深度,影响它的因素既包括年龄、学历、职业等个人背景,同时也包括中医药知识的日常涉猎和积累情况。

一、个人因素

（一）生活、工作地区的差异

　　我国居民健康素养和中医药认知水平地区间呈现的特征是城市居民明显高于农村居民,东部地区高于中部地区,中部地区高于西部地区。

（二）受教育程度的高低

　　受教育程度的高低是大部分研究者认同的影响中医药信息认知与理解的重要因素之一。总体呈现出文化程度越高,居民的健康信息认知水平越高的情况。

（三）家庭经济收入的高低

　　家庭人均收入也对居民健康素养产生影响,家庭人均收入大于等于15 000元者健康素养水平较高。张毅等认为,居民不同的经济收入对中医药类型的选择也随之有所不同。

二、中医药知识的特点

中医药蕴藏着丰富的文化内涵,它深深植根于传统的哲学体系中,普通民众要具备中医药信息理解能力,就必须以接纳、理解这种朴素的唯物辨证理论作为起点,以此作为钥匙解开中医药文化知识的密码。目前,老百姓对中医药知识的接触与掌握都是片段化的,而且还面临信息爆炸时代良莠不齐的"养生鸡汤",加之,一些不良商家甚至利用这一点将中医药知识包装成"玄学"牟利,因此,使得公民对中医药文化知识的理解和学习停留在表面的技术层次。在相关调查问卷中显示:公民对针灸、推拿和经络熟悉的公众最多,比例依次为 64.27%、46.88% 和 30.55%,但是熟悉五运六气、辨证论治等术语的公众却很少,只有 7.54% 和 6.80%。

三、中医药教育的问题

(一)义务教育阶段对传统中医文化知识的缺位

几千年的中医药传承主要依赖师带徒的教育模式,在数量、规模等方面都受到了严重限制。20 世纪初,"废止中医"的思潮影响到中国,他们以"中医不科学"作为进攻武器,对中医实行打压。中华人民共和国成立后,我国开始全面兴建中医高等教育,但在义务教育阶段对传统中医文化知识的灌输缺失。我们常说"教育要从娃娃抓起",所以,中医药文化知识的科普教育也应该关注中小学生。将难易度适宜的中医学知识在义务教育阶段进行普及,从根本上提高国民的健康素养,帮助培养健康的生活方式,还可以激发孩子们的传统文化认同感,这种"经验医学"上手快、见效快的特点恰好迎合青少年爱动手、爱探究的年龄特质。

(二)成人教育培养周期短,培养质量参差不齐

成人教育作为面向全社会、提升劳动者的劳动技能,在扩大中医药行业的从业规模、增加就业率方面有很大的贡献。但是我们也应当看到,不同于其他领域的成人教育,中医药相关行业具有培养周期长、学习难度大的特点。这是由于中医学是一整套完整的理论,各个学科都以中医学基础理论为根基,任何一名中医学习者只有在很好地掌握中医基础理论之后才能更好地进行深入学习。单是对中医基础理论的学习就需要相当长的时间,而社会培训班的培训

期却是很短的,这无疑会使参与社会培训的劳动者,由于自身知识积累的局限性,更多学到的是操作的一些技术规范,而忽视其中的医学知识原理和传统文化背景,无法保证完全达到精、熟的程度。而他们可能是待业青年、下岗职工、医务工作者、家政工作人员,以及对推拿、保健、按摩、营养、医药、养生等相关知识的爱好者,等等,分散在各行各业,成为一个个活动的中医药文化宣讲机,时时刻刻影响着公众中医药文化素养。

四、中医药医疗的问题

(一)中医类医疗机构特色不明确

古代中医又称"坐堂大夫",其一对一的诊疗模式能够最大程度地方便医者获取最全面且真实的病情资料,同时肩负着心理疏导、健康教育、疾病预防及治疗等多重责任,使得中医师个体在独立面对人体复杂病况时更加游刃有余,更加贴近老百姓的生活。而当前"坐堂大夫"模式,显然已经不能满足保障公民健康的需要,探究一种效率高且具有中医特色的诊疗模式成为题中之意,中医医疗机构在特色办医的过程中做了很多探究,如推出双休日门诊、预约挂号等特色服务等,但是目前办医模式更多的还是西医院式的以科室为单位的诊疗模式,缺乏"整体观念",中医特色没有完全凸显,一定程度上影响了就医患者提升中医药文化素养。

(二)中医人才的过度"西化"

2004年《瞭望》杂志载,目前全国有2 800多家等级医院,几乎都是中西医"结合"医院。目前我国的各级中医院已达3 000所,但能姓"中"者却少之又少。中医的疗效取决于中医独特的理论体系和思维方式,但由于现代医学观念的过度渗透,使得许多中医从业者出现"西化"。现代中医医疗机构已少有以单纯的中医传统的"望、闻、问、切"作为主要的诊断方式,大多借助现代医学的诊疗设备进行协助诊断。借助先进技术帮助诊断与时俱进无可厚非,但是过度依赖,甚至因此荒废了四诊的功夫,并逐渐趋向于西医的诊断方式就是严峻的问题。百姓与其选择不中不西的中医,倒不如直接去西医院就诊。如果中医药从业者自身对中医药文化都缺乏深刻理解,是很难承担起对中医药文化的宣传普及责任的,同时使很多公众对中医失去兴趣与信赖。由此可见,中医药从业者"西化"的现象是造成当前公众中医药素养水平现状的一个重要因素。

2016 年 2 月,国务院印发《中医药发展战略规划纲要(2016—2030)》,将中医药事业发展纳入了国家战略。刘延东副总理指出:中医药是"独特的卫生资源、潜力巨大的经济资源、具有原创优势的科技资源、优秀的文化资源、重要的生态资源"。中医药学深深植根于中华文化,改革与发展中医药,贯彻落实《规划纲要》,就必须紧紧抓住规划中提出的中医药健康文化素养提升工程。因此,作为中医人,我们一定要不忘初心,牢记使命,切实践行好习近平总书记对我们的嘱托:"中医药学是中国古代科学的瑰宝,也是打开中华文明宝库的钥匙。当前,中医药振兴发展迎来天时、地利、人和的大好时机,希望广大中医药工作者增强民族自信,勇攀医学高峰,深入发掘中医药宝库中的精华,充分发挥中医药的独特优势,推进中医药现代化,推动中医药走向世界,切实把中医药这一祖先留给我们的宝贵财富继承好、发展好、利用好,在建设健康中国、实现中国梦的伟大征程中谱写新的篇章。"

参 考 文 献

[1] 王倩,南京辉,周志男,等.突发公共卫生事件中的健康教育及健康传播探讨[J].医学与社会,2015(8):86-88.

[2] 国家卫生和计划生育委员会宣传司,中国健康教育中心.2012 年中国居民健康素养监测报告[R].北京:国家卫生和计划生育委员会宣传司,2013.

[3] Medical Library Association. Health information literacy:definition[EB/OL].(2003-07-23)[2014-12-20].http://www.mlanet.org/resources/healthlit/define.html.

[4] 荣毅虹,田也壮.论信息的可理解[J].情报学报,2006,25(4):393-398.

[5] 郭颖.中国公民中医药健康文化素养现况及影响因素研究[D].北京:北京中医药大学,2018.

[6] 卫生部举行《首次中国居民健康素养调查》发布会[EB/OL][2009-12-18].http://www.gov.cn/xwfb/2009-12-18/content 1490659.html.

[7] 张毅.成都市不同经济收入居民对中医药的看法[J].中国卫生经济,2005,10(24):48.

[8] 于瑶.全国公众中医药素养理论及需求调查研究[D].长春:长春中医药大学,2011.

（杜彩凤　王　璐）